U0396796

壮瑶药鉴定手册

ZHUANG-YAOYAO
JIANDING
SHOUCE

组织编写　广西壮族自治区中医药研究院
总　主　编　钟　鸣

本书主编　钟　鸣　刘布鸣　黄云峰

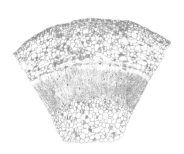

广西科学技术出版社
·南宁·

图书在版编目（CIP）数据

壮瑶药鉴定手册 / 钟鸣，刘布鸣，黄云峰主编 . —南宁：广西科学技术
出版社，2021. 11（2024.1 重印）
（壮瑶药现代研究丛书）
ISBN 978-7-5551-1634-9

Ⅰ . ①壮… Ⅱ . ①钟… ②刘… ③黄… Ⅲ . ①壮医—中药鉴定学—手册
②瑶医—中药鉴定学—手册 Ⅳ . ① R291.808-62 ② R295.108-62

中国版本图书馆 CIP 数据核字（2021）第 218902 号

壮瑶药鉴定手册

钟　鸣　刘布鸣　黄云峰　主编

组　　　稿：方振发		责任编辑：程　思	
装帧设计：韦娇林		责任印制：韦文印	
责任校对：梁诗雨			

出　版　人：卢培钊　　　　　　　　　　出版发行：广西科学技术出版社
社　　　址：广西南宁市东葛路 66 号　　邮政编码：530023
网　　　址：http: //www. gxkjs. com
印　　　刷：北京虎彩文化传播有限公司

开　　　本：787 mm×1092 mm　　1/16
字　　　数：564 千字　　　　　　　　　　印　　张：28
版　　　次：2021 年 11 月第 1 版　　　　印　　次：2024 年 1 月第 2 次印刷
书　　　号：ISBN 978-7-5551-1634-9
定　　　价：260.00 元

本书获广西壮瑶医药与医养结合
人才小高地专项资助

内容简介

　　中医药是中华民族的瑰宝，各民族药包括壮瑶药组成了中华民族的传统医药。生药鉴定是中药标准化、现代化研究一个非常重要的部分，在药材使用、药品生产与质量控制中极其关键，对中药的真伪优劣和质量评价、提高中药质量标准、保证临床用药的安全有效具有十分重要的作用。本书是一部系统的壮瑶药生药学鉴定专业工具书，共收集整理了110种壮瑶药品种，对每个品种分别列出名称（包括壮瑶药名、别名）、植物来源、植物形态（附原植物照片）、采收加工、药材鉴定（包括性状鉴定、显微鉴定、薄层色谱鉴定，并附相关照片）、性味与功用、用法与用量。为方便查阅，书中附有相应的检索索引。本书信息量大、实用性强，具有较高的科学参考价值，可为相关壮瑶药材的生药鉴定、质量标准研究与临床应用提供科学基础和技术参考，为中药民族药科研、生产、检测、教学、贸易、医疗及壮瑶药爱好者提供实用技术帮助。

前　言

　　中医药是中华民族的瑰宝，她包含了中国各民族的传统医药。壮瑶药是中华民族传统医药的重要组成部分，在漫长的历史发展过程中，壮族、瑶族人民在与自然和疾病的斗争中，积累并掌握了丰富的治疗疾病和保健的方法，形成了自己独特的民族药风格，成为祖国传统医药学的一个分支，为本民族的身体健康和生存繁衍做出了巨大贡献。我国有丰富的天然物产资源，广西中药资源极为丰富，现已查明有7000多种，其中壮药2200多种，瑶药近1000种。

　　中药生药鉴定是中药标准化、现代化研究一个非常重要的部分，在药材使用、药品生产与质量控制中极其关键，对中药的真伪优劣和质量评价、提高中药质量标准、保证临床用药的安全有效具有十分重要的作用。中药药材鉴定包含植物来源、植物形态、性状鉴定、显微鉴定、薄层色谱鉴定等多项内容，随着天然物产化学和分析检测技术的研究与发展，我国中药检验和质量评价已在形态学和传统生药学的内容上逐渐增加了化学分析、DNA测定等方法。在中药现代化进程中，业内也高度重视中药生药学研究，其体系和规模不断发展，科学技术水平也不断提升，获得了越来越多的信息与研究成果。从资源开发利用的角度出发，充分利用广西的资源优势，加强中药生药学研究，建立科学细致、完整严谨的生药鉴定学，为中药民族药资源的进一步开发、提高中药品质提供技术保障，将资源优势变为产业优势，为推动中药民族药及民族区域经济的可持续健康发展做出更大的贡献。

　　本书编著者长期从事中药民族药生药学及其质量标准研究工作，常常遇到药材鉴定、检验分析等问题，在多年的科学实践过程中，积累了大量的实验数据、信息与经验。中药药材品种繁多、种类复杂，存在大量不同的信息及参数，为方便中药民族药的生产加工、质量检验、科学研究及临床应用，我们组织撰写了《壮瑶药鉴定手册》一书，全书共收集整理了110种壮瑶药品种，其中大量的数据与资料均来源于编著者的研究工作。书中对每个品种分别列出名称（包括壮瑶药名、别名）、植物来源、植物形态（附原植物照片）、采收加工、药材鉴定（包括性状鉴定、显微鉴定、薄层色谱鉴定，并附相关照片）、性味与功用、用法与用量。为方便查阅，书中附有相应的检索索引。本书可为相关药材的生药鉴定、质量标准研究与临床应用提供科学基础和技术支撑，进一步推动壮瑶药材研究的标准化、规范化与信息化。希望本书能作为一部系统的专业工具书，为中药民族药科研、生产、检测、教学、临床等领域提供专业的实用技术资料，为壮瑶药材生药学的应用提供参考与帮助。

本书作为《壮瑶药现代研究丛书》的一册，自开始筹划、收集数据至编著撰写，历时数载，在全体编撰人员的共同努力下终于脱稿。感谢广西壮族自治区中医药研究院、广西中药质量标准研究重点实验室、广西中医药大学、广西壮族自治区药品监督管理局等单位在各方面给予的便利，感谢在本书撰写过程中所有给予支持与帮助的人们。

本书的撰写得到了广西壮瑶医药与医养结合人才小高地、广西中药质量标准研究重点实验室建设项目（20-065-25）、桂澳中药质量研究联合实验室建设项目（桂科AD17195002）的资助，在此表示感谢！

由于编著者水平有限，错漏之处在所难免，敬请读者不吝指正。

编著者

2021年3月

目 录

一匹绸

Yipichou

【壮名】勾答豪（Gaeudahau）。

【瑶名】一北晓（Yietc beih siouh）。

【别名】白面水鸡、白背丝绸、白底丝绸、绸缎藤、银背藤、白背绸、白背藤。

【植物来源】为旋花科植物白鹤藤（*Argyreia aceta* Lour.）的茎叶。

【植物形态】藤本。小枝通常圆柱形，被银白色绢毛；老枝黄褐色，无毛。叶椭圆形或卵形，长5～13 cm，宽3～11 cm，先端锐尖或钝，基部圆形或微心形，下面密被银色绢毛，全缘；叶柄被银色绢毛。聚伞花序，总花梗被银色绢毛，有棱角或侧扁，次级及三级总梗具棱，被银色绢毛，花梗被银色绢毛；苞片椭圆形或卵圆形，钝，外面被银色绢毛；萼片卵形，钝，外面被银色绢毛；花冠漏斗状，白色，外面被银色绢毛，冠檐深裂，裂片长圆形，先端渐尖；雄蕊着生于基部，花丝具乳突，花药长圆形；子房无毛，近球形，柱头头状。果球形，红色，为增大的萼片包围，萼片凸起，内面红色。种子卵状三角形。

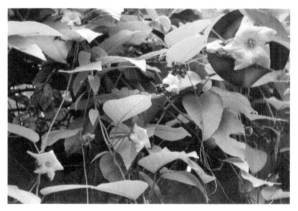

一匹绸（白鹤藤）

【采收加工】全年均可或夏、秋季采收，晒干。

【药材鉴定】

1. 性状鉴定

本品藤茎圆柱形，直径0.5～2.5 cm，表面暗灰棕色，有纵沟纹。叶卷曲或破碎，完整者展平后呈卵形至椭圆形，长9～13 cm，宽5～11 cm，先端锐尖或钝圆，基

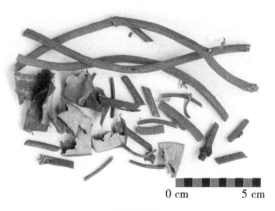

0 cm　　　　5 cm

一匹绸药材图

部圆形或微心形，上面暗棕色至紫色，下面浅灰绿色，贴生银白色柔毛，触之柔软；叶柄长2～3.5 cm。质脆易碎。气微，味苦。

2. 显微鉴定

（1）组织显微鉴定。茎横切面：表皮细胞1列，短柱形，常向外形成突起。皮层由10多列椭圆形细胞组成。皮层与韧皮部间具1条宽的石细胞环带，石细胞排列松散。韧皮部窄，形成层不明显。木质部由16～20列细胞组成，常见有分泌道向韧皮部形成突起。髓部宽广；中央为异型维管组织，可见有分泌道。

（2）粉末显微鉴定。粉末棕色。非腺毛众多，单细胞，长140～1230 μm，表面具疣点状突起。有时可见腺毛，腺头2～4个，腺柄单细胞。草酸钙簇晶多数，棱角尖锐，直径40～120 μm。导管多为螺纹导管和具缘纹孔导管，直径45～140 μm，有的具缘纹孔导管宽可达400 μm。木纤维常见，一端梭形，另一端平截，壁薄、胞腔明显，直径50～90 μm，长260～580 μm。木纤维旁常伴有木薄壁细胞，方形或矩圆形，壁常加厚，直径45～90 μm。石细胞常多个聚集，少单个，直径135～340 μm，孔沟明显，

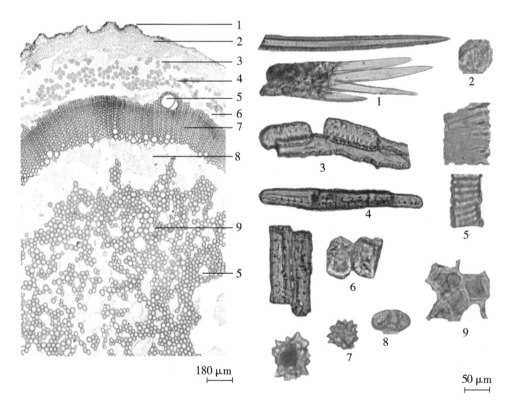

180 μm

50 μm

1—表皮；2—皮层；3—石细胞；4—韧皮部；5—分泌道；6—形成层；7—木质部；8—髓部；9—髓异型维管组织。

1—非腺毛；2—气孔；3—木薄壁细胞与纤维；4—纤维；5—导管；6—石细胞；7—草酸钙簇晶；8—腺毛；9—木栓细胞。

一匹绸茎横切面显微图

一匹绸粉末显微图

胞腔内常含淡黄色物质。油细胞常见，长圆形，直径85～190 μm，可见黄色油滴。

3. 薄层色谱鉴定

取本品粉末1 g，加水25 mL，超声提取40 min，放冷，滤过，滤液用乙酸乙酯萃取两次，每次10 mL，乙酸乙酯液蒸干，残渣加甲醇1 mL使溶解，作为供试品溶液。另取咖啡酸对照品适量，加甲醇制成每毫升含1 mg的溶液，作为对照品溶液。照薄层色谱法（《中华人民共和国药典：2020年版 四部》通则0502）试验，先后吸取上述两种溶液各5 μL，分别点于同一硅胶G薄层板上，以三氯甲烷-甲醇-甲酸（9∶1∶0.5）为展开剂，展开，取出，晾干，喷以5%三氯化铁乙醇溶液，105 ℃加热至斑点显色清晰。供试品色谱中，在与对照品色谱相应的位置上，显相同颜色的斑点。

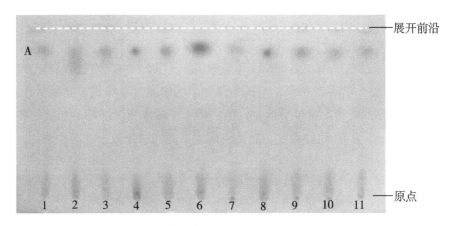

1～5、7～11—药材样品；6—咖啡酸对照品。

一匹绸薄层鉴别色谱图

【性味与功用】

（1）中医。辛、微苦，凉。归脾、肺经。祛风除湿，化痰止咳，散瘀止血，解毒消痈。用于风湿痹痛，水肿，臌胀，咳喘痰多，带下，崩漏，内伤吐血，跌打积瘀，乳痈，疮疖，烂脚，湿疹。

（2）壮医。微酸、微苦，凉。通水道、气道，调龙路，除湿毒。用于笨浮（水肿），水蛊（臌胀），唪唉（咳嗽），比耐来（咯痰），隆白带（带下病），兵淋勒（崩漏），渗裂（血症），发旺（痹病），林得叮相（跌打损伤），呗嘻（奶疮），呗叮（疗），能啥能累（湿疹）。

（3）瑶医。属风打相兼药。收敛止血，化痰止咳，散瘀止痛，祛风活络。用于怒藏（咯血），藏紧邦（崩漏），辣给昧对（月经不调、闭经），别带病（带下病），播冲（跌打损伤），跌伤休克，筋络不通。

【用法与用量】内服：水煎服，9～15 g。外用：水煎洗，适量。

一箭球

Yijianqiu

【壮名】棵息忍（Gosipraemx）。

【瑶名】温刹咪（Womh sapc miev）。

【别名】水百足、三叶珠、狗公草、落地蚂蟥。

【植物来源】为莎草科植物短叶水蜈蚣（*Kyllinga brevifolia* Rottb.）的全草。

【植物形态】草本。根状茎长而匍匐，外被膜质、褐色的鳞片，具多数节间，每节上长一秆。秆成列散生，细弱，扁三棱形，平滑，基部不膨大，具4～5枚叶鞘，最下面2枚叶鞘常为干膜质，鞘口斜截形，顶端渐尖，上面2～3枚叶鞘顶端具叶片。叶短于或稍长于秆，宽2～4 mm，平张，上部边缘和下面中肋上具细刺。叶状苞片3枚，平展，后期向下反折；穗状花序单个顶生，稀2～3个，球形或卵球形，小穗极多数，长圆状披针形或披针形，扁，具1朵花；鳞片膜质，下面的鳞片短于上面的鳞片，白色，具锈斑，下面的龙骨状突起绿色，具刺，顶端延伸成外弯的短尖，脉5～7条；雄蕊1～3枚，花药线形；柱头2个，短于花柱。小坚果倒卵状长圆形，扁双凸状，长约为鳞片的1/2，表面密被细点。

【采收加工】全年均可采收，除去杂质，鲜用或晒干。

【药材鉴定】

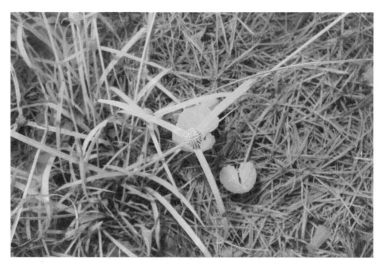

一箭球（短叶水蜈蚣）

1.性状鉴定

本品长10～30 cm，淡绿色或灰绿色。根茎圆柱形，直径1～3 mm；表面棕红色至紫褐色，节明显，节处有残留的叶鞘和须根；根茎膨大部分断面类白色，粉性。茎细，三棱形。单叶互生，线形，长短不一，宽2～5 mm，柔弱，基部叶鞘呈紫褐色。球形穗状花序顶生，黄白色，直径5～8 mm，基部有狭长叶状苞片3片，斜展，较花序长很多。气微香，味淡。

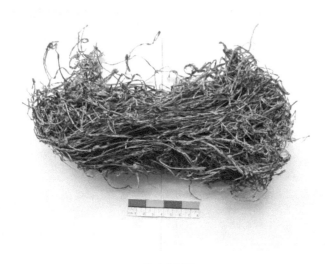

一箭球药材图

2. 显微鉴定

（1）组织显微鉴定。根茎横切面：表皮细胞1列，类圆形。皮层薄壁细胞圆形、类圆形或多角形，壁较薄。中柱鞘纤维1～3列环状分布，内皮层明显。中柱内维管束散在分布，内皮层环处分布较密集；维管束周木型，每列维管束外多有1列纤维环绕。

（2）粉末显微鉴定。粉末黄绿色。纤维单个或成束，先端渐尖或截断，纤维壁较薄，直径20～28 μm。导管多为螺纹导管和孔纹导管，直径14～36 μm。叶表皮细胞垂周壁微波状弯曲，长方形，气孔平轴式哑铃形，直径约28 μm。非腺毛单细胞，长80～112 μm。油滴黄色，圆形，散在或存在于薄壁细胞内。

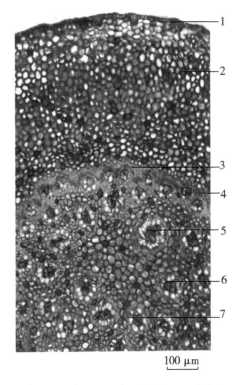

100 μm

1—表皮；2—皮层；3—中柱鞘纤维；4—内皮层；
5—维管束；6—木质部；7—韧皮部。

一箭球根茎横切面显微图

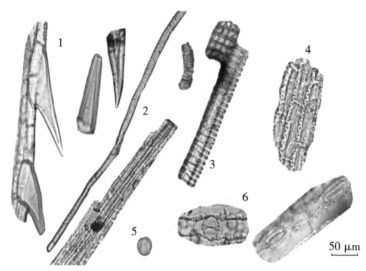

1—非腺毛；2—纤维；3—导管；4—叶上表皮细胞；5—油滴；6—叶下表皮细胞。

一箭球粉末显微图

3. 薄层色谱鉴定

取本品粉末1 g，加丙酮15 mL，超声处理20 min，滤过，滤液蒸干，残渣加甲醇1 mL使溶解，作为供试品溶液。另取一箭球对照药材1 g，同法制成对照药材溶液。照薄层色谱法（《中华人民共和国药典：2020年版　四部》通则0502）试验，先后吸取上述两种溶液各5～10 μL，分别点于同一硅胶G薄层板上，以石油醚（60～90 ℃）-丙酮（5∶1）为展开剂，展开，取出，晾干，置紫外光灯（365 nm）下检视。供试品色谱中，在与对照药材色谱相应的位置上，显相同颜色的荧光斑点。

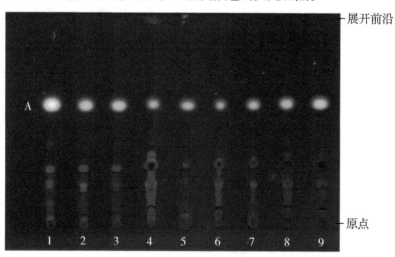

1—一箭球对照药材；2～9—药材样品。

一箭球薄层鉴别色谱图

【性味与功用】

（1）中医。微辛、苦，平。归肺、肝经。清热，止咳，止血，止痢。用于急性气管炎，百日咳，痢疾，刀伤出血。

（2）壮医。辣，平。调龙路、火路，祛风毒，除湿毒，解瘴毒。用于痧病（感冒），巧尹（头痛），埃病（咳嗽），笃瘴（疟疾），能蚌（黄疸），阿意咪（痢疾），呗脓（痈疮），幽扭（热淋），发旺（痹病），能啥（湿疹），林得叮相（跌打损伤）。

（3）瑶医。辛，平。清热解毒，利湿，化痰止咳，止血，止泻，祛瘀消肿。用于标蛇痧（感冒），崩闭闷（风湿、类风湿性关节炎），卡西闷（胃痛、腹痛），百内虾（百日咳），望胆篮虷（肝炎），乳糜尿，谷阿惊崩（小儿惊风），嘴布瓢（口腔溃疡），碰累（痢疾），播冲（跌打损伤），冲翠臧（外伤出血），身谢（湿疹、皮肤瘙痒），囊暗（蛇虫咬伤）。

【用法与用量】内服：水煎服，10～30 g。外用：水煎洗或鲜品捣敷，适量。

入地金牛

Rudijinniu

【壮名】剩咯金（Caenglojbwn）。

【瑶名】入山虎（bieqc gemh ndomh maauh）。

【别名】双面针、上山虎、下山虎、山椒、叶下穿针。

【植物来源】为芸香科植物毛叶两面针［*Zanthoxylum nitidum* var. *tomentosum* Huang］的根、茎。

【植物形态】攀缘灌木，长达8 m。枝条灰黑色；小枝、叶轴有颇多的短钩刺，小叶下面中脉也有短刺。小叶革质，全缘或近顶部有浅裂齿，叶缘常背卷；叶片长椭圆形，稀卵形，长为宽的3～4倍，宽3～5 cm、稀6～8 cm，基部近于圆，顶部长渐尖；小叶柄长1～3 mm；叶轴、小叶柄、花序轴及小叶下面均被略粗糙的短毛，叶脉上的毛较长。分果瓣径约5 mm，红褐色，油点明显。

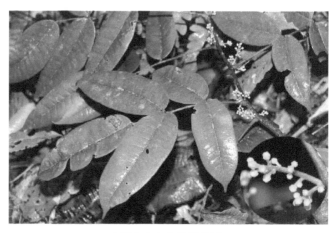

入地金牛（毛叶两面针）

【采收加工】全年均可采收，切段，鲜用或晒干。

【药材鉴定】

1. 性状鉴定

本品根圆柱形，稍弯曲，直径0.5～2 cm。表面淡棕黄色或棕黄色，有鲜黄色或黄褐色类圆形皮孔。质坚

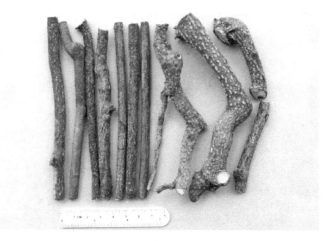

入地金牛药材图

硬。断面较光滑，皮部淡棕色，木部淡黄色，可见同心性环纹及密集的小孔。茎圆柱形，直径1～3 cm，外皮棕褐色至灰褐色，略粗糙，有纵向裂纹及点状皮孔。质硬，不易折断。断面皮部棕色至红棕色，木部有放射状纹理，可见同心性环纹及密集的小孔；中心髓部小，深棕色。气微香，味辛辣，麻舌而苦。

2. 显微鉴定

（1）组织显微鉴定。根横切面：木栓层细胞数列，类方形，淡黄色。皮层细胞数列，类圆形；有分泌细胞散在。韧皮部窄。木质部宽广，导管单个或多个相连；木射

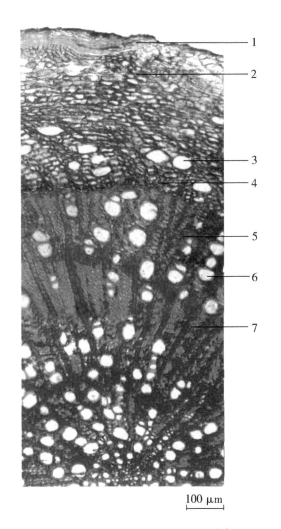

100 μm

1—木栓层；2—皮层；3—分泌细胞；4—韧皮部；
5—木质部；6—导管；7—木射线。
入地金牛根横切面显微图

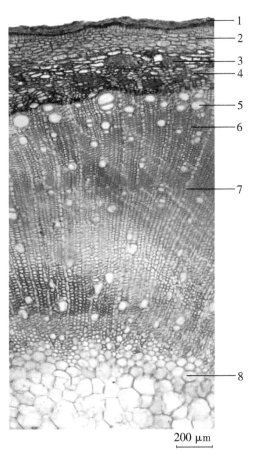

200 μm

1—木栓层；2—皮层；3—中柱鞘纤维；4—韧皮部；
5—导管；6—木质部；7—木射线；8—髓部。
入地金牛茎横切面显微图

线细胞1～3列，内含淀粉粒。有的薄壁细胞中含草酸钙方晶。

茎横切面：木栓层细胞数列，类方形，淡黄色。皮层较窄，由长方形或椭圆形细胞组成，外侧细胞排列紧密，中柱鞘纤维断续排列成环。韧皮部窄，细胞类圆形，有的颓废，韧皮纤维单个或多个相连。木质部宽广，约占茎的1/2，导管多单个散在；木射线细胞1～2列。髓部大，有的薄壁细胞含草酸钙方晶。

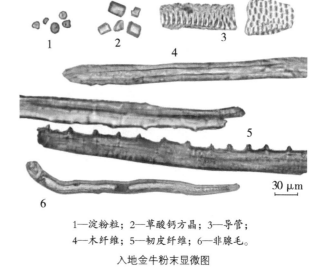

1—淀粉粒；2—草酸钙方晶；3—导管；
4—木纤维；5—韧皮纤维；6—非腺毛。

入地金牛粉末显微图

（2）粉末显微鉴定。粉末棕黄色。纤维较多，单个或成束，先端圆钝或平截，韧皮纤维外壁有不规则凸起，直径18～35 μm；木纤维外壁平直，直径15～30 μm。导管多为具缘纹孔导管或网纹导管，直径28～90 μm。非腺毛由1～2个细胞组成，直径15～26 μm。草酸钙方晶直径12～33 μm。淀粉粒圆形或半圆形，直径5～13 μm。

3. 薄层色谱鉴定

取本品粉末1 g，加乙醇30 mL，超声处理1 h，滤过，滤液蒸干，残渣加乙醇1 mL使溶解，作为供试品溶液。另取入地金牛对照药材1 g，同法制成对照药材溶液。再取氯化两面针碱对照品，加乙醇制成每毫升含1 mg的溶液，作为对照品溶液。照薄层色谱法（《中华人民共和国药典：2020年版 四部》通则0502）试验，先后吸取上述三种溶液各5～10 μL，分别点于同一硅胶G薄层板上，以三氯甲烷-甲醇-浓氨试液（30：1：0.2）为展开剂，展开，取出，晾干，置紫外光灯（365 nm）下检视。供试品色谱中，在与对照药材色谱和对照品色谱相应的位置上，显相同颜色的斑点。

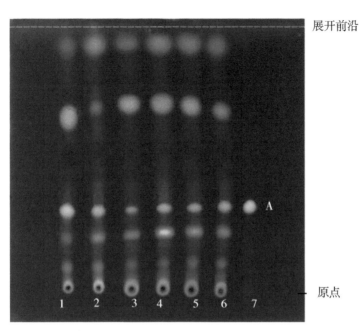

展开前沿

A

原点

1—入地金牛对照药材；2～6—药材样品；7—氯化两面针碱对照品。

入地金牛薄层鉴别色谱图

【性味与功用】

（1）中医。苦、辛，微温；有小毒。归肝、心经。行气止痛，活血化瘀，祛风通络。用于气滞血瘀引起的跌打损伤，风湿痹痛，胃痛，牙痛，毒蛇咬伤；外治汤、火烫伤。

（2）壮医。苦、辣，热；有小毒。通龙路、火路，祛风毒，消肿止痛。用于发旺（痹病），核尹（腰痛），货烟妈（咽喉疼痛），痧病（感冒），呗奴（瘰疬），豪尹（牙痛），渗裆相（烧烫伤），兵嘿细勒（疝气），额哈（毒蛇咬伤）。

（3）瑶医。辛、苦，温；有小毒。属打药。清热解毒，消肿止痛，活血散瘀，杀虫止痒。用于崩闭闷（风湿、类风湿性关节炎），锥碰江闷（坐骨神经痛），泵闷（胃痛），牙闷（牙痛），更喉闷（咽喉肿痛、咽炎），浆蛾（乳蛾、扁桃腺炎），播冲（跌打损伤），囊暗（蛇虫咬伤）。

【用法与用量】

（1）中医。内服：水煎服，4.5～9 g；研末送水吞服，1.5～3 g；或浸酒，适量。外用：水煎洗或含漱，或鲜品捣敷，适量。

（2）壮医。内服：水煎服，6～10 g。外用：水煎洗或含漱，或鲜品捣敷，适量。

（3）瑶医。内服：水煎服，6～15 g。外用：水煎洗或含漱，或鲜品捣敷，适量。

九节龙

Jiujielong

【壮名】莲哈当（Lienzhajdak）。

【瑶名】骨兰楼（Guh lanh lauh）。

【别名】小青、小罗伞、矮茶风、毛茎紫金牛、五托莲。

【植物来源】为报春花科植物九节龙（*Ardisia pusilla* A. DC.）的全株。

【植物形态】小灌木，长30～40 cm。蔓生，具匍匐茎，逐节生根，幼时密被长柔毛。叶对生或近轮生，坚纸质，椭圆形或倒卵形，顶端急尖或钝，基部广楔形或近圆形，长2.5～6 cm，宽1.5～3.5 cm，边缘具明显或不甚明显的锯齿和细齿，具疏腺点，上面被糙伏毛，毛基部常隆起，下面被柔毛及长柔毛，尤以中脉为多，侧脉约7对，明显，尾端直达齿尖或近边缘连成不明显的边缘脉；叶柄被毛。伞形花序，单一，被长硬毛、柔毛或长柔毛；花萼仅基部连合，萼片披针状钻形，顶端渐尖，与花瓣近等长，外面被疏柔毛及长柔毛，具腺点；花瓣白色或带微红色，广卵形，顶端急尖，具腺点；雄蕊与花瓣近等长，花药背部具腺点；雌蕊与花瓣等长，子房卵珠形。果球形，红色，具腺点。

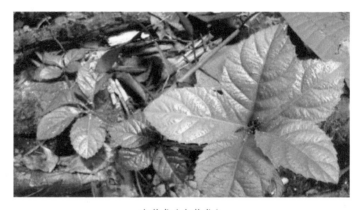

九节龙（九节龙）

【采收加工】全年均可采收，洗净，晒干。

【药材鉴定】

1. 性状鉴定

本品根圆柱形，表面棕褐色，有细纵皱纹及细小须根，直径2～2.5 mm。质硬，易折断，断面棕黄色；木部小，黄白色，中央有髓。茎圆柱形，表面棕红色，有细纵皱纹，直径1～3 mm，质轻，易折断，断面黄白色，有棕红色小点，中央有髓。叶薄纸质，灰绿色，多皱卷或破损，完整叶片展开呈卵状长圆形，长2～6 cm，宽1～4 cm，先端渐尖，基部近圆形，两面均有柔毛，叶缘具粗锯齿，质脆。气微香，味淡。

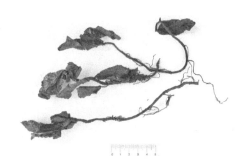

九节龙药材图

2.显微鉴定

（1）组织显微鉴定。茎横切面：表皮细胞1列，外被角质层，偶见非腺毛。皮层宽，有分泌腔散在分布；内皮层明显，凯氏带清晰。中柱鞘纤维断续成环。韧皮部狭窄。木质部导管多单列，射线细胞1～3列。髓部发达，占茎的1/2。薄壁细胞含淀粉粒和草酸钙方晶。

叶横切面：上、下表皮细胞各1列，有腺毛或非腺毛。栅栏细胞1列，不通过中脉。海绵组织约占叶肉组织的2/3，细胞类圆形，排列疏松。中柱鞘纤维排列成环。中脉维管束外韧型；木质部导管放射状排列；韧皮部薄。本品薄壁细胞含草酸钙方晶。

（2）粉末显微鉴定。粉末灰绿色。纤维单个或成束，表面较平滑，直径16～43 μm。非腺毛

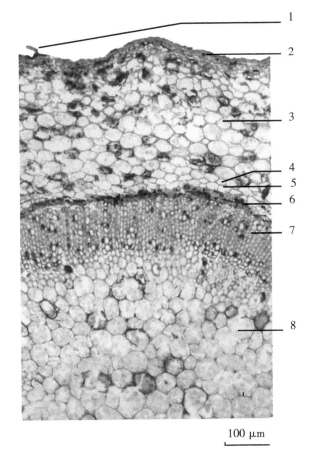

100 μm

1—非腺毛；2—表皮；3—皮层；4—内皮；5—中柱鞘纤维；6—韧皮部；7—木质部；8—髓部。

九节龙茎横切面显微图

细胞5～9个，有的中间细胞缢缩，直径10～60 μm。腺毛腺头2个，直径15～26 μm，腺柄细胞1个至数个。淀粉粒单粒或复粒，直径5～16 μm。草酸钙方晶较多，直径8～20 μm；叶表皮细胞垂周壁稍弯曲，气孔为不定式。导管多为螺纹导管或具缘纹孔导管，直径23～48 μm。石细胞单个散在或多个相聚，孔沟明显，直径26～42 μm。

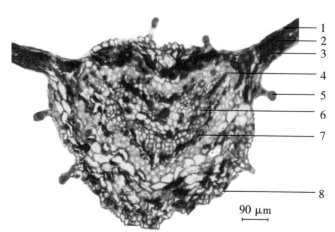

90 μm

1—上表皮；2—栅栏组织；3—海绵组织；4—中柱鞘纤维；
5—腺毛；6—木质部；7—韧皮部；8—下表皮。

九节龙叶横切面显微图

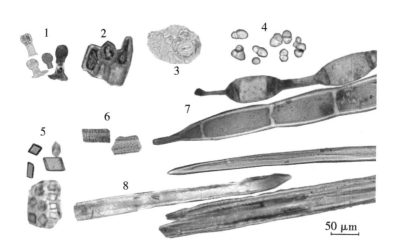

50 μm

1—腺毛；2—石细胞；3—叶表皮细胞；4—淀粉粒；5—草酸钙方晶；6—导管；7—非腺毛；8—纤维。

九节龙粉末显微图

3. 薄层色谱鉴定

取本品粉末1 g，加甲醇20 mL，超声处理30 min，滤过，滤液蒸干，残渣加甲醇2 mL作为供试品溶液。另取九节龙对照药材1 g，同法制成对照药材溶液。照薄层色谱法（《中华人民共和国药典：2020年版　四部》通则0502）试验，先后吸取上述两种溶液各1～5 μL，分别点于同一硅胶G薄层板上，以三氯甲烷-甲醇-水（65∶35∶10）为展开剂，展开，取出，晾干。喷以10%硫酸乙醇溶液，105 ℃加热至斑点清晰。供试品色谱中，在与对照药材色谱相应的位置上，显相同颜色的斑点。

【性味与功用】

（1）中医。苦、微涩，平。祛风除湿，通经活络，活血散瘀，消肿止痛，止血生肌。用于风湿痹痛，黄疸型肝炎，肝硬化，月经不调，痛经，产后恶露过多，子宫肌垂，跌打损伤，痈疮肿毒，毒蛇咬伤。

（2）壮医。苦、辣，平。调龙路、火路，除湿毒，消肿痛。用于能蚌（黄疸），阿意咪（痢疾），腊胴尹（腹痛），京尹（痛经），发旺（痹病），林得叮相（跌打损伤），呗脓（痈疮），额哈（毒蛇咬伤）。

（3）瑶医。酸、辛，温。祛风除湿，通经活络，活血散瘀，消肿止痛，止血生肌。用于哈路（肺痨），怒哈（咳嗽），望胆篮虷（肝炎），篮严（肝硬化），辣给昧对（月经不调、闭经），辣给闷（痛经），荣古瓦别带病（产后恶露不尽），荣古瓦泵闷（产后腹痛），崩闭闷（风湿、类风湿性关节炎），播冲（跌打损伤）。

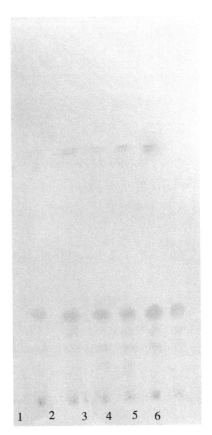

1～3、5～6—药材样品；4—九节龙对照药材。

九节龙薄层鉴别色谱图

【用法与用量】内服：水煎服，10～30 g。外用：水煎洗，适量。

九龙盘

Jiulongpan

【壮名】棵社慢（Goseqmanh）。

【瑶名】慢惊风（Manc ging buerng）。

【别名】金线草、人字草、九盘龙、大叶辣蓼、鸡心七、蓼子七、化血七、野蓼。

【植物来源】为蓼科植物金线草 ［*Antenoron filiforme*（Thunb.）Rob. et Vaut.］的全草。

【植物形态】草本。根状茎粗壮。茎直立，高50～80 cm，具糙伏毛，有纵沟，节部膨大。叶椭圆形或长椭圆形，长6～15 cm，宽4～8 cm，顶端短渐尖或急尖，基部楔形，全缘，两面均具糙伏毛；叶柄长1～1.5 cm，具糙伏毛；托叶鞘筒状，膜质，褐色，长5～10 mm，具短缘毛。总状花序呈穗状，通常数个，顶生或腋生，花序轴延伸，花排列稀疏；花梗长3～4 mm；苞片漏斗状，绿色，边缘膜质，具缘毛；花被4深裂，红色，花被片卵形，果时稍增大；雄蕊5枚，花柱2枚，果时伸长，硬化，长3.5～4 mm，顶端呈钩状，宿存，伸出花被之外。瘦果卵形，双凸镜状，褐色，有光泽，长约3 mm，包于宿存花被内。

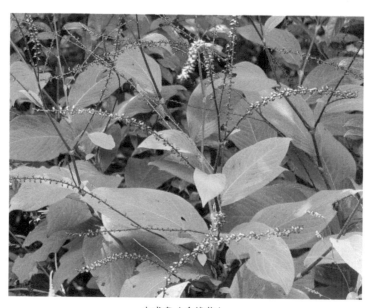

九龙盘（金线草）

【采收加工】夏、秋季采收，鲜用或晒干。

【药材鉴定】

1. 性状鉴定

本品为长条状，根细小；根茎有多数须根。茎圆柱形，直径0.5～1 cm，不分枝或上部分枝，有长糙伏毛。叶多卷曲，具柄；完整叶片展开呈宽卵形或椭圆形，先端短渐尖或急尖，基部楔形或近圆形；托叶鞘筒状，膜质，先端截形，有条纹，叶的两面及托叶鞘均被长糙伏毛。气微，味涩、微苦。

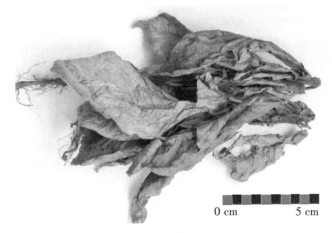

九龙盘药材图

2. 显微鉴定

（1）组织显微鉴定。茎横切面：木栓层为数列细胞，细胞壁明显加厚；常见有非腺毛残基。皮层由数列薄壁细胞组成，排列疏松。中柱鞘由1～5列纤维组成，波浪状；韧皮部薄，由2～4列细胞组成；形成层不明显；木质部窄，为3～6列细胞，导管少，散在，具有导管处的木质部常向髓部形成突起。髓部宽广，细胞大，薄壁细胞含草酸钙簇晶。

（2）粉末显微鉴定。粉末褐色。非腺毛众多，由2～6个细胞组成，长可达4000 μm，胞腔常含黄色物质。表皮细胞常向外形成乳头状突起。气孔为不等式。草酸钙簇晶常见，直径32～115 μm，晶瓣尖锐；偶见草酸钙方晶散在。导管为具缘纹孔导管和螺纹导管，直径11～95 μm。纤维成束，胞腔线形。

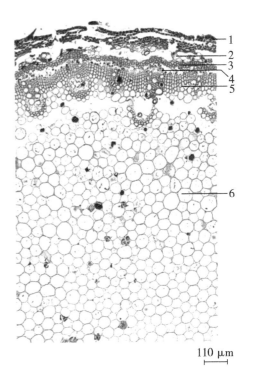

1—木栓层；2—皮层；3—中柱鞘；4—韧皮部；
5—木质部；6—髓部。

九龙盘茎横切面显微图

3. 薄层色谱鉴定

取本品粉末2 g，加水50 mL，超声提取30 min，滤过，滤液蒸干，残渣加甲醇2 mL使溶解，作为供试品溶液。另取没食子酸对照品，加甲醇制成每毫升含2 mg的溶液，作为对照品溶液。照薄层色谱法（《中华人民共和国药典：2020年版 四部》通则0502），先后吸取上述两种溶液各2 μL，分别点于同一硅胶G薄层板上，以三氯甲烷–乙酸乙酯–甲酸（5∶4∶1）为展开剂，展开，取出，晾干，喷以5%三氯化铁乙醇溶液，105 ℃加热至斑点显色清晰。供试品色谱中，在与对照品色谱相应的位置上，显相同颜色的斑点。

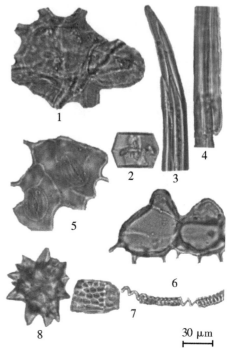

30 μm

1—木栓细胞；2—草酸钙方晶；3—非腺毛；
4—纤维；5—气孔；6—表皮细胞；
7—导管；8—草酸钙簇晶。

九龙盘粉末显微图

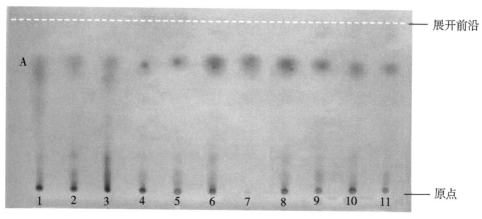

展开前沿

原点

1～6、8～11—药材样品；7—没食子酸对照品。

九龙盘薄层鉴别色谱图

【性味与功用】

（1）中医。苦、辛，微寒。归肺、肝、脾、肾经。凉血止血，散瘀止痛，清热解毒。用于咳嗽，咯血，吐血，崩漏，月经不调，痛经，脘腹疼痛，泄泻，痢疾，跌打损伤，风湿痹痛，瘰疬，痈疽肿毒，烫火伤，毒蛇咬伤。

（2）壮医。苦、辣，微寒。通气道、谷道，调龙路，清热毒，散瘀止痛。用于埃病（咳嗽），阿意咪（痢疾），白冻（泄泻），陆裂（咳血），渗裂（吐血、衄血），兵淋勒（崩漏），约京乱（月经不调），京尹（痛经），呗奴（瘰疬），呗脓（痈疮），呗（无名肿毒），渗裆相（烧烫伤），额哈（毒蛇咬伤），发旺（痹病），林得叮相（跌打损伤）。

（3）瑶医。苦、涩、微辛，温。属风打相兼药。祛风除湿，理气止痛，止血散瘀。用于崩闭闷（风湿、类风湿性关节炎），哈路（肺痨），碰累（痢疾），卡西闷（胃痛、腹痛），辣给昧对（月经不调、闭经），别带病（带下病），播冲（跌打损伤），碰脑（骨折），囊暗（蛇虫咬伤）。

【用法与用量】内服：水煎服或浸酒、炖肉服，15～30 g。外用：水煎洗或鲜品捣敷、磨汁涂，适量。

三角泡

Sanjiaopao

【壮名】棵灯笼（Godaengloengz）。

【别名】鬼灯笼、三角灯笼、倒地铃、小果倒地铃、灯笼草。

【植物来源】为无患子科植物倒地铃（*Cardiospermum halicacabum* Linn.）的全草。

【植物形态】草质攀缘藤本。茎、枝有5棱或6棱和同数的直槽，棱上被皱曲柔毛。二回三出复叶；叶柄长3～4 cm；小叶薄纸质，顶生的斜披针形或近菱形，长3～8 cm，宽1.5～2.5 cm，顶端渐尖，侧生的稍小，卵形或长椭圆形，边缘有疏锯齿或羽状分裂，上面近无毛或有稀疏微柔毛，下面中脉和侧脉上均被疏柔毛。圆锥花序少花，总花梗长4～8 cm，卷须螺旋状；萼片4枚，被缘毛，外面2枚圆卵形，内面2枚长椭圆形，比外面2枚约长1倍；花瓣乳白色，倒卵形；雄花雄蕊与花瓣近等长或稍长，花丝被疏而长的柔毛；雌花子房倒卵形或有时近球形，被短柔毛。蒴果梨形、陀螺状倒三角形或有时近长球形，褐色，被短柔毛。种子黑色，有光泽。

【采收加工】夏、秋季采收，除去杂质，鲜用或晒干。

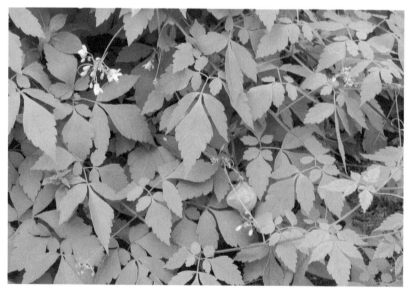

三角泡（倒地铃）

【药材鉴定】

1. 性状鉴定

本品藤茎直径2～4 mm，茎表面黄绿色，有深纵沟槽，多少被毛，质脆，易折断。叶暗绿色，多破碎，脱落，或仅存叶柄，完整者小叶斜披针形、卵形或卵状披针形。未成熟的蒴果三角形，附于花序柄顶端，近花序柄顶端有卷须2条；成熟蒴果具3翅，膜质，皱缩。气微，味稍苦。

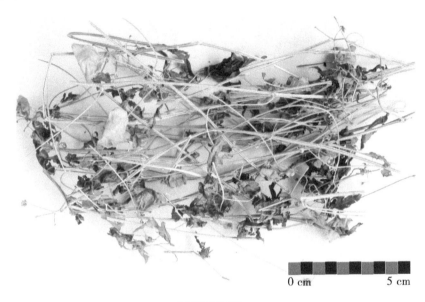

三角泡药材图

2. 显微鉴定

（1）组织显微鉴定。茎横切面：类三角形。木栓层较薄，由2～3列细胞组成。韧皮部薄，形成层不明显。木质部为三角形环状，在三个角及三边中间常凸起，形成微六棱形；导管类圆形，直径大。中央为宽广的髓部，约占茎的3/4。

（2）粉末显微鉴定。粉末黄绿色。非腺毛多见，为1～3个细胞，表面具疣状突起，长可达600 μm。腺毛头部6～8个细胞，腺柄短，1～2个细胞。纤维成束，胞腔线形，直径20～40 μm。导管多为螺纹导管，直径20～55 μm。草酸钙簇晶较多，直径25～80 μm；草酸钙方晶散在，双锥形或类方形。

3. 薄层色谱鉴定

取本品粉末1 g，加水10 mL、盐酸1 mL，加热回流30 min，放冷，滤过，滤液用乙酸乙酯振摇提取2次，每次15 mL，合并乙酸乙酯液，蒸干，残渣加甲醇1 mL使溶解，作为供试品溶液。另取三角泡对照药材1 g，同法制成对照药材溶液。照薄层色

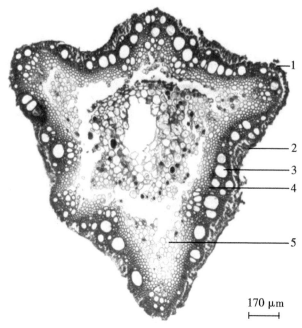

170 μm

1—木栓层；2—韧皮部；3—导管；4—木质部；5—髓部。

三角泡茎横切面显微图

谱法（《中华人民共和国药典：2020年版 四部》通则0502）试验，先后吸取上述两种溶液各6 μL，分别点于同一硅胶G薄层板上，以三氯甲烷–乙酸乙酯–甲酸（6∶4∶2）为展开剂，展开，取出，晾干，喷以5%三氯化铝乙醇溶液，晾干，置紫外光灯（365 nm）下检视。供试品色谱中，在与对照药材色谱相应的位置上，显相同颜色的斑点。

【性味与功用】

（1）中医。苦、辛，寒。归肝、脾、肾经。清热利湿，凉血解毒。用于黄疸，淋证，湿疹，疔疮肿毒，毒蛇咬伤，跌打损伤。

（2）壮医。苦，寒。清热毒，除湿毒，通气道。用于货烟妈（咽炎），埃百银（百日咳），能蚌（黄疸），能啥

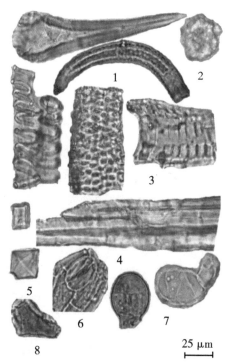

25 μm

1—非腺毛；2—草酸钙簇晶；3—导管；4—纤维；5—草酸钙方晶；6—气孔；7—腺毛；8—棕色体。

三角泡粉末显微图

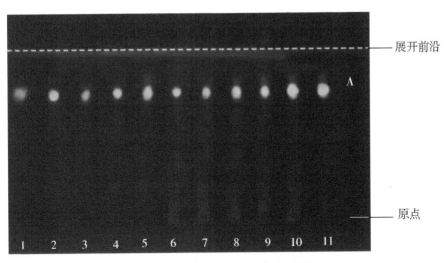

展开前沿

A

原点

1～10—药材样品；11—三角泡对照药材。

三角泡薄层鉴别色谱图

能累（湿疹），呗叮（疗）。

【用法与用量】内服：水煎服，干品9～15 g或鲜品30～60 g。外用：水煎洗或鲜品捣敷，适量。

大金不换

Dajinbuhuan

【壮名】棵楞沤（Golaeng' aeuj）。

【瑶名】大金牛草（Domh gomh ndie louc）。

【别名】肥儿草、蛇总管、鹧鸪茶、金不换、紫背金牛、疳积草、金牛远志。

【植物来源】为远志科植物华南远志（*Polygala chinensis* Linn.）的全草。

【植物形态】草本。根粗壮，橘黄色。茎基部木质化，枝圆柱形，绿色，被卷曲短柔毛。单叶互生；叶柄被柔毛；叶纸质，倒卵形、椭圆形至披针形，长2.6～7 cm，宽1～1.5 cm，先端钝，具短尖或渐尖，基部楔形，全缘，微反卷，疏被短柔毛。花两性，总状花序腋上生，花少，密集；萼片5枚，绿色，宿存，外面3枚小，卵状披针形，具线毛，里面2枚大，镰刀形，具缘毛；花瓣3枚，淡黄色，白色带淡红色，基部合生，龙骨瓣顶端背部具2束条裂的鸡冠状附属物；雄蕊8枚，花丝1/2～3/4以下合生成鞘，无线

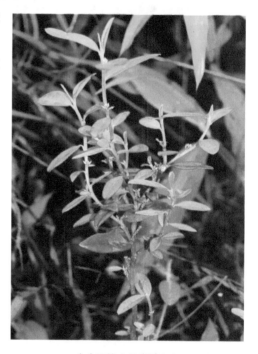

大金不换（华南远志）

毛，花药棒状卵形；子房扁圆形，具缘毛，花柱弯曲，先端马蹄状弯曲，柱头嵌入其内。蒴果圆形，先端微凹，具狭翅、缘毛。种子稍扁，长圆形，黑色被白色长柔毛。

【采收加工】春、夏季采收，鲜用或扎把晒干。

【药材鉴定】

1. 性状鉴定

本品全草长6～40 cm，根圆柱形，多分枝。茎细小，圆柱形，被柔毛，多数有分枝。叶片皱缩，完整叶片展开呈椭圆形、长圆状披针形或卵圆形，长1～6 cm，宽0.5～1.5 cm，灰绿色或黄褐色，叶端常有一小突尖，叶柄短，有柔毛。有时可见蒴果，长约4 mm，顶端内凹，边缘有缘毛，萼片宿存。气无，味淡。

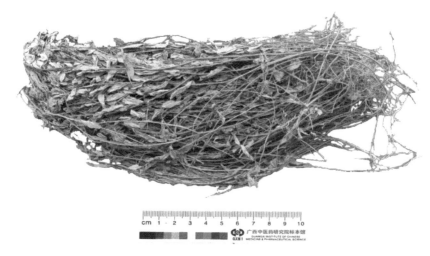

大金不换药材图

2. 显微鉴定

（1）组织显微鉴定。茎横切面：表皮细胞1列，外被由1～3个细胞组成的非腺毛。皮层细胞5～8列，类圆形，棕黄色，有的含草酸钙簇晶。中柱鞘纤维2～5列，排列松散。韧皮部窄。木质部导管多单个散在，木射线细胞1～3列。髓部较宽，细胞类圆形。

叶横切面：上、下表皮细胞各1列，类圆形；外被由1～3个细胞组成的非腺毛。栅栏组织细胞1～2列，短圆柱形，通过中脉。海绵组织约占叶肉组织的1/2，细胞类圆形。中脉维管束较小，扇形；中脉于上方不凸起。叶肉组织细胞内含草酸钙簇晶。

（2）粉末显微鉴定。粉末灰绿色。纤维单个或成束，纹孔圆形或"人"字形，末端渐尖或平截，

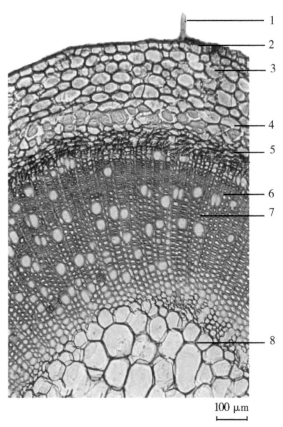

100 μm

1—非腺毛；2—表皮；3—皮层；4—中柱鞘纤维；
5—韧皮部；6—木质部；7—导管；8—髓部。

大金不换茎横切面显微图

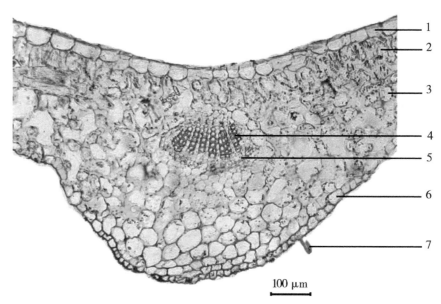

1—上表皮；2—栅栏组织；3—海绵组织；4—木质部；5—韧皮部；6—下表皮；7—非腺毛。

大金不换叶横切面显微图

直径13～31 μm。叶表皮细胞垂周壁波状弯曲，气孔为不定式。非腺毛多见，单细胞，直径10～20 μm，长90～130 μm。石细胞类方形或不规则形，直径20～65 μm，孔沟明显。导管细小，多为螺纹导管，直径20～50 μm。草酸钙簇晶较少，直径16～30 μm。

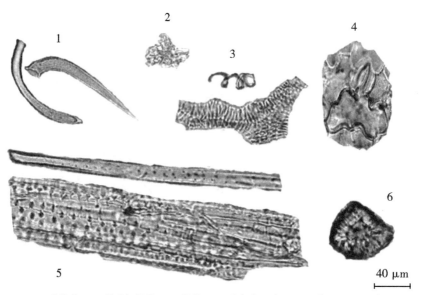

1—非腺毛；2—草酸钙簇晶；3—导管；4—叶表皮细胞；5—纤维；6—石细胞。

大金不换粉末显微图

3. 薄层色谱鉴定

取本品粉末1 g，加乙醇30 mL，回流提取1 h，滤过，滤液蒸干，加水30 mL，超声处理20 min使溶解，用乙醚萃取2次，每次30 mL，合并乙醚液，挥发干乙醚，残渣加甲醇1 mL使溶解，作为供试品溶液。另取大金不换对照药材1 g，同法制成对照药材溶液。照薄层色谱法（《中华人民共和国药典：2020年版　四部》通则0502）试验，先后吸取上述两种溶液各3～5 μL，分别点于同一硅胶G薄层板上，以二氯甲烷–甲酸乙酯（9∶1）为展开剂，展开，取出，晾干，置紫外光灯（365 nm）下检视。供试品色谱中，在与对照药材色谱相应位置上，显相同颜色的斑点。

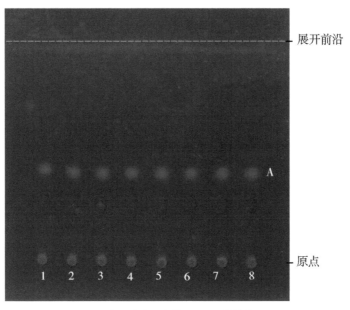

1—大金不换对照药材；2～8—药材样品。

大金不换薄层鉴别色谱图

【性味与功用】

（1）中医。辛、甘，平。归肺、脾经。祛痰，消积，散瘀，解毒。用于咳嗽，咽痛，小儿疳积，跌打损伤，瘰疬，痈肿，毒蛇咬伤。

（2）壮医。微辣、甜，平。通气道，调谷道，祛毒邪，散瘀肿。用于埃病（咳嗽），喯疳（疳积），扭像（扭挫伤），呗脓（痈疮），额哈（毒蛇咬伤）。

（3）瑶医。甘，平。属风打相兼药。清热解毒，化痰止咳，健脾消食。用于篮虷（肝炎），更喉闷（咽喉肿痛、咽炎），哈紧（气管炎），哈路（肺痨），百内虾（百日咳），谷阿强拱（小儿疳积），结膜炎，嘴布瓢（口腔溃疡），碰租虷（骨髓炎），播冲（跌打损伤），囊暗（蛇虫咬伤），眸名肿毒（无名肿毒、痈疮肿毒）。

【用法与用量】内服：水煎服，15～30 g。外用：鲜品捣敷或干品研末调敷，适量。

大金丝草

Dajinsicao

【壮名】棵金随（Gogimsei）。

【植物来源】为兰科植物灰岩金线兰（*Anoectochilus calcareus* Aver.）的全草。

【植物形态】草本。具3～4枚莲座状叶，叶卵形，顶端尖，长可达7 cm，天鹅绒状灰褐色或黑色，上面具许多银白色或淡粉红色的网脉条纹。花序被柔毛；花苞片楔形，被绒毛，与子房等长；子房被绒毛；萼片淡绿色，被稀疏的柔毛；中萼片宽卵形，顶端尖；侧萼片卵形，偏斜；花瓣白色，顶端呈绿色，镰刀状，两头逐渐变小，与中萼片等长；唇瓣白色，基部具距，呈小的圆锥形，顶端平，与爪成钝角；距具2个状腺体；爪边缘具齿或短流苏；前唇裂片卵形；合蕊柱具2个增大的平直的翅，但未进入距内；花粉块卵形，顶端尖。

【采收加工】夏、秋季采收，鲜用或晒干。

【药材鉴定】

1. 性状鉴定

本品根茎圆柱形，弯曲，直径4～8 mm，表面灰褐色，有纵皱纹，易折断，断面纤维性，茎节明显。叶互生，有的卷缩，完整叶片展开呈卵形，顶端尖，基部圆形，叶柄长8～15 mm，基部扩展呈鞘状抱茎，叶片长3～7 cm，宽2～5 cm，上面黑棕色，有细密白色或淡黄色脉网，下面淡紫黄色，有弧形脉5条。气微，味淡。

大金丝草（灰岩金线兰）

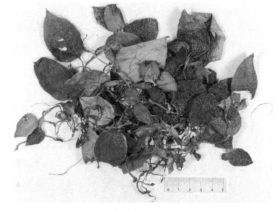

大金丝草药材图

2. 显微鉴定

（1）组织显微鉴定。叶横切面：上、下表皮细胞各1列，上表皮细胞类圆形或乳突状，大小不一；下表皮细胞稍小。栅栏组织不明显，由1列短圆柱形细胞组成，内含颗粒状物质。海绵组织细胞圆形或不规则形，排列疏松。中脉维管束较小，木质部导

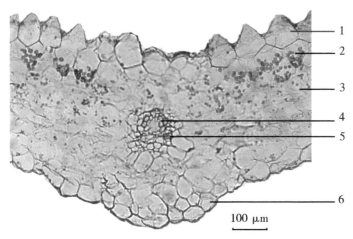

1—上表皮；2—栅栏组织；3—海绵组织；4—木质部；5—韧皮部；6—下表皮。

大金丝草叶横切面显微图

管微木化。上表皮中脉处有不明显凹陷，下表皮中脉处微凸。

茎横切面：表皮细胞1列，圆形或类圆形。基本薄壁组织细胞圆形或类圆形，靠近表皮的数列细胞较小，排列紧密；靠近中间的数列细胞较大，壁较薄，内含淀粉粒或颗粒状物质。维管束外韧型，较小，多个散生于基本组织中。有的薄壁细胞含草酸钙针晶。

（2）粉末显微鉴定。粉末淡黄色。草酸钙针晶较多，长30～110 μm。草酸钙方晶多面形，大小不一，直径15～50 μm。纤维单个或成束，纤维壁较薄，直径15～30 μm。非腺毛由1～5个细胞组成，长160～360 μm，直径10～15 μm。叶表皮细胞垂周壁平直或微波状，气孔为不定式。导管多为螺纹导管或具缘纹孔导管，直径15～30 μm。淀粉粒多为单粒，圆形、类圆形或多面形，直径6～25 μm。

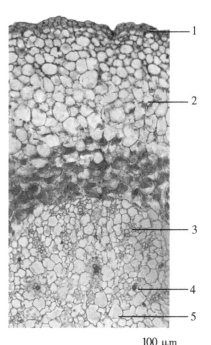

1—表皮细胞；2—基本组织；3—韧皮部；
4—木质部；5—薄壁细胞。

大金丝草茎横切面显微图

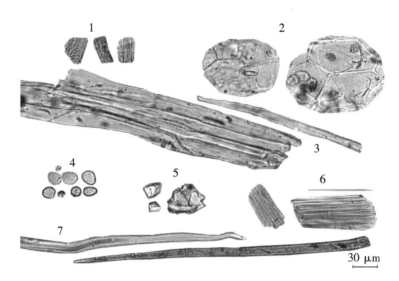

1—导管；2—叶表皮细胞；3—纤维；4—淀粉粒；5—草酸钙方晶；6—草酸钙针晶；7—非腺毛。

大金丝草粉末显微图

3. 薄层色谱鉴定

取本品粉末1 g，加甲醇60 mL，超声处理30 min，滤过，滤液蒸干，残渣加甲醇1 mL使溶解，作为供试品溶液。另取大金丝草对照药材1 g，同法制成对照药材溶液。照薄层色谱法（《中华人民共和国药典：2020年版 四部》通则0502）试验，先后吸取上述两种溶液各3～5 μL，分别点于同一硅胶G薄层板上，以甲苯-乙酸乙酯-甲酸（9：1：0.2）为展开剂，展开，取出，晾干，喷以10%磷钼酸乙醇溶液，在105 ℃加热至斑点显色。供试品色谱中，在与对照药材色谱相应位置上，显相同颜色的斑点。

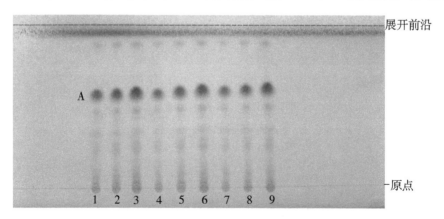

1—大金丝草对照药材；2～9—药材样品。

大金丝草薄层鉴别色谱图

【性味与功用】

（1）中医。甘，平。归肺、肝、肾、膀胱经。清热祛湿，凉血解毒。用于咯血，尿血，小儿惊风，破伤风，水肿，风湿痹痛，跌打损伤。

（2）壮医。甜，凉。清热毒，除湿毒，止血。用于唉勒（咯血），肉裂（尿血），勒爷狠风（小儿惊风），破伤风，笨浮（水肿），发旺（痹病），林得叮相（跌打损伤）。

【用法与用量】内服：水煎服，10～30 g。外用：鲜品捣敷，适量。

万寿果

Wanshouguo

【壮名】冷要给（Lwgnyaujgaeq）。

【瑶名】结要表（Jiaih ngiuv biouv）。

【别名】鸡爪子、拐枣子、鸡距子、万字果、鸡爪果。

【植物来源】为鼠李科植物枳椇（*Hovenia acerba* Lindl.）带果序轴的成熟果实。

【植物形态】乔木。小枝褐色或黑紫色，有明显白色的皮孔。叶互生，厚纸质至纸质，宽卵形、椭圆状卵形或心形，长8～17 cm，宽6～12 cm，顶端长渐尖或短渐尖，基部截形或心形，稀近圆形或宽楔形，边缘常具整齐浅而钝的细锯齿，上部或近顶端的叶有不明显的齿，下面沿脉或脉腋常被短柔毛。二歧式聚伞圆锥花序，顶生和腋生，被棕色短柔毛；花两性，萼片具网状脉或纵条纹；花瓣椭圆状匙形，具短爪；花盘被柔毛；花柱半裂。浆果状核果近球形，成熟时黄褐色或棕褐色；果序轴明显膨大。种子暗褐色或黑紫色。

【采收加工】秋、冬季果实成熟时，连肉质果序轴一并采下，晒干。

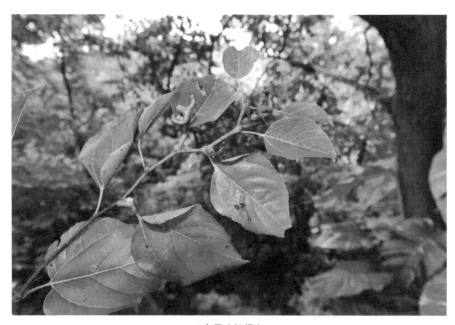

万寿果（枳椇）

【药材鉴定】

1. 性状鉴定

本品为带肉质果序轴的果实，肉质果序轴肥厚，膨大，多分枝，弯曲不直；长3～5 cm或更长，直径4～6 mm；表面棕褐色，有纵皱纹，略具光泽。质松易断。果实近圆形，表面黑棕色，上有3条浅沟及网状条纹，先端略尖，下有细果柄，内有种子3粒。气微，味甜。

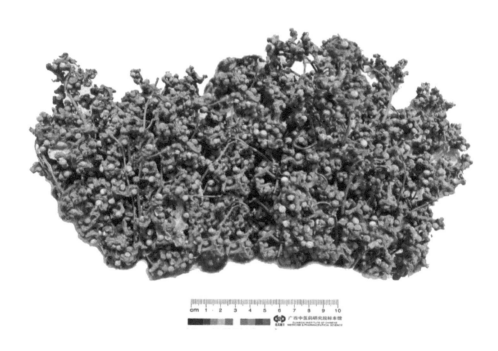

万寿果药材图

2. 显微鉴定

组织显微鉴定。万寿果（肉质果序轴）横切面：木栓层细胞6～10列，细胞长圆形。皮层细胞5～10列，圆形、类圆形或不规则形，有的含棕黄色分泌物。韧皮部有的细胞含棕黄色分泌物，形成层不明显。木质部导管较小，木纤维细胞壁较厚，木化。髓部约占切面的1/2，薄壁细胞有的含棕黄色分泌物及草酸钙簇晶。

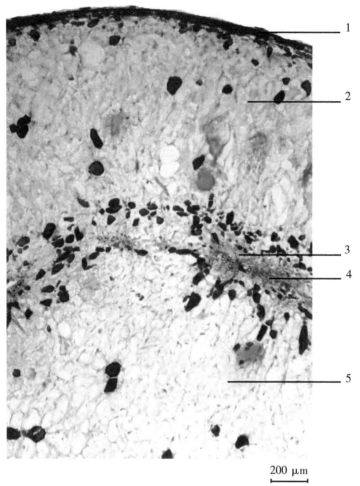

200 μm

1—木栓层；2—皮层；3—韧皮部；4—木质部；5—髓部。

万寿果（肉质果序轴）横切面显微图

3. 薄层色谱鉴定

取本品粉末1 g，加无水乙醇30 mL，加热回流2 h，滤过，滤液蒸干，残渣加水20 mL，超声处理20 min使溶解，转移至分液漏斗，用乙醚提取两次，每次20 mL，合并乙醚液，挥发干乙醚，残渣加甲醇1 mL使溶解，作为供试品溶液。另取万寿果对照药材1 g，同法制成对照药材溶液。照薄层色谱法（《中华人民共和国药典：2020年版四部》通则0502）试验，先后吸取上述两种溶液各5~10 μL，分别点于同一硅胶G薄层板上，以三氯甲烷-甲醇（15：1）为展开剂，展开，取出，晾干，喷以5%香草醛硫酸溶液，在105 ℃加热至斑点显色清晰。供试品色谱中，在与对照药材色谱相应的位置上，显相同颜色的斑点。

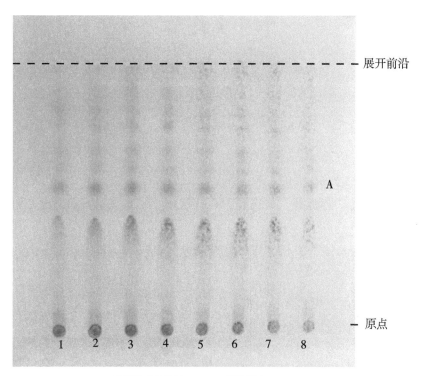

1—万寿果对照药材；2～8—药材样品。

万寿果薄层鉴别色谱图

【性味与功用】

（1）中医。甘，平。归胃经。解酒毒，止渴除烦，止呕，利大小便。用于醉酒，烦渴，呕吐，二便不利。

（2）壮医。甜，平。解酒毒，通水道，调谷道。用于醉酒，肉扭（淋证），鹿（呕吐），阿意囊（便秘）。

（3）瑶医。甘，平。清热利尿，止咳，解酒毒。用于热病烦渴，泵卡西众（消化不良）。

【用法与用量】内服：水煎服，6～30 g。

小叶金花草

Xiaoyejinhuacao

【壮名】棍盖冬（Gutgaijdoeg）。

【瑶名】金花蕨（Jiemh biangh nyaax）。

【别名】野鸡尾、金粉蕨、火伤蕨、石孔雀尾、日本乌蕨、仙鸡尾、小野鸡尾草。

【植物来源】为凤尾蕨科植物野雉尾金粉蕨 [*Onychium japonicum*（Thunb.）Kunze.] 的全草。

【植物形态】陆生。根状茎长而横走，疏被鳞片，鳞片棕色或红棕色，披针形，筛孔明显。叶散生；柄基部褐棕色，略有鳞片，向上禾秆色，光滑；叶片几和叶柄等长，宽约10 cm或过之，卵状三角形或卵状披针形，渐尖头，三至四回羽状细裂；羽片12～15对，互生，基部一对最大，长9～17 cm，宽5～6 cm，长圆状披针形或三角状披针形，先端渐尖，并具羽裂尾头，三回羽裂；各回小羽片彼此接近，均为上先出，基部一对最大；末回能育小羽片或裂片长5～7 mm，宽1.5～2 mm，线状披针形，有不育的急尖头；末回不育裂片短而狭，线形或短披针形，短尖头；叶轴和各回育轴上面有浅沟，下面凸起，不育裂片仅有中脉1条，能育裂片有斜上侧脉和叶缘的边脉汇合；叶灰绿色或绿色，遍体无毛。孢子囊群长3～6 mm；囊群盖线形或短长圆形，膜质，灰白色，全缘。

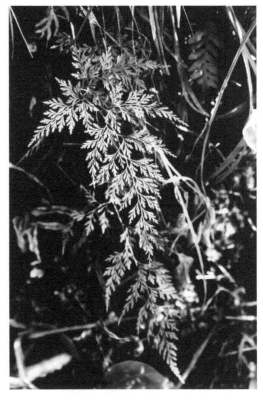

小叶金花草（野雉尾金粉蕨）

【采收加工】全年均可采收，除去杂质，鲜用或晒干。

【药材鉴定】

1. 性状鉴定

本品根茎圆柱形，棕褐色，直径约2～4 mm，密被暗褐色鳞片。须根细长，棕褐色，断面有的可见点状维管束2～3个。叶柄细长，略呈方柱形，棕褐色，光滑，具浅沟。叶片皱缩，完整者展开后呈卵状披针形或三角状披针形，表面黄绿色或棕褐色，三至四回羽状分裂，小羽片及裂片多数，先端有短尖，长10～30 cm，宽6～15 cm。孢子囊群着生于末回羽片背面，与中脉平行。气微，味苦。

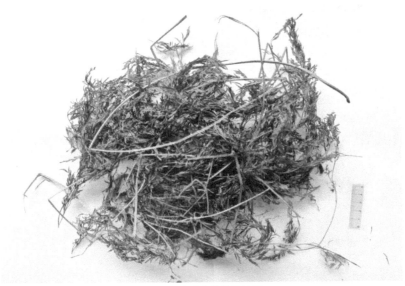

小叶金花草药材图

2. 显微鉴定

（1）组织显微鉴定。叶柄横切面：类方形。表皮细胞1列，近圆形，壁稍厚。下皮层棕红色，由3～8列多角形的厚壁细胞组成。皮层细胞类圆形或多角形，细胞壁薄。内皮层明显，细胞呈扁方形，中柱鞘为2～3列薄壁细胞；中柱为管状中柱，周韧型维管束类心形，木质部呈V形，管胞左右对称分布，外有韧皮部包围。

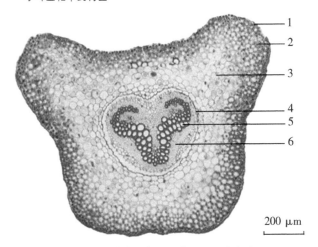

1—表皮；2—厚壁细胞；3—皮层；4—内皮层；
5—木质部；6—韧皮部。

小叶金花草叶柄横切面显微图

（2）粉末显微鉴定。粉末灰绿色。纤维单个或成束，棕黄色或灰色，先端圆钝或折断，纤维壁较厚，直径11～29 μm。管胞多为梯纹管胞和螺纹管胞，直径22～53 μm。孢子球状四面形或类三角形，直径23～36 μm，有的外壁有明显的疣状突起或有不规则网状饰纹。孢子囊棕黄色。叶表皮细胞垂周壁波状弯曲，气孔为不定式。淀粉粒单粒或复粒，脐点点状或裂缝状。

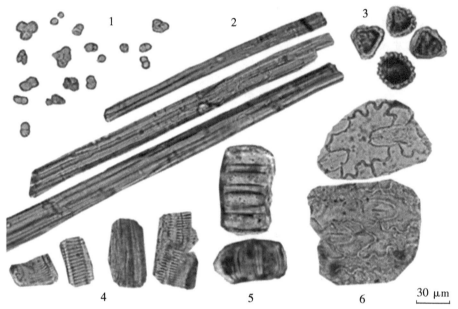

1—淀粉粒；2—纤维；3—孢子；4—管胞；5—孢子囊；6—叶表皮细胞。

小叶金花草粉末显微图

3. 薄层色谱鉴定

取本品粉末1 g，加甲醇10 mL，超声处理30 min，滤过，取滤液作为供试品溶液。另取菊苣酸对照品，加甲醇制成每毫升含0.1 mg的溶液，作为对照品溶液。照薄层色谱法（《中华人民共和国药典：2020年版　四部》通则0502）试验，先后吸取上述两种溶液各3～5 μL，分别点于同一硅胶G薄层板上，以甲苯–乙酸乙酯–甲酸（4：3：1）溶液为展开剂，展开，取出，晾干，喷以1%三氯化铝乙醇试液，在105 ℃加热至斑点清晰，置紫外光灯（365 nm）下检视。供试品色谱中，在与对照品色谱相应的位置上，显相同颜色的荧光斑点。

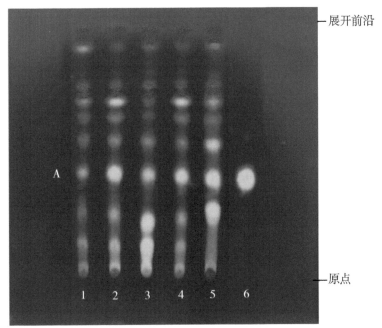

展开前沿

A

原点

1 2 3 4 5 6

1～5—药材样品；6—菊苣酸对照品。

小叶金花草薄层鉴别色谱图

【性味与功用】

（1）中医。苦，寒。清热解毒，利湿，止血。用于风热感冒，咳嗽，咽痛，泄泻，痢疾，湿热黄疸，咳血，便血，痣血，尿血，跌打损伤，毒蛇咬伤，烫火伤。

（2）壮医。苦，寒。通气道、谷道，调龙路，解痧毒，清热毒，除湿毒，止血。用于痧病（感冒），埃病（咳嗽），白冻（泄泻），阿意咪（痢疾），能蚌（黄疸），陆裂（咳血），阿意勒（便血），肉裂（尿血），木薯中毒，渗裆相（烧烫伤），叮相噢嘞（外伤出血）。

（3）瑶医。淡，寒。属风药。清热解毒，平肝利湿，止血生肌。用于标蛇痧（感冒），泵虷（肺炎），港虷（肠炎），碰累（痢疾），篮严（肝硬化），砷中毒，沙门氏菌所致食物中毒，木薯中毒，汪逗卜冲（烧烫伤）。

【用法与用量】内服：捣烂冲服，干品15～30 g或鲜品30～240 g。外用：干品研末敷或鲜品捣敷，适量。

小鸟不站

Xiaoniaobuzhan

【壮名】榧拂给（Faexfwgaeq）。

【瑶名】诺唐紧（Noc daangh nqimv）。

【别名】鸟不企、鹰不泊、雷公木、鸡云木。

【植物来源】为五加科植物长刺楤木（*Aralia spinifolia* Merr.）的根和茎。

【植物形态】灌木。疏生多数或长或短的刺，并密生刺毛；刺扁，基部膨大；刺毛细针状。叶大，长40～70 cm，二回羽状复叶，叶柄、叶轴和羽片轴密生或疏生刺和刺毛；托叶和叶柄基部合生；羽片有小叶5～9枚；小叶薄纸质或近膜质，长圆状卵形或卵状椭圆形，长7～11 cm，宽3～6 cm，先端渐尖或长渐尖，基部圆形，有时略歪斜，上面脉上疏生小刺和刺毛，下面更密，边缘有锯齿。圆锥花序大，长达35 cm，花序轴和总花梗均密生刺和刺毛；伞形花序有花多数；花梗密生刺毛；苞片长圆形；萼边缘有5个三角形尖齿；花瓣5枚，淡绿白色，卵状三角形。果实卵球形，黑褐色，有5棱；宿存花柱合生至中部。

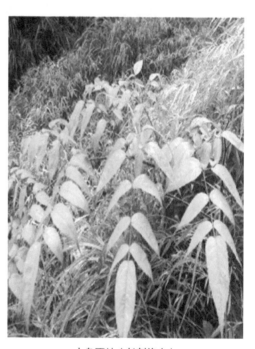

小鸟不站（长刺楤木）

【采收加工】夏季采收，除去杂质，鲜用或晒干。

【药材鉴定】

1. 性状鉴定

本品根圆柱形，直径0.2～3 cm，表面灰褐色，有纵皱纹；质坚硬，不易折断。根断面皮部灰褐色，较厚，有侧根痕；木部灰白色，有密集的小孔。茎圆柱形，直径0.3～3.5 cm，表面有短刺；断面皮部灰黄色，较厚，显纤维性；木部淡黄色，具放射状纹理；中心髓部宽，灰白色或黄白色。气微，味淡，微苦、辛。

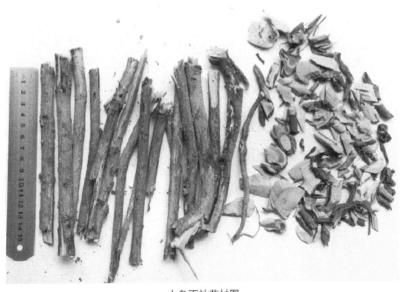

小鸟不站药材图

2. 显微鉴定

（1）组织显微鉴定。茎横切面：木栓层细胞数列，棕黄色。皮层较窄，细胞中有的含草酸钙簇晶，并有树脂道散在。中柱鞘纤维束与薄壁细胞相间排列，断续成环。韧皮部较窄。木质部发达，导管单个或多个相连，放射状排列；木射线由1～3列细胞组成。髓部宽广。

（2）粉末显微鉴定。粉末淡黄色。导管以具缘纹孔导管、网纹导管和螺纹导管多见，直径26～76 μm。淀粉粒直径5～15 μm，圆形、半圆形或不规则形，脐点点状或"人"字状，复粒由2～7个单粒组成。木栓细胞淡黄色，长方形。纤维黄色，单个或成束，壁较厚，直径19～28 μm。草酸钙簇晶直径20～45 μm。树脂道碎片棕黄色。

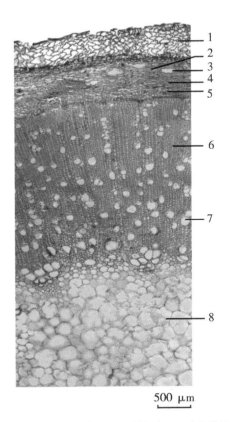

500 μm

1—木栓层；2—皮层；3—树脂道；4—中柱鞘纤维；5—韧皮部；6—木质部；7—导管；8—髓部。

小鸟不站茎横切面显微图

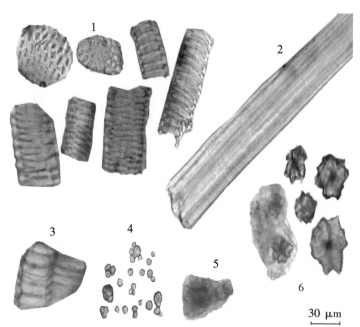

1—导管；2—纤维；3—木栓细胞；4—淀粉粒；5—树脂道；6—草酸钙簇晶。

小鸟不站粉末显微图

3. 薄层色谱鉴定

取本品粉末1 g，加甲醇20 mL，超声处理30 min，滤过，滤液蒸干，残渣加甲醇1 mL使溶解，作为供试品溶液。另取小鸟不站对照药材1 g，同法制成对照药材溶液。照薄层色谱法（《中华人民共和国药典：2020年版　四部》通则0502）试验，先后吸取上述两种溶液各10 μL，分别点于同一硅胶G薄层板上，以石油醚（60～90 ℃）-甲苯-乙酸乙酯-甲醇（2∶4∶2∶0.5）为展开剂，展开，取出，晾干，喷以10%硫酸乙醇试液，热风吹至斑点显色清晰，置紫外光灯（365 nm）下检视。供试品色谱中，在与对照药材色谱相应的位置上，显两个以上相同颜色的斑点。

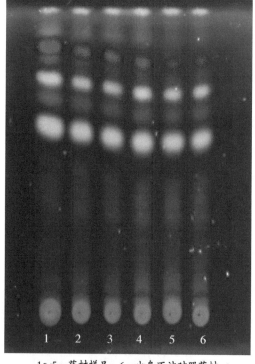

1～5—药材样品；6—小鸟不站对照药材

小鸟不站薄层鉴别色谱图

【性味与功用】

（1）中医。苦，平。祛风除湿，活血止血。用于风湿骨痛，跌打损伤，骨折，崩漏，吐血，蛇虫咬伤。

（2）壮医。苦、辣，平。调龙路、火路，祛风毒，除湿毒，止血。用于巧嘈（头昏），巧尹（头痛），渗裂（吐血），兵淋勒（崩漏），额哈（毒蛇咬伤），劳伤，埃病（咳嗽），约京乱（月经不调），发旺（痹病），林得叮相（跌打损伤），呗脓（痈疮），麻邦（偏瘫）。

（3）瑶医。苦，平。拔毒消肿，凉血止血，驳骨，祛风湿。用于撸藏（吐血），藏紧邦（崩漏），崩闭闷（风湿、类风湿性关节炎），播冲（跌打损伤），碰脑（骨折），蛇伤。

【用法与用量】

（1）中医。内服：水煎服，9～15 g。

（2）壮医。内服：水煎服，9～15 g。

（3）瑶医。内服：水煎服，15～30 g。外用：鲜品捣敷，适量。

小发散

Xiaofasan

【壮名】勾容清（Gaeurumzcing）。

【瑶名】小散骨风（Fiuv nzaanx mbungv buerng）。

【别名】散风藤、烈散端、青风藤。

【植物来源】为清风藤科植物簇花清风藤（*Sabia fasciculata* Lecomte ex L. Chen）的藤茎。

【植物形态】攀缘木质藤本。嫩枝褐色或黑褐色，有白蜡层。芽鳞阔三角形或阔卵形。叶革质，长圆形、椭圆形或倒卵状长圆形，长5～12 cm，宽1.5～3.5 cm，先端尖或长渐尖，基部楔形或圆形，上面深绿色，下面淡绿色。聚伞花序有花3～4朵，再排成伞房花序式；总成梗很短，花梗初发时紧密，有花10～20朵；萼片5枚，卵形或长圆状卵形，先端尖或钝，具红色细微腺点，边缘白色，花瓣5枚，淡绿色，长圆状卵形或卵形，具7条脉纹，中部有红色斑纹；雄蕊5枚；花盘杯状，具5个钝齿。分果爿红色，倒卵形或阔倒卵形；核中肋明显凸起，呈狭翅状，中肋两边各有1～2行蜂窝状凹穴，两侧面平凹，腹部凸出呈三角形。

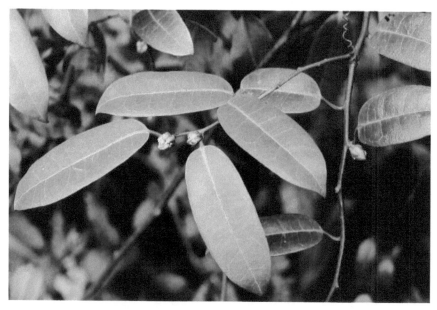

小发散（簇花清风藤）

【采收加工】全年均可采收，晒干。

【药材鉴定】

1. 性状鉴定

本品茎圆柱形，直径0.5～4 cm，表面灰黄色或灰褐色，粗糙，具纵皱纹及点状皮孔；质硬，不易折断，断面皮部薄，易与木部分离，木部灰黄色，具放射状纹理和密集小孔。中心髓部较小，灰褐色。气微，味淡、微辛。

2. 显微鉴定

（1）组织显微鉴定。茎横切面：木栓细胞数列，类方形，棕黄色，有的已脱落。皮层细胞6～10列，类圆形，石细胞单个散在或成群，形状各异，孔沟明显。中柱鞘纤维多列，断续排列成环。韧皮部较宽。木质部导管较密集；木射线细胞多列，长方形。髓部细胞类圆形，髓周细胞壁较厚，有的薄壁细胞和石细胞含草酸钙方晶。

（2）粉末显微鉴定。粉末棕黄色。石细胞较多，单个散在或多个相连，呈方形、类圆形或不规则形，孔沟明显，直径16～56 μm。纤维单个或成束，黄色，韧皮纤维壁较厚，两端圆钝或渐尖；木纤维直径10～26 μm，两端多平截，孔沟明显。草酸钙方晶多单个散在，直径10～28 μm。导管多为螺纹导管，直径15～28 μm。木栓细胞棕黄色，长方形。

3. 薄层色谱鉴定

取本品粉末1 g，加甲醇10 mL，超声处理30 min，滤过，滤液作为供试品

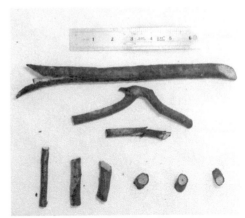

小发散药材图

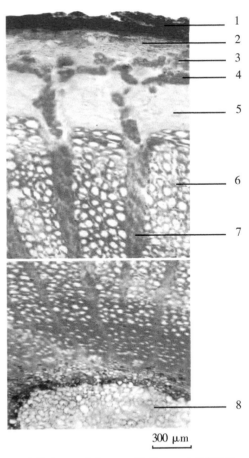

1—木栓层；2—皮层；3—石细胞；4—中柱鞘纤维；5—韧皮部；6—木质部；7—木射线；8—髓部。

小发散茎横切面显微图

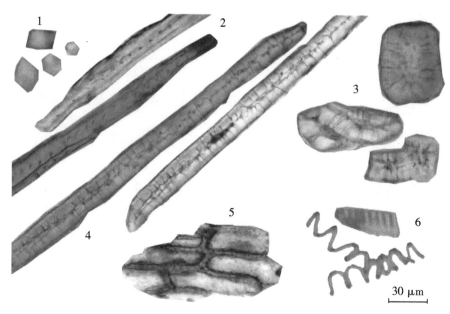

1—草酸钙方晶；2—木纤维；3—石细胞；4—韧皮纤维；5—木栓细胞；6—导管。

小发散粉末显微图

溶液。另取小发散对照药材1 g，同法制成对照药材溶液。照薄层色谱法（《中华人民共和国药典：2020年版　四部》通则0502）试验，先后吸取上述两种溶液各1～2 μL，分别点于同一聚酰胺薄层板上，以冰乙酸–水（5∶5）为展开剂，展开，取出，晾干，喷以三氯化铝试液，置紫外光灯（365 nm）下检视。供试品色谱中，在与对照药材色谱相应的位置上，显相同颜色的斑点。

【性味与功用】

（1）中医。甘、微涩，温。归肝经。祛风除湿，散瘀消肿。用于风湿骨痛，肾炎水肿，甲状腺肿，跌打损伤。

（2）壮医。甜、微涩，温。驱风毒，除湿毒，消肿痛。用于发旺（痹病），林得叮相（跌打损伤），产后忍

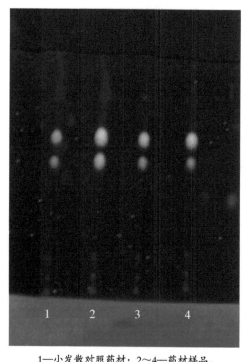

1—小发散对照药材；2～4—药材样品。

小发散薄层鉴别色谱图

勒卟叮（产后恶露不尽），笨浮（水肿）。

（3）瑶医。淡、涩，平。属风打相兼药。祛风除湿，消肿，清肺化痰，降血压。用于泵虷（肺炎），样琅病（高血压病），布醒蕹（肾炎水肿），布标（甲状腺肿大），崩闭闷（风湿、类风湿性关节炎），荣古瓦别带病（产后恶露不尽），播冲（跌打损伤），碰脑（骨折）。

【用法与用量】内服：水煎服，10～30 g；或浸洒服，适量。外用：浸洒搽，适量。

小紫金牛

Xiaozijinniu

【壮名】随最依（Saeceijiq）。

【瑶名】小金牛（hah deic gua）。

【别名】瑶山不出林、小狮子、小凉伞、石狮子、产后草。

【植物来源】为报春花科植物小紫金牛（*Ardisia chinensis* Benth.）的全株。

【植物形态】矮灌木。具蔓生走茎；直立茎通常丛生，高约25 cm，幼时被锈色细微柔毛及灰褐色鳞片，后脱落而具皱纹。叶坚纸质，倒卵形或椭圆形，顶端钝或钝急尖，基部楔形，长3～7.5 cm，宽1.5～3 cm，全缘或中部以上具疏波状齿；下面被疏鳞片，脉隆起，侧脉多数，尾端连成极近边缘的边缘脉。亚伞形花序，单生于叶腋，有花3～5朵；总梗与花梗近等长，二者均被疏柔毛或灰褐色鳞片；花萼仅基部连合，萼片三角状卵形，顶端急尖，具缘毛，有时具疏腺点；花瓣白色，广卵形，顶端急尖；雄蕊花药卵形，顶端急尖，具小尖头，背部具腺点；雌蕊胚珠5枚。果球形，成熟时由红色变为黑色。

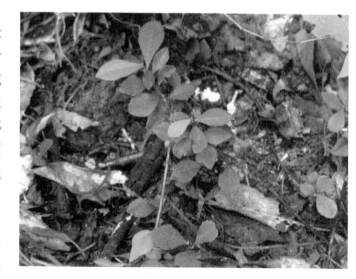

小紫金牛（小紫金牛）

【采收加工】全年均可采收，洗净，晒干。

【药材鉴定】

1. 性状鉴定

本品根圆柱形，表面棕褐色或棕黄色，直径1～2 mm；质硬脆，易折断。茎圆柱形，表面黄棕色，有细纵皱纹，直径1～3 mm；体轻，质硬脆，易折断。叶坚纸质，多皱缩，完整叶片展开呈长卵形或椭圆形，长2～7 cm，宽1～3 cm，先端钝急尖，基部

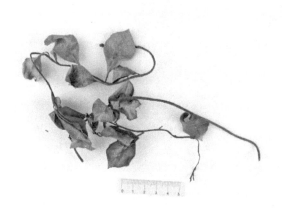

小紫金牛药材图

楔形，全缘或中部以上具疏波状齿，表面灰绿色；质脆。气微香，味淡。

2. 显微鉴定

（1）组织显微鉴定。茎横切面：表皮细胞1列，类方形。皮层细胞数列，棕黄色，有的含棕色分泌物，石细胞单个或多个相连；内皮层明显；中柱鞘纤维1～2列，断续排列成环。韧皮部窄。木质部较宽，木射线细胞不明显。髓部大，薄壁细胞内含大量淀粉粒，有的含草酸钙簇晶。

（2）粉末显微鉴定。粉末黄绿色。淀粉粒多为单粒，直径6～15 μm，复粒由2～3个单粒组成。草酸钙簇晶多见，直径11～25 μm。纤维多碎断，直径15～26 μm。石细胞类方形或不规则形，孔沟明显，直径18～115 μm。导管多为螺纹导管，直径11～20 μm。木栓细胞棕黄色，类方形。腺鳞头部扁球形，由8个细胞组

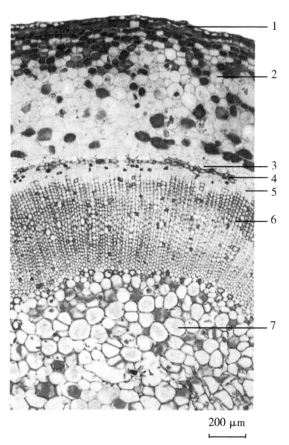

200 μm

1—表皮；2—皮层；3—内皮层；4—中柱鞘纤维；
5—韧皮部；6—木质部；7—髓部。

小紫金牛茎横切面显微图

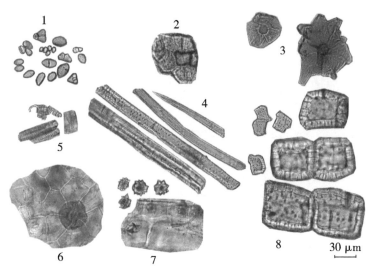

1—淀粉粒；2—木栓细胞；3—腺鳞；4—纤维；5—导管；6—叶表皮细胞；7—草酸钙簇晶；8—石细胞。

小紫金牛粉末显微图

成，直径25～100 μm，腺柄为单细胞。叶表皮细胞垂周壁平直，气孔为不定式。

3. 薄层色谱鉴定

取本品粉末1 g，加甲醇20 mL，超声处理30 min，滤过，滤液作为供试品溶液。另取小紫金牛对照药材1 g，同法制成对照药材溶液。照薄层色谱法（《中华人民共和国药典：2020年版　四部》通则0502）试验，先后吸取上述两种溶液5～10 μL，分别点于同一硅胶G薄层板上，以三氯甲烷为展开剂，展开，取出，晾干，喷以5%的香草醛硫酸试液，在105 ℃加热至斑点显色清晰。供试品色谱中，在与对照药材色谱相应的位置上，显相同颜色的斑点。

【 性味与功用 】

（1）中医。淡，平。归肺、肝、膀胱经。活血止血，散瘀止痛，清热利湿。用于肺痨咳血，痛经，闭经，产后风，跌打损伤，咽喉痛。

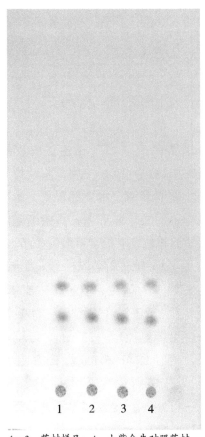

1～3—药材样品；4—小紫金牛对照药材。

小紫金牛薄层鉴别色谱图

（2）壮医。苦，平。调龙路，通气道，利水道，治咳嗽，消肿痛。用于钵痨（肺痨），渗裂（咯血，吐血），埃病（咳嗽），京瑟（闭经），能蚌（黄疸），肉扭（淋证），林得叮相（跌打损伤）。

（3）瑶医。苦、甘、微辛，平。属风打相兼药。活血凉血，散瘀，止痛，化痰止咳，平喘。用于哈路（肺痨），怒哈（咳嗽），辣给昧对（月经不调、闭经），荣古瓦崩（产后风），播冲（跌打损伤），崩闭闷（风湿、类风湿性关节炎），更喉闷（咽喉肿痛、咽炎）。

【用法与用量】内服：水煎服，10～30 g。外用：水煎洗，适量。

小蜡树叶

Xiaolashuye

【壮名】盟甘课（Mbawgaemhgaet）。

【瑶名】油共别（Couh gong baec）。

【别名】水冬青、鱼腊树、水白腊、水黄杨。

【植物来源】为木樨科植物小蜡（*Ligustrum sinense* Lour.）的叶。

【植物形态】落叶灌木。小枝圆柱形，幼时被淡黄色短柔毛。单叶对生；叶柄常被短柔毛；叶纸质，卵形或卵状披针形，长2～7 cm，宽1～3 cm，先端锐尖、短尖至渐尖，基部宽楔形至近圆形，上面深绿色，沿中脉被短柔毛。圆锥花序顶生或腋生，花序轴被较密的淡黄色短柔毛；花梗被短柔毛；花萼先端呈截形或呈浅波齿状；花冠管裂片长圆状椭圆形或卵状椭圆形；花丝与裂片近等长或长于裂片；花药长圆形。果近球形。

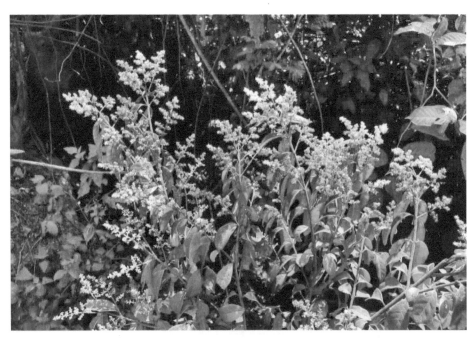

小蜡树叶（小蜡）

【采收加工】夏、秋季采收，鲜用或晒干。

【药材鉴定】

1. 性状鉴定

本品叶多破碎，黄绿色或褐绿色。完整叶片展开呈卵形或卵状披针形，长3～7 cm，宽1～3 cm，先端锐尖至渐尖，或钝而微凹，基部宽楔形至近圆形，全缘；上面沿中脉被短柔毛。纸质，易碎。气微，味微苦、甘。

2. 显微鉴定

（1）组织显微鉴定。叶横切面：上、下表皮细胞各1列，排列整齐，上、下表皮均有非腺毛，下表皮非腺毛较

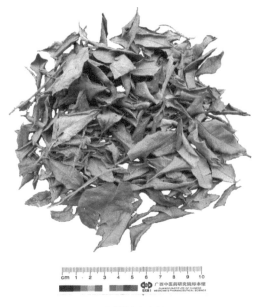

小蜡树叶药材图

多，细胞2～5个。叶肉栅栏组织为2～3列细胞，约占叶肉组织的1/2；海绵组织细胞类圆形、长圆形或不规则形。主脉维管束外韧型，导管放射状排列，韧皮部细胞类圆形。

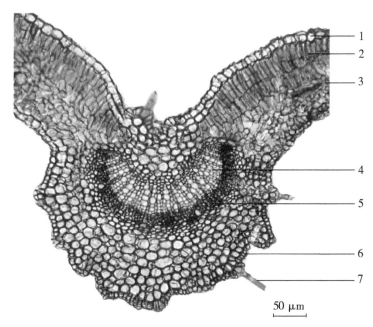

1—上表皮；2—栅栏组织；3—海绵组织；4—木质部；5—韧皮部；6—下表皮；7—非腺毛。

小蜡树叶横切面显微图

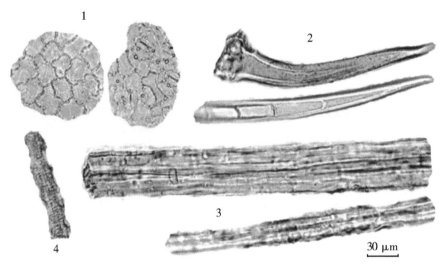

1—叶表皮细胞；2—非腺毛；3—纤维；4—导管。

小蜡树叶粉末显微图

（2）粉末显微鉴定。粉末棕绿色。表皮细胞呈类方形或不规则形，垂周壁略微波状弯曲；气孔不定式，直径 $25 \sim 28$ μm。非腺毛有单细胞和多细胞两种，直径 $13 \sim 27$ μm，长 $150 \sim 220$ μm。导管多为螺纹导管，直径 $8 \sim 15$ μm。纤维少数，多成束，先端圆钝或平截，直径 $11 \sim 18$ μm。

3. 薄层色谱鉴定

取本品粉末 2 g，加甲醇 40 mL，超声处理 30 min，滤过，滤液蒸干，加甲醇 1.5 mL 使溶解，溶液作为供试品溶液。另取小蜡树叶对照药材 2 g，同法制成对照药材溶液。照薄层色谱法（《中华人民共和国药典：2020年版 四部》通则0502）试验，先后吸取上述两种溶液各 0.5 μL，分别点于同一硅胶G薄层板上，以石油醚（$60 \sim 90$ ℃）-乙酸乙酯-丙酮-甲酸（$15 : 3 : 2 : 0.5$）为展开剂，展开，取

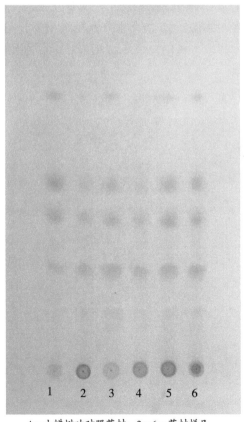

1—小蜡树叶对照药材；2～6—药材样品。

小蜡树叶薄层鉴别色谱图

出，晾干，喷以10%硫酸乙醇溶液，在105 ℃加热至斑点显色清晰。供试品色谱中，在与对照药材相应的位置上，显相同颜色的斑点。

【性味与功用】

（1）中医。苦，凉。清热利湿，解毒消肿。用于感冒发热，肺热咳嗽，咽喉肿痛，口舌生疮，湿热黄疸，痢疾，痈肿疮毒，湿疹，皮炎，跌打损伤，烫伤。

（2）壮医。苦，凉。清热毒，除湿毒，通龙路。用于痧病（感冒），发得（发热），埃病（咳嗽），货烟妈（咽炎），口疮（口腔溃疡），能蚌（黄疸），阿意咪（痢疾），呗脓（痈疮），能啥能累（湿疹），林得叮相（跌打损伤），渗裆相（烧烫伤）。

（3）瑶医。苦，微寒。清热解毒，消肿止痛，活血止血，祛腐生肌，杀虫止痒。用于望胆篮肝（肝炎），碰累（痢疾），嘴布瓢（口腔溃疡），更喉闷（咽喉肿痛、咽炎），播冲（跌打损伤），眸名肿毒（无名肿毒、痈疮肿毒），汪逗卜冲（烧烫伤）。

【用法与用量】

（1）中医。内服：水煎服，10～15 g。外用：水煎浓缩成膏敷或鲜叶捣敷，适量。

（2）壮医。内服：水煎服，10～15 g。外用：水煎洗或鲜叶捣敷，适量。

（3）瑶医。内服：水煎服，15～30 g。外用：水煎洗或鲜叶捣敷，适量。

山胡椒

Shanhujiao

【瑶名】假死风（Jav daic buerng）。

【别名】牛筋树、油金楠、假死柴、假干柴、牛筋条、野胡椒、香叶子。

【植物来源】为樟科植物山胡椒［*Lindera glauca*（Sieb. et Zucc.）Bl.］的全株。

【植物形态】落叶灌木或小乔木。树皮平滑，灰色或灰白色。冬芽（混合芽）长角锥形，芽鳞裸露部分红色，幼枝条白黄色。叶互生，宽椭圆形到狭倒卵形，长4～9 cm，宽2～6 cm，被白色柔毛，纸质。伞形花序腋生，总苞片绿色，膜质，每总苞有3～8朵花。雄花花被片黄色，椭圆形，内、外轮几相等，外面在背脊部被柔毛；雄蕊9枚，第三轮的基部着生2个具角突宽肾形腺体，柄基部与花丝基部合生，有时第二轮雄蕊花丝也着生一较小腺体；退化雌蕊细小，椭圆形，上有一小凸尖；花梗密被白色柔毛。雌花花被片黄色，椭圆形或倒卵形，内、外轮几相等；退化雄蕊条形，第三轮的基部着生2个具柄的不规则肾形腺体，腺体柄与退化雄蕊中部以下合生；子房椭圆形，花柱柱头盘状。果成熟时黑褐色。

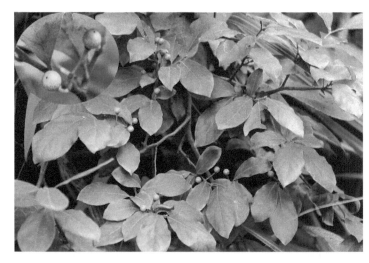

山胡椒（山胡椒）

【采收加工】秋季采收，鲜用或晒干。

【药材鉴定】

1. 性状鉴定

本品根长圆柱形，表面棕褐色，栓皮粗糙，易脱落；质坚硬，难折断；断面皮部褐色，木部黄白色。茎表面灰色或灰白色，幼枝常见有冬芽，长锥形；质硬，不易折断，断面白色。叶纸质，椭圆形或狭倒卵形，长 4～8 cm，宽 2～6 cm，上面淡绿色，下面灰白色，被白色柔毛。果有时可见，成熟时黑褐色。气微芳香，味辛凉。

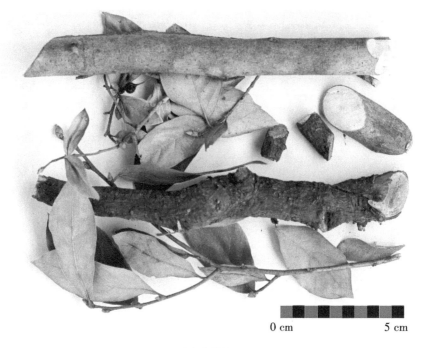

0 cm   5 cm

山胡椒药材图

2. 显微鉴定

（1）组织显微鉴定。茎横切面：木栓层由数列细胞组成，易破碎。皮层窄，由数列细胞组成，皮层内散在有油细胞。中柱外具有数列石细胞与纤维束，相互连接成环。韧皮部窄，散在有多数油细胞。木质部宽广；导管大，大量散在；年轮明显。射线窄，为1～3列细胞。中央髓部宽广，有石细胞单个散在或成群。

（2）粉末显微鉴定。粉末棕色。淀粉粒众多，单粒直径5～30 μm，脐点点状或不明显。非腺毛常见，由1～2个细胞组成，常含黄色物质，长160～2000 μm或更长。纤维成束或单个散在，壁厚，胞腔线形。石细胞巨大，长柱形或长圆形，壁厚，孔沟明显，直径120～210 μm，长200～490 μm。导管主要为螺纹导管、具缘纹孔导管，直径14～140 μm。气孔平轴式，保卫细胞壁明显加厚。油细胞近圆形，直径130～180 μm。

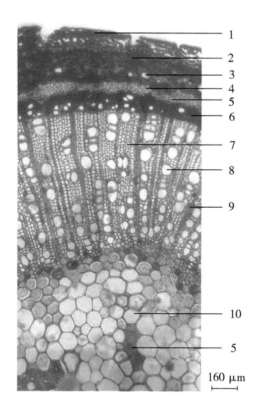

1—木栓层；2—皮层；3—油细胞；4—纤维；
5—石细胞；6—韧皮部；7—木质部；
8—导管；9—射线；10—髓部。

山胡椒茎横切面显微图

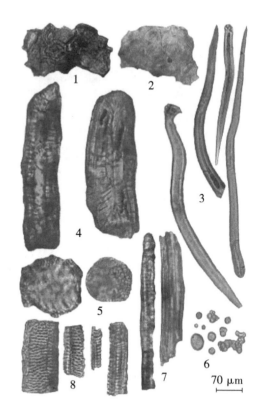

1—木栓细胞；2—气孔；3—非腺毛；
4—石细胞；5—油细胞；6—淀粉粒；
7—纤维；8—导管。

山胡椒粉末显微图

3. 薄层色谱鉴定

取本品粉末 2 g，加乙醇 20 mL，加热回流提取 30 min，滤过，滤液作为供试品溶液。另取山胡椒对照药材 2 g，同法制成对照药材溶液。照薄层色谱法（《中华人民共和国药典：2020 年版 四部》通则 0502）试验，先后吸取上述两种溶液各 10 μL，分别点于同一硅胶 G 薄层板上，以石油醚（30～60 ℃）–丙酮（2∶1）为展开剂，展开，取出，晾干，喷以 5%磷钼酸试液，在 105 ℃加热至斑点显色清晰。供试品色谱中，在与对照药材色谱相应的位置上，显相同颜色的斑点。

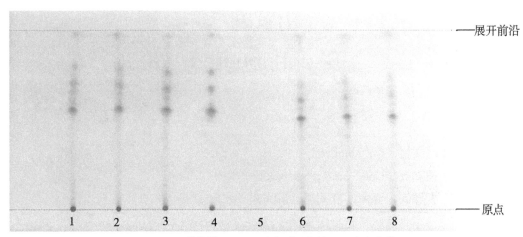

——展开前沿

——原点

1~3、6~8—药材样品；4—山胡椒对照药材；5—空白溶剂。

山胡椒薄层鉴别色谱图

【性味与功用】

（1）中医。苦、辛，微寒。归肝、膀胱经。解毒消疮，祛风止痛，止痒，止血。用于疮疡肿毒，风湿痹痛，跌打损伤，外伤出血，皮肤瘙痒，蛇虫咬伤。

（2）瑶医。辛，温。属风打相兼药。祛风活络，解毒消肿，止血，止痛。用于崩闭闷（风湿、类风湿性关节炎），篮榜垂翁撸（肝脾肿大），哈轮（感冒），怒哈（咳嗽），锥碰江闷（坐骨神经痛），布醒蕹（肾炎水肿），播冲（跌打损伤），眸名肿毒（无名肿毒、痈疮肿毒），囊暗（蛇虫咬伤），卡西闷（胃痛、腹痛）。

【用法与用量】内服：水煎服，10~20 g。外用：鲜品捣敷或干品研粉敷，适量。

山黄麻

Shanhuangma

【壮名】棵耐岜（Go'ndaijbya）。

【瑶名】梗卖亮（Gemh maai ndiangx）。

【别名】九层麻、麻木、麻桐树、麻络木、水麻。

【植物来源】为大麻科植物山黄麻［*Trema tomentosa*（Roxb.）Hara］的全株。

【植物形态】小乔木或灌木。树皮灰褐色，幼枝密被灰褐色或灰色短绒毛。叶纸质，宽卵形或卵状矩圆形，长7～20 cm，宽3～8 cm，先端渐尖至尾状渐尖，稀锐尖，基部心形，明显偏斜，边缘有细锯齿，上面极粗糙，有直立的基部膨大的硬毛，下面有灰褐色或灰色短绒毛，基出脉3条；叶柄毛被同幼枝；托叶条状披针形。雄花序毛被同幼枝；雄花几乎无梗，花被片5枚，卵状矩圆形，外面被微毛，边缘有缘毛，雄蕊5枚，退化雌蕊倒卵状矩圆形，基部有1环细曲柔毛。雌花具短梗，果时增长，花被片4～5枚，三角状卵形，外面疏生细毛，在中肋上密生短粗毛，子房无毛；小苞片卵形，具缘毛，在背面中肋上有细毛。核果成熟时具不规则的蜂窝状皱纹，褐黑色或紫黑色，具宿存的花被。

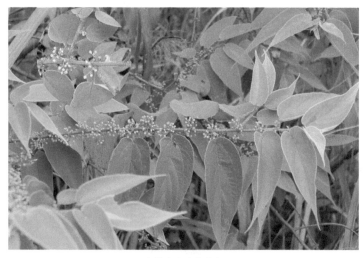

山黄麻（山黄麻）

【采收加工】全年均可采收，鲜用或晒干。

【药材鉴定】

1. 性状鉴定

本品根呈圆柱形，黄褐色，少分枝或不分枝，表面具横向小凸起。老茎灰褐色，平滑或具细龟裂；嫩枝灰褐色，密被灰色短绒毛，质较松软，不易折断，断面皮部较薄，灰褐色，纤维性强。叶深绿色，纸质，多皱卷，完整者展开为宽卵形或卵状矩圆形，长7～15 cm，宽3～7 cm，先端渐尖，基部心形，明显偏斜，边缘有细锯齿，上面极粗糙，有硬毛，下面有短绒毛，基出脉3条。气微，味淡。

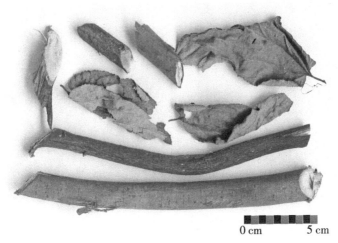

山黄麻药材图

2. 显微鉴定

（1）组织显微鉴定。根横切面：近圆形。木栓层为数列细胞，木栓细胞略长方形，易形成脱落层。皮层较厚；纤维众多，成束，多成横向排列；薄壁细胞中可见草酸钙簇晶。韧皮部较窄，有草酸钙簇晶散在。形成层环明显。木质部宽广，占横切面的大部分；木纤维束聚集成板块状；导管纵向排列；木射线多而显著。

（2）粉末显微鉴定。粉末黄绿色。淀粉粒圆球形或近扇形，脐点点状，层纹明显，单粒直径7～40 μm；复粒淀粉粒由2～5个单粒淀粉粒组成。非腺毛众多，单细胞，表面有疣点突起，长为120～1000 μm或以上。草酸钙方晶多见，直径18～40 μm；草酸钙簇晶常存在于薄壁细胞中，直径8～66 μm。气孔为

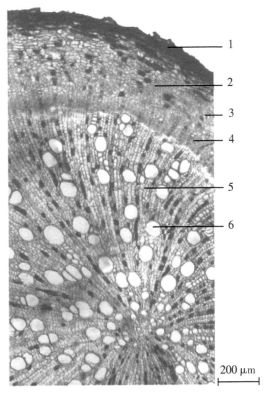

1—木栓层；2—纤维束；3—皮层；4—韧皮部；
5—木质部；6—导管。

山黄麻根横切面显微图

不等式或不定式，保卫细胞4～5个。导管多为具缘纹孔导管和螺纹导管，直径11～300 μm。纤维多成束或单个散在，壁薄，胞腔大，可见晶鞘纤维。石细胞偶见。

3. 薄层色谱鉴定

取本品粉末3 g，加乙醇150 mL，加热回流1 h，滤过，滤液蒸干，残渣加乙醇2 mL使溶解，作为供试品溶液。另取山黄麻对照药材3 g，同法制成对照药材溶液。照薄层色谱法（《中华人民共和国药典：2020年版 四部》通则0502）试验，先后吸取上述两种溶液各10 μL，分别点于同一硅胶G薄层板上，以甲苯–乙醇–冰乙酸（16：4：0.1）为展开剂，展开，取出，晾干，置日光下检视。供试品色谱中，在与对药材色谱相应的位置上，显相同颜色的斑点。

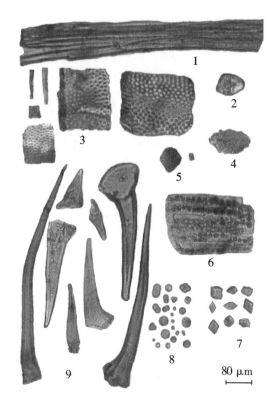

1—纤维；2—石细胞；3—导管；4—气孔；
5—棕色体；6—草酸钙簇晶；7—草酸钙方晶；
8—淀粉粒；9—非腺毛。

山黄麻粉末显微图

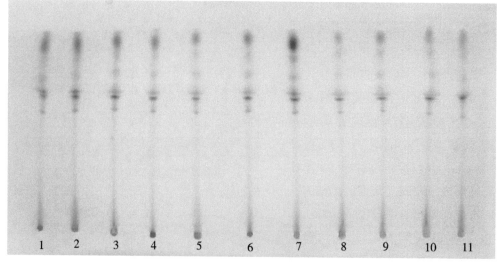

1～10—药材样品；11—山黄麻对照药材。

山黄麻薄层鉴别色谱图

【性味与功用】

（1）中医。微苦，凉。归肝、肾经。清热解毒，止咳化痰，祛风止痒。用于皮肤瘙痒，疥癣，湿疹，痈疮，脓肿，漆树过敏，咳嗽，腹泻呕吐。

（2）壮医。微苦，凉。清热毒，止咳，祛风毒。用于埃病（咳嗽），白冻（泄泻），鹿（呕吐），麦蛮（皮肤瘙痒），唪冉（疥疮），痂（癣），能啥能累（湿疹），呗叮（疔）。

（3）瑶医。涩，平。清热解毒，散瘀消肿，止血，透疹利尿，化痰止咳。用于麻疹，播冲（跌打损伤），冲翠臧（外伤出血），身谢（湿疹、皮肤瘙痒）。

【用法与用量】内服：水煎服，10～30 g。外用：鲜叶捣敷或干叶研粉敷，适量；鲜根捣敷，适量。

山菠萝根

Shanboluogen

【壮名】棵割（Gogawq）。

【瑶名】楼旧表（Louh njioux biouv）。

【别名】海菠萝、假菠萝、野菠萝、露兜簕。

【植物来源】为露兜树科植物露兜树（*Pandanus tectorius* Sol.）的根。

【植物形态】灌木或小乔木。具气根。叶簇生于枝顶，三行紧密螺旋状排列，条形，长达80 cm，宽4 cm，先端渐狭成一长尾尖，叶缘和下面中脉均有粗壮的锐刺。雄花序由若干穗状花序组成；佛焰苞长披针形，近白色，先端渐尖，边缘和背面隆起的中脉上具细锯齿；雄花芳香，雄蕊呈总状排列，花丝分离，花药条形，基着药，药基心形，药隔顶端有延长的小尖头。雌花序头状，单生于枝顶，圆球形；佛焰苞多枚，乳白色，边缘具疏密相间的细锯齿，心皮合为一束，中下部联合，上部分离。聚花果大，向下悬垂，圆球形或长圆形，成熟时橘红色；核果束倒圆锥形，宿存柱头稍突起呈乳头状、耳状或马蹄状。

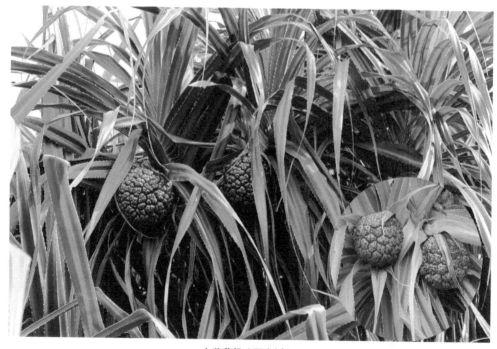

山菠萝根（露兜树）

【采收加工】全年均可采收，切段，晒干。

【药材鉴定】

1. 性状鉴定

本品根圆柱形，直径约5 mm，分枝或不分枝，灰黄色，皮部皱缩成棱状突起，表皮部分脱落，呈灰白色。质坚韧，不易折断。气微，味淡。

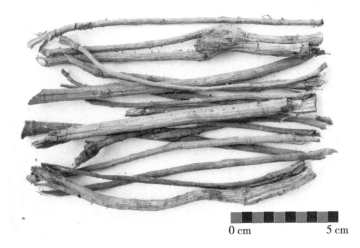

山菠萝根药材图

2. 显微鉴定

（1）组织显微鉴定。根横切面：近圆形。最外侧为根被，细胞外壁明显加厚；内侧具有近10列厚角组织细胞。皮层宽广，占横切面的大部分；有大量纤维束散生，细胞壁非木化；有大型黏液细胞散在，类椭圆形或不规则长圆形。内皮层明显，细胞较小，排列紧密。中柱鞘明显，围绕成圆环状。中柱维管束由40多束韧皮部与木质部相间排列成辐射状；韧皮部窄小，仅数列细胞，外侧围绕有1～2列木化纤维；中央为宽广的木质部，散在有大量大型类圆形导管。

（2）粉末显微鉴定。粉末黄棕色。草酸钙针晶多，成束或散在，完整者长达250 μm；草酸钙方晶近方形，直径13～35 μm。

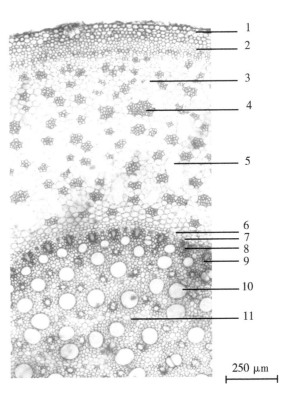

1—根被；2—厚角组织；3—皮层；4—纤维束；
5—黏液细胞；6—内皮层；7—中柱鞘；8—韧皮部；
9—纤维；10—导管；11—木质部。

山菠萝根横切面显微图

纤维成束，极长，壁厚，胞腔线形；晶鞘纤维常见。导管为螺纹导管、梯纹导管、具缘纹孔导管，直径25～142 μm。气孔平轴式。分泌物常见，类椭圆形。棕色体常见。

3. 薄层色谱鉴定

取本品粉末5 g，加乙醇100 mL，超声处理40 min，滤过，滤液蒸干，残渣加90%乙醇2 mL使溶解，作为供试品溶液。另取山菠萝根对照药材5 g，同法制成对照药材溶液。照薄层色谱法（《中华人民共和国药典：2020年版四部》通则0502）试验，先后吸取上述两种溶液各10 μL，分别点于同一硅胶G薄层板上，以石油醚（60～90 ℃）–乙酸乙酯–冰乙酸（9：4：0.1）为展开剂，展开，取出，晾干，置紫外光灯（365 nm）下检视。供试品色谱中，在与对照药材色谱相应的位置上，显相同颜色的斑点。

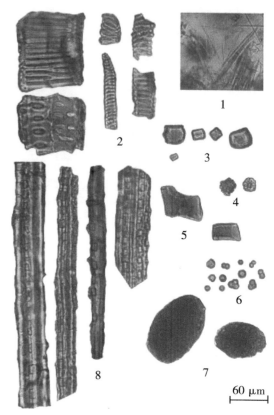

1—草酸钙针晶；2—导管；3—草酸钙方晶；4—草酸钙簇晶；5—棕色体；6—淀粉粒；7—分泌物；8—晶鞘纤维。

山菠萝根粉末显微图

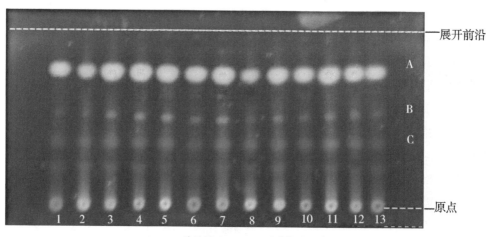

1～12—药材样品；13—山菠萝根对照药材。

山菠萝根薄层鉴别色谱图

【性味与功用】

（1）中医。甘，寒。归膀胱、肝经。清热利湿，利水行气。用于下焦湿热，疝气，感冒，咳嗽。

（2）壮医。甜，寒。祛风毒，清热毒，通水道。用于痧病（感冒），笨浮（水肿），肉扭（淋证），能蚌（黄疸），能唅能累（湿疹），林得叮相（跌打损伤）。

（3）瑶医。甘、淡，凉。清热解毒，利尿消肿，化痰止咳，行气止痛，止血生肌。用于哈紧（气管炎），哈轮（感冒），泵烈竞（尿路感染、淋浊），月窖桨辣贝（结石），布醒蕹（肾炎水肿），篮虷（肝炎），篮硬种翁（肝硬化腹水），泵虷（肺炎），怒哈（咳嗽），哈鲁（哮喘），身谢（湿疹、皮肤瘙痒）。

【用法与用量】

（1）中医。内服：水煎服，15～30 g；或烧炭性研末冲开水服或和粥服，每日2～3次，每次15～30 g。

（2）壮医。内服：水煎服，10～30 g。外用：研末调敷，适量。

（3）瑶医。内服：水煎服，15～120 g。

广西海风藤

Guangxihaifengteng

【壮名】勾断（Gaeudonj）。

【瑶名】大红钻（Domh hongh nzunx）。

【别名】大饭团、梅花钻、红吹风、大叶风沙藤、海风藤、大梅花钻、冷饭团、冷饭陀。

【植物来源】为五味子科植物异形南五味子［*Kadsura heteroclita*（Roxb.）Craib］的藤茎。

【植物形态】木质大藤本。小枝褐色，有明显深入的纵条纹，具椭圆形点状皮孔；老茎木栓层厚，块状纵裂。叶卵状椭圆形至阔椭圆形，长6～15 cm，宽3～7 cm，先端渐尖或急尖，基部阔楔形或近圆钝，全缘或上半部边缘有疏离的小锯齿。花单生于叶腋，雌雄异株，花被片白色或浅黄色，外轮和内轮的较小，中轮的最大一枚椭圆形至倒卵形。雄花花托椭圆体形，顶端伸长圆柱状，圆锥状凸出于雄蕊群外；雄蕊50～65枚；具数枚小苞片。雌蕊群近球形，具雌蕊30～55枚，子房长圆状倒卵圆形，花柱顶端具盾状的柱头冠。聚合果近球形，成熟心皮倒卵圆形，干时革质而不显出种子。种子长圆状肾形。

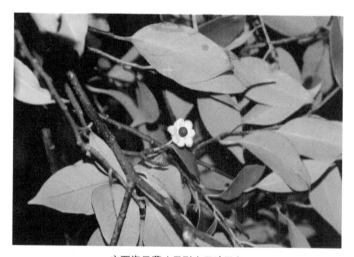

广西海风藤（异形南五味子）

【采收加工】全年均可采收，切段，晒干。

【药材鉴定】

1. 性状鉴定

本品藤茎类圆形，直径0.6～5 cm，具横向皮孔，栓皮暗灰棕色，较厚，质地松软，栓皮易脱落，脱落处暗棕褐色；质坚韧，难折断，断面皮部黄褐色，木部棕黄色或淡黄色，可见较多细孔。中心部位棕褐色。气微香，味微辛。

2. 显微鉴定

（1）组织显微鉴定。茎横切面：木栓层为数列至10余列细胞，类方形。皮层狭窄，有的细胞内含棕红色颗粒状物；石细胞椭圆形或不规则形，大小不一，有的含草酸钙方晶；中柱鞘纤维多与石细胞相间排列成环，纤维壁较薄，木化。韧皮部较宽。木质部导管多单个散在，木射线细胞1～4列，有的细胞内含棕红色物质。髓部较宽，有的中央部位萎缩形成空洞。

（2）粉末显微鉴定。粉末棕褐色。纤维较多，单个或成束；韧皮纤维长梭形，直径18～36 μm，有的形成镶晶纤维，草酸钙方晶直径2～8 μm；木纤维末端圆钝或平截，直径20～56 μm。石细胞呈类方形或不规则形，孔沟不明显，直径31～48 μm；导管多为孔纹导管和螺纹导管，直径26～38 μm。淀粉粒单粒或复粒，直径2～5 μm。有棕黄色油滴散在。木栓细胞浅黄色，多角形。

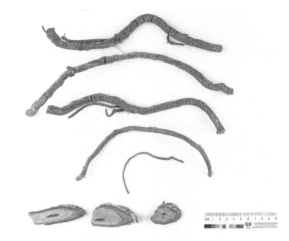

广西海风藤药材图

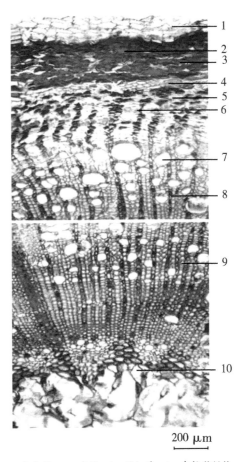

200 μm

1—木栓层；2—皮层；3—石细胞；4—中柱鞘纤维；
5—韧皮部；6—韧皮纤维；7—导管；
8—木射线；9—木质部；10—髓部。

广西海风藤茎横切面显微图

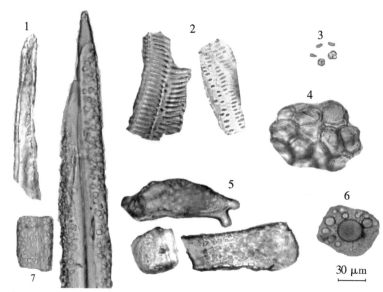

1—木纤维；2—导管；3—淀粉粒；4—木栓细胞；5—石细胞；6—油滴；7—韧皮纤维。

广西海风藤粉末显微图

3. 薄层色谱鉴定

取本品粉末2 g，加稀乙醇20 mL，超声处理30 min，滤过，滤液蒸至无醇味，残渣用石油醚（30～60 ℃）-乙酸乙酯（1∶1）混合剂提取三次（30 mL、30 mL、20 mL），合并提取液，蒸干，残渣加三氯甲烷2 mL使溶解，作为供试品溶液。另取广西海风藤对照药材2 g，同法制成对照药材溶液。照薄层色谱法（《中华人民共和国药典：2020年版 四部》通则0502）试验，先后吸取上述两种溶液各10 μL，分别点于同一硅胶G薄层板上，以环己烷-乙酸乙酯（7∶3）为展开剂，展开，取出，晾干，喷以磷钼酸试液，热风吹至斑点清晰。供试品色谱中，在与对照药材色谱相应的位置上，显相同颜色的

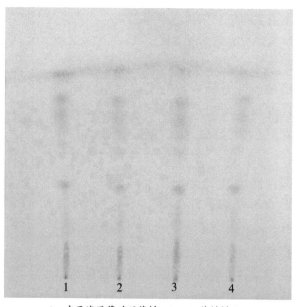

1—广西海风藤对照药材；2～4—药材样品。

广西海风藤薄层鉴别色谱图

斑点。

【性味与功用】

（1）中医。甘、微辛，温。归肺、肾、肝经。祛风除湿，行气止痛，舒筋活络。用于风湿痹痛，胃痛，腹痛，痛经，产后腹痛，跌打损伤，慢性腰腿痛。

（2）壮医。微辣，热。通调火路、龙路，祛风毒，活血止痛，消肿。用于发旺（痹病），心头痛（胃痛），腊胴尹（腹痛），京伊（痛经），林得叮相（跌打损伤），麻邦（偏瘫）。

（3）瑶医。苦、辛，温。属风打相兼药。祛风除湿，理气止痛，活血消肿。用于崩闭闷（风湿、类风湿性关节），改闷（腰痛、腰肌劳损），卡西闷（胃痛、腹痛），扁免崩（偏瘫），荣古瓦崩（产后风），辣给闷（痛经），播冲（跌打损伤），碰脑（骨折）。

【用法与用量】

（1）中医。内服：水煎服，9～15 g。外用：研末调敷，适量。

（2）壮医。内服：水煎服，9～15 g。外用：研末调敷，适量。

（3）瑶医。内服：水煎服，15～20 g。外用：研末调敷，适量。

广防风

Guangfangfeng

【壮名】棵牙怀（Gofangzfungh）。

【瑶名】防风草（fangh buerng miev）。

【别名】秽草、臭秽草、假豨莶、九层楼、土防风、落马衣。

【植物来源】为唇形科植物广防风 [*Anisomeles indica*（Linn.）Kuntze] 的全草。

【植物形态】草本。茎四棱形，具浅槽，密被白色贴生短柔毛。叶草质，阔卵圆形，长4～9 cm，宽3～8 cm，先端急尖或短渐尖，基部截状阔楔形，边缘有不规则的钝齿，上面被短伏毛，下面有极密的白色短绒毛；苞叶叶状。轮伞花序在主茎及侧枝的顶部排列成稠密的或间断的长穗状花序，苞片线形；花萼钟形，外面被长硬毛及混生的腺柔毛，内面有稀疏的细长毛，边缘具纤毛，有时紫红色，果时增大；花冠淡紫色，内面在冠筒中部有小疏柔毛毛环，冠筒基部至口部向上渐变宽大，冠檐二唇形，上唇长圆形，全缘，下唇3裂，中裂片倒心形，侧裂片卵圆形，雄蕊伸出，近等长，花柱先端2浅裂，裂片钻形，子房无毛。小坚果黑色，具光泽，近圆球形。

【采收加工】夏、秋季采收，除去杂质，鲜用或晒干。

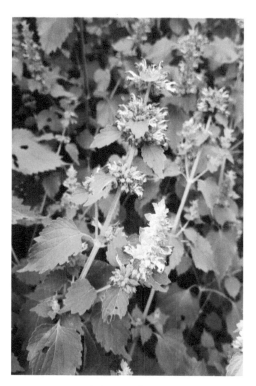

广防风（广防风）

【药材鉴定】

1. 性状鉴定

本品茎四棱形，具浅槽，表面淡黄色或棕褐色，有白色短柔毛，直径0.3～1 cm。质硬，易折断，断面皮部薄，纤维状，木部黄白色，中央有白色的髓部。叶纸质，多皱缩或碎断，完整者展开呈阔卵形，长4～9 cm，宽3～8 cm，先端急尖或短渐尖，基部截状阔楔形,边缘有不规则的钝齿,上面黄绿色,被短伏毛,脉上尤密,下面灰绿色,有较密的白色短绒毛,在脉上的较长,叶柄长1~4.5 cm;苞叶叶状,向上渐小,具短柄或近无柄。偶见轮伞花序,花萼钟状。气微香,味苦、辛。

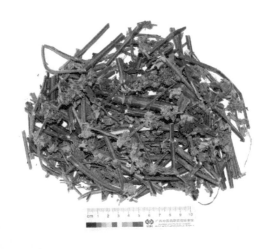

广防风药材图

2. 显微鉴定

（1）组织显微鉴定。茎横切面:类四方形。表皮细胞1列,类方形,非腺毛由1~4个细胞组成。角隅处有数列厚角组织细胞。皮层薄,细胞类圆形或椭圆形,内皮层细胞1列。韧皮部窄。木质部主要在角隅处,导管多单个散在,角隅处木射线细胞1~3列,中间处木射线细胞13~18列。髓部较宽,约占茎的1/2,细胞壁较薄,类圆形或多角形。

（2）粉末显微鉴定。粉末灰绿色。纤维成束或分离,多折断,头部先端圆钝,纤维壁厚薄不一,可见"人"字形纹孔,直径15~30 μm。非腺毛由1~5个细胞组成,微弯曲,表面有疣状突起,直径13~25 μm,长110~510 μm。导管多为螺纹导管和具缘纹孔导管,直径10~28 μm。石细胞单个或多个相连,长

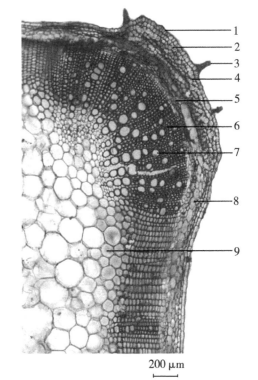

200 μm

1—表皮;2—厚角组织;3—非腺毛;4—皮层;5—韧皮部;6—木质部;7—导管;8—内皮层;9—髓部。

广防风茎横切面显微图

方形或不规则形，细胞壁较厚，孔沟明显，宽13～28 μm，长30～110 μm。淀粉粒单粒或复粒，圆形或类圆形，脐点点状或裂缝状，直径3～12 μm。叶表皮细胞垂周壁弯曲，气孔为不定式。

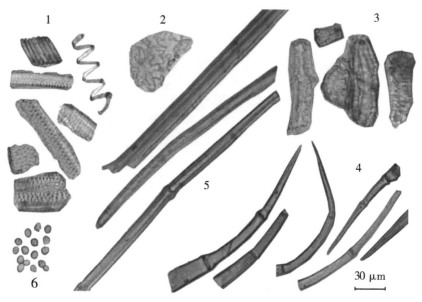

1—导管；2—叶表皮细胞；3—石细胞；4—非腺毛；5—纤维；6—淀粉粒。

广防风粉末显微图

3. 薄层色谱鉴定

取本品粉末5 g，加50%乙醇30 mL，加热回流1 h，滤过，滤液蒸干，残渣加水20 mL加热使溶解，用石油醚（60～90 ℃）萃取两次，每次20 mL，弃去石油醚液，再用乙酸乙酯萃取两次，每次20 mL，合并乙酸乙酯液，蒸干，残渣加甲醇1 mL使溶解，作为供试品溶液。另取广防风对照药材5 g，同法制成对照药材溶液。照薄层色谱法（《中华人民共和国药典：2020年版　四部》通则0502）试验，先后吸取上述两种溶液各5～10 μL，分别点于同一硅胶G薄层板上，以正己烷-丙酮（4∶1）为展开剂，展开，取出，晾干，喷以10%硫酸乙醇溶液，在105 ℃加热至斑点显色清晰。供试品色谱中，在与对照药材色谱相应的位置上，显相同颜色的斑点。

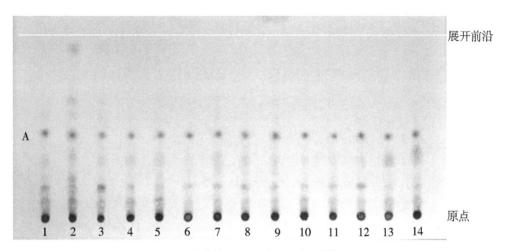

1～13—药材样品；14—广防风对照药材。

广防风薄层鉴别色谱图

【性味与功用】

（1）中医。辛、微苦，温。祛风解表，理气止痛。用于风湿骨痛，感冒发热，呕吐腹痛，胃气痛，皮肤湿疹，瘙痒，乳痈，疮癣，癫疮，毒虫蛟伤。

（2）壮医。苦、辣，微温。用于痧病（感冒），白冻（泄泻），发旺（痹病），巧尹（头痛），骨节酸痛，四肢挛急，笃麻（麻疹），麦蛮（风疹），蜈蚣咬伤。

（3）瑶医。辛、苦，微温。属风药。疏风解毒，行气止痛，除湿健脾。用于哈轮（感冒），呕吐，筋骨疼痛，闭闷（风湿痹痛），碰租虾（骨髓炎），眸名（疮疡），身谢（湿疹、皮肤瘙痒），改窟闷（痔疮），神经性皮炎，笃麻（麻疹不透），勉八崩（风疹），囊暗（蛇虫咬伤）。

【用法与用量】内服：水煎服，10～30 g。外用：鲜品捣敷，适量。

广藤根

Guangtenggen

【壮名】勾容豪（Gaeurumzhau）。

【瑶名】大散骨风（Domh nzaanx mbungv buerng）。

【别名】大发散。

【植物来源】为清风藤科植物灰背清风藤（*Sabia discolor* Dunn）的藤茎。

【植物形态】攀缘木质藤本。嫩枝具纵条纹，老枝深褐色，具白蜡层。芽鳞阔卵形。叶纸质，卵形，椭圆状卵形或椭圆形，长4～7 cm，宽2～4 cm，先端尖或钝，基部圆形或阔楔形，上面绿色，下面苍白色。聚伞花序呈伞状，有花4～5朵，总花梗长1～1.5 cm，花梗长4～7 mm；萼片5枚，三角状卵形，具缘毛；花瓣5枚，卵形或椭圆状卵形，有脉纹；雄蕊5枚，花药外向开裂；花盘杯状；子房无毛。分果片红色，倒卵状圆形或倒卵形；核中肋显著凸起，呈翅状，两侧面均有不规则的块状凹穴，腹部凸出。

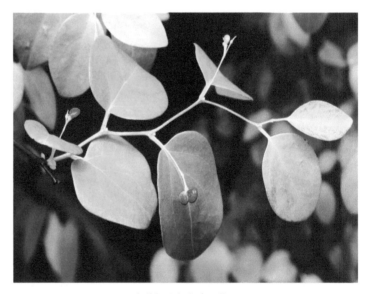

广藤根（灰背清风藤）

【采收加工】全年均可采收，鲜用或晒干。

【药材鉴定】

1. 性状鉴定

本品茎圆柱形，表面灰绿色或灰褐色，略粗糙，具纵皱纹，直径0.5～3 cm。质坚硬，不易折断，断面纤维性强，皮部棕褐色，木部棕黄色或黄白色，粗者可见多数放射状车轮纹，中心髓部棕褐色。气微，味淡。

2. 显微鉴定

（1）组织显微鉴定。茎横切面：表皮细胞1列，类方形，外被角质层。皮层较宽，有的细胞含棕黄色分泌物和淀粉粒；韧皮部较窄，外侧具中柱鞘纤维束；韧皮射线外侧常有石细胞分布。木质部较宽，导管多单个散在，木射线细胞2～6列。髓部较宽，髓周细胞的壁较厚。

（2）粉末显微鉴定。粉末灰褐色。纤维较多，淡黄色或灰色，单个或成束，先端渐尖、圆钝或平截，韧皮纤维壁较厚，孔沟明显，直径20～36 μm；木纤维壁较薄，可见圆形纹孔，直径19～43 μm。石细胞类方形或不规则形，孔沟明显，直径26～65 μm。导管多为具缘纹孔导管和螺纹导管，直径42～80 μm。淀粉粒圆形或半圆形，直径5～20 μm，脐点点状或裂隙状。木薄壁细胞类方形。木栓细胞类方形，淡黄色。

3. 薄层色谱鉴定

取本品粉末1 g，加甲醇20 mL，超声处理30 min，滤过，滤液蒸干，残渣加甲醇1 mL使溶解，作为供试品溶液。另取广藤根对照药材1 g，同法制备，作为对照药材溶液。照薄层色谱法（《中华人民共和国药典：2020年版　四部》通则0502）试验，先后

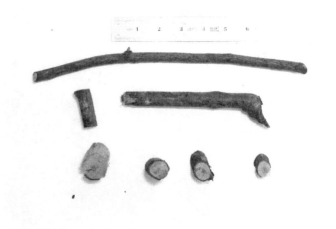

广藤根药材图

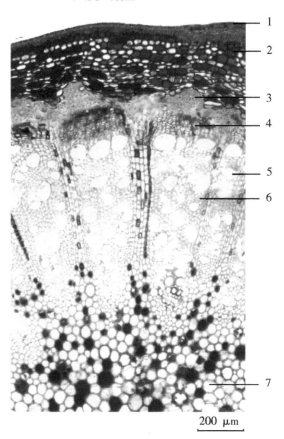

200 μm

1—表皮；2—皮层；3—中柱鞘纤维；4—韧皮部；
5—导管；6—木质部；7—髓部。

广藤根茎横切面显微图

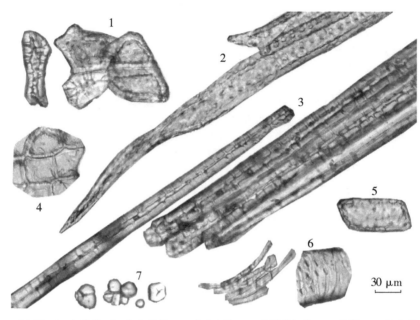

1—石细胞；2—木纤维；3—韧皮纤维；4—木栓细胞；5—木薄壁细胞；6—导管；7—淀粉粒。

广藤根粉末显微图

吸取上述两种溶液各1～2 μL，分别点于同一聚酰胺薄层板上，以冰乙酸–水（4∶6）为展开剂，展开，取出，晾干，喷以三氯化铝试液，60 ℃加热烘干后，置紫外光灯（365 nm）下检视。供试品色谱中，在与对照药材色谱相应的位置上，显相同颜色的斑点。

【性味与功用】

（1）中医。甘、苦，平。归肝、肾经。祛风除湿，活血止痛，散毒消肿。用于风湿骨痛，甲状腺肿，跌打损

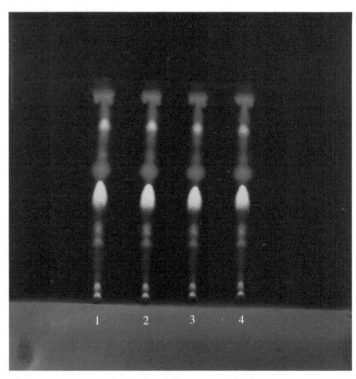

1—广藤根对照药材；2～4—药材样品。

广藤根薄层鉴别色谱图

伤，肝炎。

（2）壮医。甜、苦，平。祛风毒，除湿毒，止疼痛。用于发旺（痹病），林得叮相（跌打损伤），隆白带（带下病），能蚌（黄疸）。

（3）瑶医。苦、涩，平。属打药。祛风除湿，散毒消肿，止痛。用于崩闭闷（风湿、类风湿性关节炎），碰辘（骨质增生症），布醒蕹（肾炎水肿），布标（甲状腺肿大），播冲（跌打损伤）。

【用法与用量】内服：水煎服，15～30 g。外用：水煎洗或鲜品捣敷，适量。

马蹄蕨

Matijue

【壮名】棍蹄马（Gutdaezmax）。

【瑶名】麻秃涯（mah deih nyaaix）。

【别名】莲座蕨、山马蹄、观音座莲、牛蹄劳、马蹄香。

【植物来源】为合囊蕨科植物福建观音座莲（*Angiopteris fokiensis* Hieron.）的根茎。

【植物形态】大草本，高1.5 m以上。根状茎块状，直立，下面簇生有圆柱状粗根。叶草质，光滑；叶柄粗壮，有瘤状突起，肉质，长约50 cm，基部有肉质托叶状附属物，呈马蹄形；叶片宽卵形，长、宽各在60 cm以上，二回羽状；羽片互生，狭矩圆形；小羽片平展，长7～9 cm，宽1～1.7 cm，披针形，渐尖，基部圆钝，边缘有浅三角形锯齿，具短柄，上、下叶脉均凸起；叶轴腹部具纵沟，向顶端具狭翅。孢子囊群长约1 mm，距叶缘0.5～1 mm，由8～10个孢子囊组成。

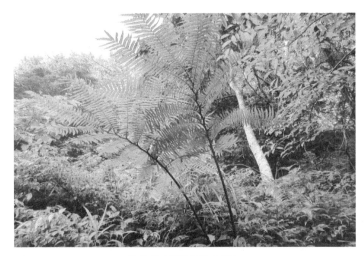

马蹄蕨（福建观音座莲）

【采收加工】全年均可采收，除去叶和须根，洗净，鲜用或切片晒干。

【药材鉴定】

1.性状鉴定

本品根茎有皱缩的叶柄残痕，宽4～8 cm，长5～10 cm，表面黑褐色或灰褐色，粗糙，质坚韧，不易折断。切片呈块片状，一面稍平整，有纵皱纹，另一面隆起，切面灰白色，可见棕褐色散列的维管束，中部分布较多。气微，味微苦、涩。

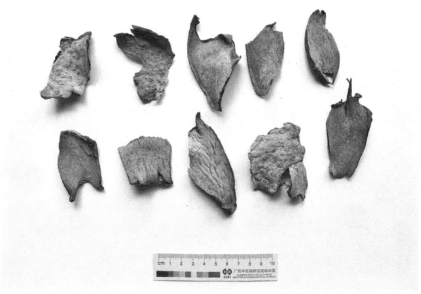

马蹄蕨药材图

2. 显微鉴定

（1）组织显微鉴定。根茎横切面：表皮细胞1列，下皮细胞数列，棕色多角形，细胞壁较厚。皮层薄壁细胞排列疏松，内含棕色物质和淀粉粒；周韧型维管束散在分布，外有略栓化的内皮层，韧皮部较窄，木质部由多角形的管胞组成。

（2）粉末显微鉴定。粉末灰白色。淀粉粒较多，层纹可见，直径21～86 μm。梯纹管胞，淡黄色，直径23～61 μm。表皮细胞黄棕色，多角形。纤维少见，直径11～23 μm。

3. 薄层色谱鉴定

取本品粉末2 g，加丙酮20 mL，加热回流1 h，滤过，滤液蒸干，残渣加甲醇1 mL使溶解，作为供试品溶液。另取马蹄蕨对照药材2 g，同法制成对照药材溶液。照薄层色谱法（《中华人民共和

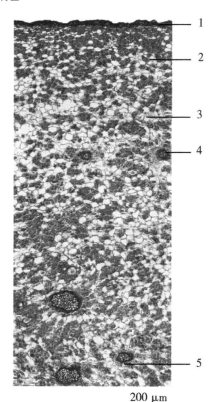

200 μm

1—表皮细胞；2—下皮细胞；3—基本薄壁细胞；
4—韧皮部；5—木质部。

马蹄蕨根茎横切面显微图

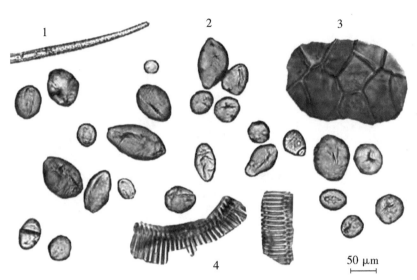

1—纤维；2—淀粉粒；3—表皮细胞；4—管胞。

马蹄蕨粉末显微图

国药典：2020年版　四部》通则0502）试验，先后吸取上述两种溶液各5～10 μL，分别点于同一硅胶G薄层板上，以环己烷–乙酸乙酯（5∶1）为展开剂，展开，取出，晾干，置紫外光灯（365 nm）下检视。供试品色谱中，在与对照药材色谱相应的位置上，显相同颜色的斑点。

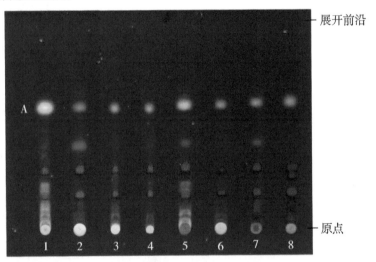

1—马蹄蕨对照药材；2～8—药材样品。

马蹄蕨薄层鉴别色谱图

【性味与功用】

（1）中医。苦，寒。归心、肺经。清热凉血，化瘀止血，镇痛安神。用于疬腮，痈肿疮毒，毒蛇咬伤，跌打肿痛，外伤出血，崩漏，乳痈，风湿痹痛，产后腹痛，心烦失眠。

（2）壮医。苦，寒。解热毒，祛风毒，调龙路，调经止血。用于埃病（咳嗽），发旺（痹病），约京乱（月经不调），产呱腊胴尹（产后腹痛），兵淋勒（崩漏），呗嘻（奶疮），航靠谋（痄腮），呗奴（瘰疬），林得叮相（跌打损伤），叮相噢嘞（外伤出血），额哈（毒蛇咬伤）。

（3）瑶医。甘、涩、淡，凉；无毒。属风打相兼药。凉血止血，收敛消肿。用于港肝（肠炎），淋巴结肿大，风热咳嗽，月经过多，功能性子宫出血，闭闷（风湿骨痛），囊暗（蛇虫咬伤），眸名肿毒（无名肿毒、痈疮肿毒）。

【用法与用量】内服：水煎服，15～30 g；或研末开水冲服，3～12 g。外用：鲜品捣敷，适量。

木防己

Mufangji

【壮名】勾号（Gaeuheuj）。

【瑶名】金锁匙（Jiemh forv zeih hmei）。

【别名】土木香、青藤根、大防己、豆腐藤、开金锁。

【植物来源】为防己科植物木防己［*Cocculus orbiculatus*（L.）DC.］的根及茎。

【植物形态】木质藤本。小枝被绒毛至疏柔毛，有条纹。叶片纸质至近革质，形状变异极大，线状披针形至阔卵状近圆形、狭椭圆形至近圆形，有时卵状心形，顶端短尖或钝而有小凸尖，有时微缺或2裂，边全缘或3裂，有时掌状5裂，长3～8 cm，宽不等，两面均被密柔毛至疏柔毛；掌状脉常3条；叶柄被稍密的白色柔毛。聚伞花序少花，腋生，或排成多花，狭窄聚伞圆锥花序。雄花小苞片2枚或1枚，紧贴花萼，被柔毛；萼片6枚，外轮卵形或椭圆状卵形，内轮阔椭圆形至近圆形，有时阔倒卵形；花瓣6枚，下部边缘内折，抱着花丝，顶端2裂，裂片叉开，渐尖或短尖；雄蕊6枚，比花瓣短。雌花萼片和花瓣与雄花相同；退化雄蕊6枚，微小；心皮6枚。核果近球形，红色至紫红色；果核骨质。

【采收加工】秋、冬季采收，除去杂质，鲜用或晒干。

【药材鉴定】

1. 性状鉴定

本品根圆柱形，多扭曲，直径0.3～2 cm；表面灰褐色，有弯曲的纵沟纹和支根痕；质硬，不易折断；断面皮部薄，灰褐色，木部灰白色，有放射状纹理。茎圆柱形，有的呈结节状膨大，具叶柄痕，嫩茎表面有柔毛，表面灰绿色或灰褐色，具细纵纹，直径0.2～0.9 cm；质韧，折断面皮部易与木部分离，皮部灰绿色；木部灰白色，有细密的放射状车轮纹，髓部灰褐色。气微，味微苦。

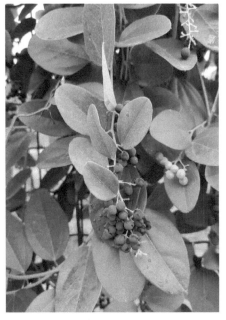

木防己（木防己）

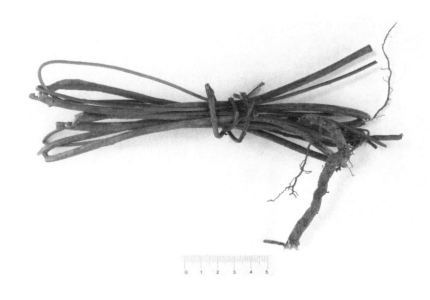

木防己药材图

2. **显微鉴定**

（1）组织显微鉴定。茎横切面：表皮细胞1列，类圆形，有时可见非腺毛。皮层细胞数列，类圆形，细胞壁较厚，向内渐薄。外韧型维管束16～22束，环列；韧皮部窄。木质部导管单个或几个相连，散在分布，木射线细胞3～6列。髓部较宽，细胞类圆形，细胞壁较厚。

根横切面：木栓层细胞6～13列，长方形。皮层薄，有石细胞3～5列断续环状排列，石细胞壁厚薄不一，木化。中柱维管束6～12束，外韧型，环列；韧皮部薄；木质部导管单个或几个相连，放射状分布，直径22～110 μm；木射线细胞6～12列，长方形或方圆形。本品皮层和木射线细胞中含有较多的淀粉粒。

（2）粉末显微鉴定。粉末灰绿色。纤维成束或单个散在，末端钝尖或平截，壁厚，直径16～28 μm。石细胞单个散在或几个相连，呈类方形或不规则形，细胞壁较厚，胞腔大小不一，孔沟明显，直径21～56 μm。淀粉粒单粒或复粒，圆形、半圆形或鸡嘴形，脐点点状，直径5～12 μm。非腺毛单细胞，稍弯曲，直径11～18 μm，长45～350 μm。草酸钙方晶方形或多角形，直径25～98 μm。导管为具缘纹孔导管，直径35～98 μm。木栓细胞长方形或多角形，棕黄色。

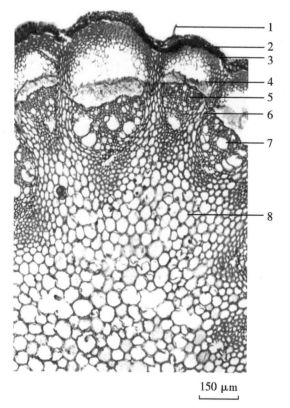

150 μm

1—非腺毛；2—表皮；3—皮层；4—韧皮部；
5—木质部；6—木射线；7—导管；8—髓部。

木防己茎横切面显微图

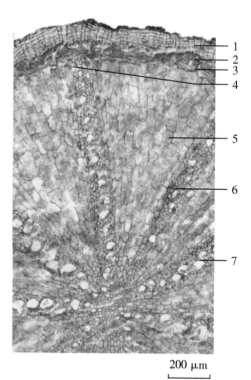

200 μm

1—木栓层；2—皮层；3—石细胞；4—韧皮部；
5—木射线；6—木质部；7—导管。

木防己根横切面显微图

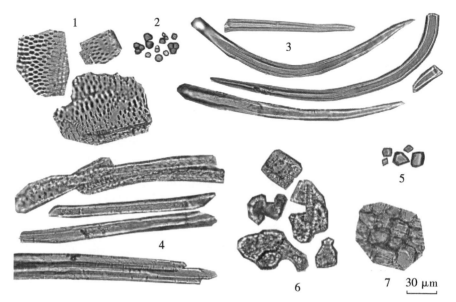

30 μm

1—导管；2—淀粉粒；3—非腺毛；4—纤维；5—草酸钙方晶；6—石细胞；7—木栓细胞。

木防己粉末显微图

3. 薄层色谱鉴定

取本品粉末1 g，加浓氨溶液5 mL湿润，加三氯甲烷50 mL，超声处理30 min，滤过，滤液蒸干，残渣加甲醇1 mL使溶解，作为供试品溶液。另取木防己对照药材1 g，同法制成对照药材溶液。照薄层色谱法（《中华人民共和国药典：2020年版 四部》通则0502）试验，先后吸取上述两种溶液各3～5 μL，分别点于同一硅胶G薄层板上，以乙酸乙酯–三氯甲烷–甲醇–浓氨（10：2：2：2）下层溶液为展开剂，展开，取出，晾干，喷以稀碘化铋钾溶液，冷风吹至斑点显色清晰。供试品色谱中，在与对照药材色谱相应的位置上，显相同颜色的斑点。

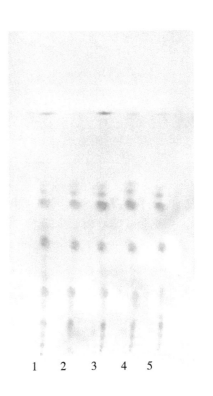

1～4—药材样品；5—木防己对照药材。

木防己薄层鉴别色谱图

【性味与功用】

（1）中医。苦、辛，寒。归膀胱、肾、脾经。祛风除湿，通经活络，解毒消肿。用于风湿痹痛，水肿，闭经，小便淋痛，跌打损伤，咽喉痛，湿疹，毒蛇咬伤。

（2）壮医。苦，寒。清热毒，驱风毒，除湿毒，消肿痛。用于发旺（痹病），货烟妈（咽喉痛），肉扭（淋证），笨浮（水肿），呗脓（痈疮），林得叮相（跌打损伤），额哈（毒蛇咬伤）。

（3）瑶医。苦，寒。属风打相兼药。清热解毒，祛风除湿，消肿止痛。用于崩闭闷（风湿、类风湿性关节炎），更喉闷（咽喉肿痛、咽炎），泵烈竞（尿路感染、淋浊），布醒蕹（肾炎水肿），播冲（跌打损伤），碰脑（骨折），冲翠臧（外伤出血），眸名肿毒（无名肿毒、痈疮肿毒），囊暗（蛇虫咬伤）。

【用法与用量】内服：水煎服，5～10 g。外用：磨汁涂或鲜根捣敷，适量。

五指毛桃

Wuzhimaotao

【壮名】楝西思（Gocijcwz）。

【瑶名】五爪风（Ba ngiuv buerng）。

【别名】掌叶榕、牛奶木、土黄芪、土五加皮、火龙叶、九龙根。

【植物来源】桑科植物粗叶榕（*Ficus hirta* Vahl）的根。

【植物形态】灌木。全株被黄褐色贴伏短硬毛，有乳汁。叶互生，纸质，多型，长椭圆状披针形或狭广卵形，长8～25 cm，宽4～18 cm，先端急尖或渐尖，基部圆形或心形，常具3～5枚深裂片，微波状锯齿或全缘，两面粗糙，基出脉3～7条；托叶卵状披针形。隐头花序，花序托对生于叶腋或已落叶的叶腋间，球形，顶部有苞片形成的脐状突起，基部苞片卵状披针形，被紧贴的柔毛；总花梗短；雄花、瘿花生于同一花序托内；雄花生于近顶部，花被片4枚，线状披针形，雄蕊1～2枚；瘿花花被片与雄花相似，花柱侧生；雌花生于另一花序托内，花被片4枚。瘦果椭圆形。

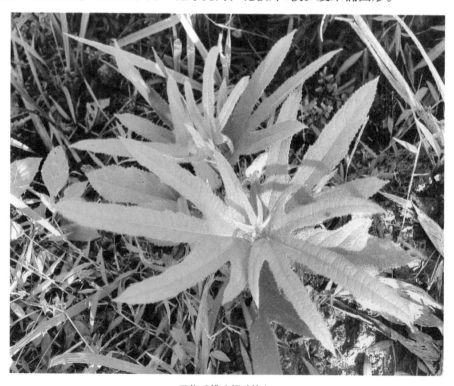

五指毛桃（粗叶榕）

【采收加工】全年均可采收，洗净，润透，切段或切片，干燥。

【药材鉴定】

1. 性状鉴定

本品根圆柱形，直径0.5～5 cm，有分枝及须根，表面灰棕色，有红棕色斑纹和细密纵皱纹，可见横向皮孔；质坚硬，不易折断。断面皮部薄而韧，易剥离，纤维性强；木部淡黄色，有较密的同心性环纹。气微香，味微甘。

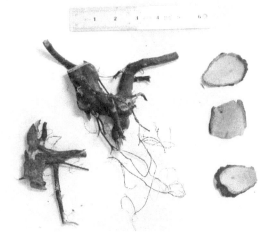

五指毛桃药材图

2. 显微鉴定

（1）组织显微鉴定。根横切面：木栓层细胞数列，类方形。皮层窄，有的薄壁细胞含草酸钙方晶；石细胞散在分布。韧皮部发达，纤维较多，单个散在或成束，有乳汁管分布。形成层明显。木质部导管多单个散在；木纤维与木薄壁细胞交互排列成同心环。木射线由1～6列细胞组成。本品薄壁细胞中含淀粉粒。

（2）粉末显微鉴定。粉末淡黄色。纤维较多，单个或成束，壁较薄，有的含淀粉粒，直径22～35 μm。石细胞类方形或不规则形，壁厚，孔沟明显，直径31～48 μm。导管多为具缘纹孔导管和梯纹导管，直径30～46 μm。草酸钙方晶直径6～20 μm。淀粉粒单粒或复粒。木栓细胞长方形或不规则形，棕黄色。

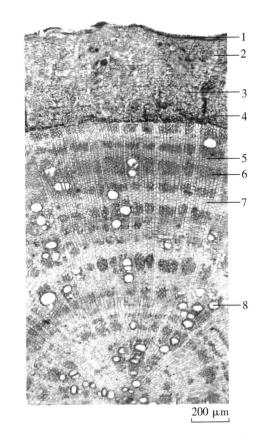

200 μm

1—木栓层；2—皮层；3—韧皮纤维；4—韧皮部；5—木质部；6—木纤维；7—木薄壁细胞；8—导管。

五指毛桃根横切面显微图

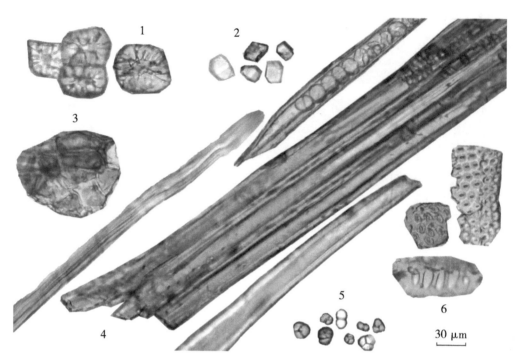

30 μm

1—石细胞；2—草酸钙方晶；3—木栓细胞；4—纤维；5—淀粉粒；6—导管。

五指毛桃粉末显微图

3. 薄层色谱鉴定

取本品粉末1 g，加甲醇20 mL，超声处理30 min，滤过，滤液蒸干，残渣加甲醇1 mL使溶解，作为供试品溶液。另取五指毛桃对照药材1 g，同法制成对照药材溶液。照薄层色谱法（《中华人民共和国药典：2020年版 四部》通则0502）试验，先后吸取上述两种溶液各3～5 μL，分别点于同一硅胶G薄层板上，以正己烷–乙酸乙酯（8：2）为展开剂，展开，取出，晾干，置于紫外光灯（365 nm）下检视。供试品色谱中，在与对照药材色谱相应的位置上，显相同颜色的

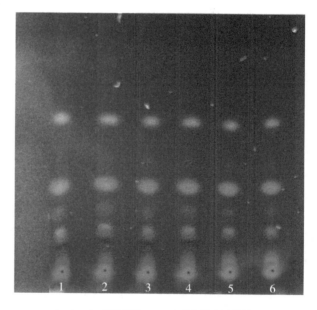

1、3～6—药材样品；2—五指毛桃对照药材。

五指毛桃薄层鉴别色谱图

斑点。

【性味与功用】

（1）中医。甘，平。归脾、肺、胃、大肠、肝经。健脾益气，行气利湿，舒筋活络。用于脾虚浮肿，食少无力，肺痨咳嗽，盗汗，带下，产后无乳，风湿痹痛，水肿，臌胀，肝胆湿热，跌打损伤。

（2）壮医。甜，微热。除湿毒，补气虚，通水道。用于发旺（痹病），核尹（腰痛），笨浮（水肿）。

（3）瑶医。甘，微温。属风药。健脾益气，化湿舒筋，行气止痛，止咳化痰，补肺通乳。用于免黑身翁（脾虚浮肿），哈路（肺痨），哈紧（气管炎），篮虷（肝炎），篮硬种翁（肝硬化腹水），卡西闷（胃痛、腹痛），崩毕扭（风湿性心脏病），崩闭闷（风湿、类风湿性关节炎），疟没通（乳汁不通），荣古瓦崩（产后风），本藏（贫血），港脱（脱肛），荣古瓦流心黑（产后虚弱）。

【用法与用量】内服：水煎服，15～30 g。

五指那藤

Wuzhinateng

【壮名】勾拿（Gaeuna）。

【瑶名】白九牛（Baeqc juov ngungh）。

【别名】牛腾、那藤、七姐妹藤。

【植物来源】为木通科植物尾叶那藤 [*Stauntonia obovatifoliola* subsp. *urophylla* （Hand. -Mazz.）H. N. Qin] 的藤茎。

【植物形态】木质藤本。枝与小枝圆柱形，有线纹。掌状复叶有小叶5～7枚；小叶近革质，匙形，两侧近基部的小叶常为长圆形，长6～10 cm，宽2～3 cm，先端猝然收窄为一尾尖，基部楔形，有时狭圆形；小叶柄长1～2.5 cm。总状花序3～5个簇生，与叶同自芽鳞片中抽出，雌花序常单生于叶腋；总花梗纤细；花雌雄同株，白色带淡黄色。雄花花梗纤细；外轮萼片卵状披针形，内轮萼片线状披针形；花瓣缺；雄蕊花丝合生，花药顶端具附属体，退化心皮丝状，极小。雌花萼片较厚，外轮萼片线状披针形，内轮萼片近线形；心皮卵状柱形，柱头唇状，退化雄蕊锥尖。果长圆形，常孪生，成熟时黄色。

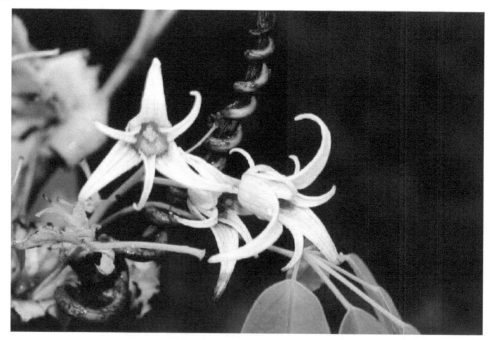

五指那藤（尾叶那藤）

【采收加工】夏、秋季采收，洗净，切段，晒干。

【药材鉴定】

1. 性状鉴定

本品茎圆柱形，直径0.6～6 cm，表面灰棕色，皮部较厚，表面有横长皮孔；质地松软，手摸之有滑腻感，栓皮脱落处为暗棕褐色。质坚韧，难折断，断面皮部黄褐色，木部棕黄色或淡黄色，具众多管孔；有棕褐色髓部。气微香，味微苦。

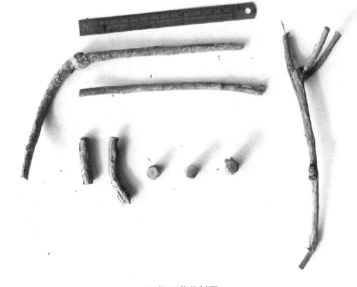

五指那藤药材图

2. 显微鉴定

（1）组织显微鉴定。茎横切面：表皮细胞1列，类圆形，外被角质层，下皮细胞1～2列，细胞壁较厚。皮层细胞数列，石细胞单个或多个成群，断续排列成环；中柱鞘纤维数列，环状排列，有的外周细胞含草酸钙方晶。韧皮部较宽。形成层不明显。木质部维管束明显，导管多单个散在；木射线细胞5～11列。髓部大，细胞圆形或类圆形，细胞壁较厚。

（2）粉末显微鉴定。粉末棕褐色。韧皮纤维壁较厚，常多个相聚，直径18～36 μm，有的外周细胞含草酸钙方晶。木纤维梭形，直径15～20 μm。草酸钙方晶直径15～23 μm。石细胞类方形或不规则形，壁厚，孔沟明显，直径18～58 μm。导管多为具缘纹孔导管，

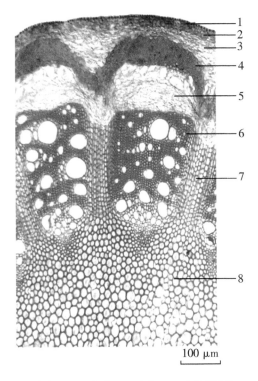

1—表皮；2—石细胞；3—皮层；4—中柱鞘纤维；
5—韧皮部；6—木质部；7—木射线；8—髓部。

五指那藤茎横切面显微图

直径23～48 μm。木薄壁细胞淡黄色，类方形，细胞壁链珠状，有圆形纹孔，直径18～32 μm。

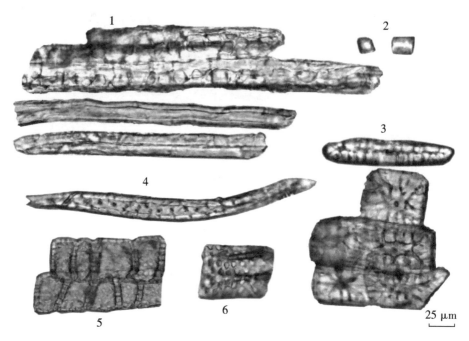

1—韧皮纤维；2—草酸钙方晶；3—石细胞；4—木纤维；5—木射线细胞；6—导管。

五指那藤粉末显微图

3. 薄层色谱鉴定

取本品粉末1 g，加乙酸乙酯20 mL，超声处理30 min，滤过，滤液蒸干，残渣加甲醇2 mL作为供试品溶液。另取五指那藤对照药材1 g，同法制成对照药材溶液。照薄层色谱法（《中华人民共和国药典：2020年版　四部》通则0502）试验，先后吸取上述两种溶液各3～5 μL，分别点于同一硅胶G薄层板上，以石油醚（60～90 ℃）–乙酸乙酯–冰乙酸（5：1：0.05）为展开剂，展开，取出，晾干，喷以5%香草醛硫酸试液，热风吹至斑点清晰。供试品色谱中，在与对照药材色谱相应的位置上，显相同颜色的斑点。

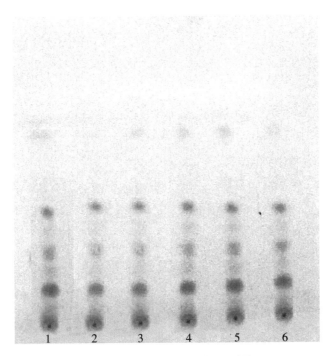

1～5—药材样品；6—五指那藤对照药材。

五指那藤薄层鉴别色谱图

【性味与功用】

（1）中医。苦、涩，平。归肝、肾经。祛风止痛，舒筋活络，消肿散毒，清热利尿。用于风湿痹痛，腰腿痛，胃脘痛，跌打损伤，疔疮肿毒，乳痈，水肿，尿血。

（2）壮医。微苦、涩，平。清热毒，除湿毒，散瘀肿，通龙路、火路，通水道。用于发旺（痹病），三叉神经痛，坐骨神经痛，腊胴尹（腹痛），林得叮相（跌打损伤），笨浮（水肿），急性肾炎，肉裂（尿血），乳腺小叶增生。

（3）瑶医。微苦、涩，平。属风打相兼药。祛风止痛，舒筋活络，消肿散毒，清热利尿。用于崩闭闷（风湿、类风湿性关节炎），锥碰江闷（坐骨神经痛），卡西闷（胃痛、腹痛），播冲（跌打损伤），尼椎虾（肾炎），月藏（尿血），疟椎闷（乳腺炎、乳腺增生）。

【用法与用量】内服：水煎服，20～50 g。

毛郁金

Maoyujin

【壮名】棵郁金（Goyiginh）。

【别名】郁金、毛姜黄、黄姜。

【植物来源】为姜科植物郁金（*Curcuma aromatica* Salisb.）的根茎。

【植物形态】草本。根茎肉质，肥大，椭圆形或长椭圆形，黄色，芳香；根端膨大呈纺锤状。叶基生，长圆形，长30～60 cm，顶端具细尾尖，基部渐狭，下面被短柔毛。花葶单独由根茎抽出，穗状花序圆柱形，有花的苞片淡绿色，卵形，上部无花的苞片较狭，长圆形，白色而染淡红色，顶端常具小尖头，被毛；花萼被疏柔毛，顶端3裂；花冠管漏斗形，喉部被毛，裂片长圆形，白色而带粉红，后方的一枚较大，顶端具小尖头，被毛；侧生退化雄蕊淡黄色，倒卵状长圆形；唇瓣黄色，倒卵形，顶微2裂；子房被长柔毛。

【采收加工】冬季茎叶枯萎后采挖，除去须根，洗净，煮或蒸至透心，或趁鲜切片，晒干。

【药材鉴定】

1. 性状鉴定

本品呈不规则圆柱形或纺锤形，有的具短叉状分枝，直径1～3 cm。表面灰黄色，粗糙，有皱缩纹理和明显环节，并有圆形分枝痕及须根痕。

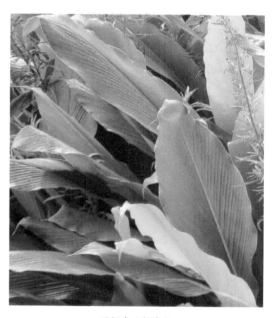

毛郁金（郁金）

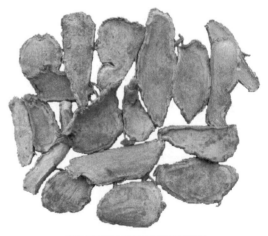

毛郁金药材图

质坚实，不易折断，断面淡黄色。切片呈不规则纵切片或斜切片，宽1～3 cm，厚2～4 mm。外皮灰黄色，质坚实。气香，味辛、微苦，凉。

2. 显微鉴定

（1）组织显微鉴定。根茎横切面：表皮细胞1列，长方形，壁薄。皮层宽广，约占切面的1/2，有叶迹维管束分布；皮层外侧有5～10列排列整齐的木栓化细胞。内皮层明显，凯氏点清晰。维管束散生。本品有的薄壁细胞中含黄色分泌物。

（2）粉末显微鉴定。粉末棕黄色。导管多为梯纹导管和网纹导管，直径26～80 μm。油细胞呈椭圆

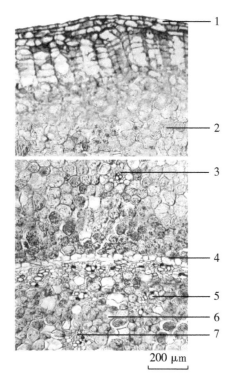

200 μm

1—表皮；2—皮层；3—叶迹维管束；4—内皮层；5—木质部；6—薄壁细胞；7—韧皮部。

毛郁金根茎横切面显微图

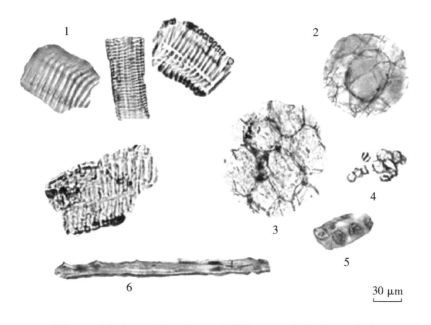

30 μm

1—导管；2—油细胞；3—薄壁细胞；4—淀粉粒；5—草酸钙簇晶；6—纤维。

毛郁金粉末显微图

形或圆形，直径35～60 μm。纤维较少，黄色，先端渐尖或截断，直径5～18 μm。淀粉粒圆形或长圆形，直径5～16 μm。草酸钙簇晶较少，直径3～9 μm。

3. 薄层色谱鉴定

取本品粉末2 g，加无水乙醇20 mL，超声处理30 min，滤过，滤液蒸干，残渣加无水乙醇2 mL使溶解，作为供试品溶液。另取毛郁金对照药材2 g，同法制成对照药材溶液。再取姜黄素对照品，加无水乙醇制成每毫升含0.5 mg的溶液，作为对照品溶液。照薄层色谱法（《中华人民共和国药典：2020年版 四部》通则0502）试验，先后吸取上述三种溶液各5 μL，分别点于同一硅胶G薄层板上，以三氯甲烷-甲醇-甲酸（99：0.5：0.5）为展开剂，展开，取出，晾干，置日光下检视。供试品色谱中，在与对照药材色谱和对照品色谱相应的位置上，显相同颜色的斑点。

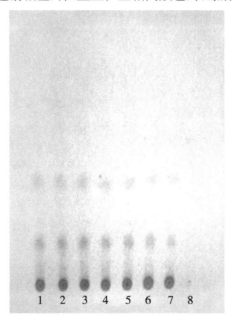

1～6—药材样品；7—毛郁金对照药材；8—姜黄素对照品。

毛郁金薄层鉴别色谱图

【性味与功用】

（1）中医。辛、苦，寒。归心、肺、肝经。破血行气，通经止痛。用于胸肋刺痛，经闭，癥瘕，风湿肩臂疼痛，跌扑肿痛。

（2）壮医。辣、苦，温。通龙路、火路，止疼痛。用于阿闷（心绞痛），京瑟（闭经），腊胴尹（腹痛），子宫唪呗（子宫肌瘤），发旺（痹病），林得叮相（跌打损伤）。

【用法与用量】内服：水煎服或研粉服，3～9 g。外用：干品研粉调敷，适量。

毛 桐

Maotong

【壮名】棵懂盆（Godungzbwn）。

【瑶名】绝达亮使（Gieh ndaanc ndian gx siv）。

【别名】沉沙木、红吊福、米糠木、毛果桐、姜桐子树。

【植物来源】为大戟科植物毛桐［*Mallotus barbatus*（Wall.）Muell. Arg.］的根。

【植物形态】小乔木。嫩枝、叶柄和花序均被黄棕色星状长绒毛。叶互生、纸质，卵状三角形或卵状菱形，长13～35 cm，宽12～28 cm，顶端渐尖，基部圆形或截形，边缘具锯齿或波状，上部有时具2枚裂片或粗齿，上面除叶脉外无毛，下面密被黄棕色星状长绒毛，散生黄色颗粒状腺体；掌状脉5～7条，侧脉4～6对，近叶柄着生处有时具黑色斑状腺体数个；叶柄盾状着生。花雌雄异株，总状花序顶生；雄花序下部常多分枝；苞片线形；雄花花萼裂片4～5枚，卵形，外面密被星状毛；雄蕊75～85枚。雌花苞片线形；雌花花萼裂片3～5枚，卵形，顶端急尖；花柱3～5枚，基部稍合生，柱头密生羽毛状突起。蒴果球形，密被淡黄色星状毛和紫红色软刺，形成连续的厚毛层。种子卵形，黑色，光滑。

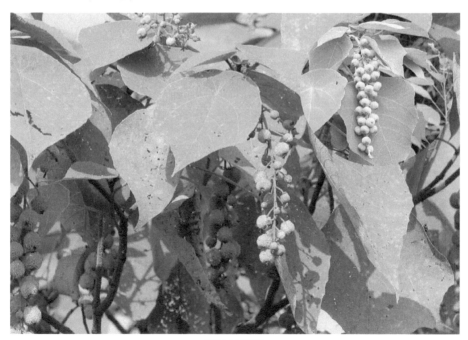

毛桐（毛桐）

【采收加工】全年均可采收，洗净，切片，晒干。

【药材鉴定】

1. 性状鉴定

本品根圆柱形，少分枝，表面黄褐色，稍弯曲，具纵向皱纹，直径2～4 cm。质硬，不易折断，断面纤维性，皮部薄，黄褐色，木部宽，灰黄白色。气微，味淡。

2. 显微鉴定

（1）组织显微鉴定。根横切面：近圆形。木栓层为多列细胞，木栓细胞长方形，排列紧密，外侧易形成脱落层。皮层窄，仅数列细胞。韧皮部宽，散在有大量纤维束、草酸钙簇晶及草酸钙方晶；韧皮射线显著，细胞较大，径向延长。形成层明显。木质部宽广；大量大型导管呈径向排列；木射线明显，由2～4列细胞组成。

（2）粉末显微鉴定。粉末黄白色。草酸钙方晶直径22～50 μm，草酸钙簇晶直径26～40 μm。纤维多成束，常见有晶鞘纤维。导管多为具缘纹孔导管，直径50～200 μm。棕色体多见。

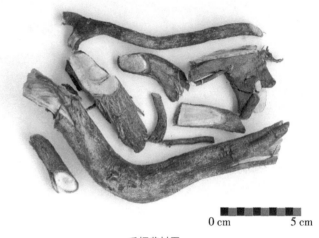

0 cm   5 cm

毛桐药材图

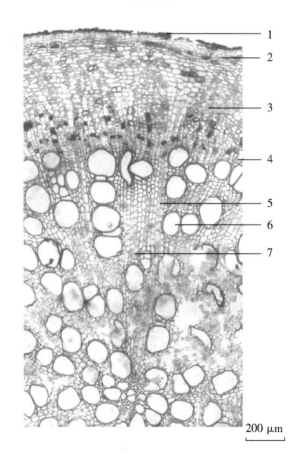

1—木栓层；2—皮层；3—韧皮部；4—形成层；
5—射线；6—导管；7—木质部。

毛桐根横切面显微图

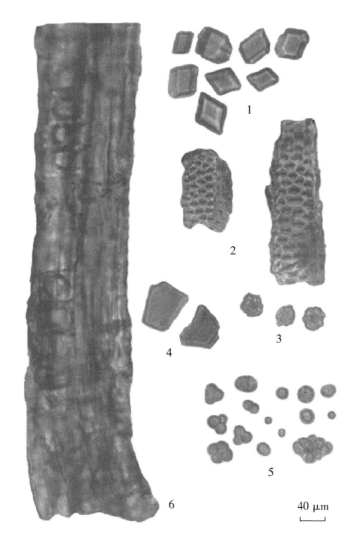

1—草酸钙方晶；2—导管；3—草酸钙簇晶；4—棕色体；5—淀粉粒；6—晶鞘纤维。

毛桐粉末显微图

3. 薄层色谱鉴定

取本品粉末5 g，加乙醇50 mL，超声提取1 h，滤过，滤液蒸干，残渣加甲醇2 mL使溶解，作为供试品溶液。另取毛桐对照药材5 g，同法制成对照药材溶液。照薄层色谱法（《中华人民共和国药典：2020年版　四部》通则0502）试验，先后吸取上述两种溶液各10 μL，分别点于同一硅胶G薄层板上，以甲苯-乙酸乙酯-甲酸（16∶4∶1）为展开剂，展开，取出，晾干，喷以10%硫酸乙醇试液，105 ℃加热至斑点显色清晰，置紫外光灯（365 nm）下检视。供试品色谱中，在与对照药材色谱相应的位置上，显相同颜色的斑点。

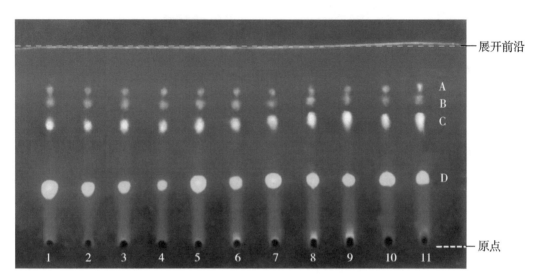

展开前沿

A
B
C

D

原点

1　2　3　4　5　6　7　8　9　10　11

1～10—药材样品；11—毛桐对照药材。

毛桐薄层鉴别色谱图

【性味与功用】

（1）中医。微苦，平。归脾、胃经。清热利尿，除湿毒，止血。用于外伤出血，泄泻，淋证，带下。

（2）壮医。微苦，平。调龙路，止血。用于白冻（泄泻），肉扭（淋证），隆白带（带下病），兵淋勒（崩漏），叮相噢嘞（外伤出血）。

（3）瑶医。苦、涩，平。清热利尿，止痛。用于泵卡西众（消化不良），港虷（肠炎），泵卡西（腹泻），麻红痧（中暑，胃肠型感冒），泵烈竞（尿路感染、淋浊），篮硬种翁（肝硬化腹水），别带病（带下病），辣给昧对（月经不调、闭经），篮虷（肝炎）。

【用法与用量】内服：水煎服，15～30 g。

毛瑞香

Maoruixiang

【瑶名】暖骨风（Gorm mbungv buerng）。

【别名】铁牛皮、金腰带、蒙花皮、一身保暖、山瑞香。

【植物来源】为瑞香科植物毛瑞香 [*Daphne kiusiana* var. *atrocaulis*（Rehd.）F. Maekawa] 的全株。

【植物形态】灌木。二歧状或伞房分枝；枝紫红色，有时幼嫩时具粗绒毛；腋芽近圆形或椭圆形，鳞片卵形，顶端圆形，稀钝形，除边缘具淡白色流苏状缘毛外，其余均无毛，通常褐色。叶簇生于枝顶，革质，椭圆形或披针形，长6～12 cm，宽1.8～3 cm，两端渐尖，基部下延于叶柄，边缘全缘，微反卷，上面深绿色，具光泽；叶柄两侧呈翅状。花白色，有时淡黄白色，簇生于枝顶，呈头状花序，花序下具苞片；苞片褐绿色，易早落，长圆状披针形，外面苞片大，内面苞片小，顶端尾尖或渐尖，边缘具短的白色流苏状缘毛；花梗密被淡黄绿色粗绒毛；花萼筒圆筒状，外面下部密被淡黄绿色丝状绒毛，上部较稀疏，裂片4枚，卵状三角形或卵状长圆形，顶端钝尖；雄蕊8枚，着生于花萼筒上部及中部；子房倒圆锥状圆柱形。果红色，广椭圆形或卵状椭圆形。

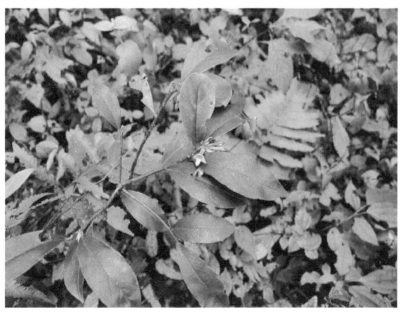

毛瑞香（毛瑞香）

【采收加工】全年均可采收，晒干。

【药材鉴定】

1. 性状鉴定

本品根圆柱形，直径0.5～4 cm，表面棕褐色；质坚韧，不易折断，断面皮部纤维性，木部淡黄色。茎枝圆柱形，直径0.3～2 cm，表面棕褐色或棕红色，有纵皱纹及横向皮孔；质坚韧，不易折断，断面皮部常与木部分离，皮部纤维性强，呈絮状，灰褐色，木部黄白色。叶薄革质，多皱缩破损，完整叶片展开呈椭圆形或倒披针形，长5～16 cm，宽1.6～3 cm，先端渐尖，基部楔形，全缘，主脉背面凸出，表面光滑。气微，味辛辣。

2. 显微鉴定

（1）组织显微鉴定。茎横切面：木栓层细胞数列，类方形。皮层较宽，有的薄壁细胞含淀粉粒；中柱鞘纤维3～5列，排列成环。韧皮部较宽，韧皮纤维束断续排列成环。木质部发达，导管较少，木射线细胞1～2列。髓部多萎缩呈中空。本品有的薄壁细胞含草酸钙方晶和淀粉粒。

（2）粉末显微鉴定。粉末灰绿色，有白色絮状物。纤维较多，淡黄色，先端尖或圆钝，直径8～25 μm。淀粉粒较

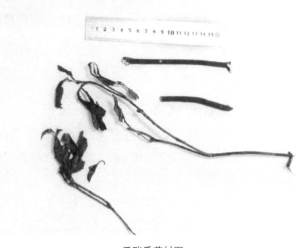

毛瑞香药材图

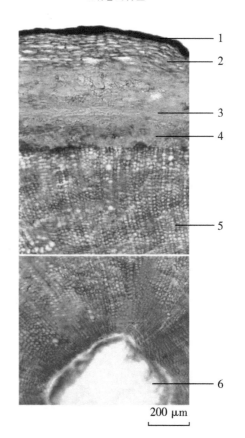

200 μm

1—木栓层；2—皮层；3—中柱鞘纤维；4—韧皮部；
5—木质部；6—髓部。

毛瑞香茎横切面显微图

多，圆形或半圆形，单粒或复粒，点状或"人"字形，直径3～13 μm。导管多为螺纹导管和具缘纹孔导管，直径10～30 μm。草酸钙方晶少见，直径3～12 μm。叶表皮细胞垂周壁微弯曲，气孔为不定式。木栓细胞类方形或不规则形。

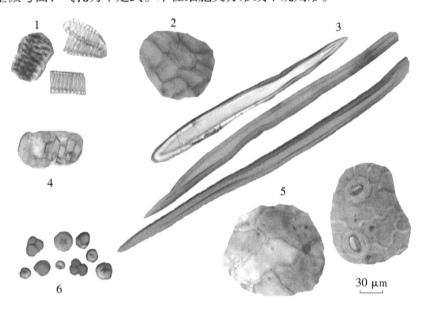

30 μm

1—导管；2—木栓细胞；3—纤维；4—草酸钙方晶；5—叶表皮细胞；6—淀粉粒。

毛瑞香粉末显微图

3. 薄层色谱鉴定

取本品粉末1 g，加甲醇20 mL，超声处理30 min，滤过，滤液作为供试品溶液。另取毛瑞香对照药材1 g，同法制成对照药材溶液。再取西瑞香素对照品，加甲醇制成每毫升含0.2 mg的溶液，作为对照品溶液。照薄层色谱法（《中华人民共和国药典：2020年版　四部》通则0502）试验，先后吸取供试品溶液及对照药材溶液1～3 μL，对照品溶液1 μL，分别点于同一聚酰胺薄膜上，以冰乙酸-水（4∶6）为展开剂，展开，取出，晾干，置于紫外光灯（365 nm）下检视。供试品色谱中，在与对照药材色谱和对照品色谱相应的位置上，显相同颜色的斑点。

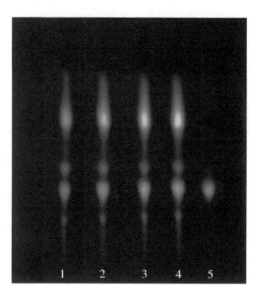

1~3—药材样品；4—毛瑞香对照药材；5—西瑞香素对照品。

毛瑞香薄层鉴别色谱图

【性味与功用】

（1）中医。辛、苦，温；有小毒。归肺、脾经。祛风除湿，调经止痛，解毒。用于风湿骨痛，手足麻木，月经不调，闭经，产后风湿，跌打损伤，骨折，脱臼。

（2）瑶医。甘、辛，温；有小毒。属风药。温经散寒，祛风除湿，健脾化湿，养血补肝。用于崩闭闷（风湿、类风湿性关节炎），锥碰江闷（坐骨神经痛），辣给昧对（月经不调、闭经），昧埋荣（不孕症），别带病（带下病），荣古瓦崩（产后风），播冲（跌打损伤），碰脑（骨折），碰作（脱臼）。

【用法与用量】内服：水煎服，3~15 g。外用：水煎洗，适量。

长柱十大功劳

Changzhushidagonglao

【壮名】棵黄连（Govuengzlienz）。

【瑶名】元林亮（Wiangh linh ndiangx）。

【别名】昆明十大功劳、功劳木、十大功劳。

【植物来源】为小檗科植物长柱十大功劳（*Mahonia duclouxiana* Gagnep.）的地上部分。

【植物形态】灌木。叶长圆形至长圆状椭圆形，长20～70 cm，宽10～22 cm，薄纸质至薄革质，具4～9对无柄小叶，最下一对小叶距叶柄基部约1 cm，上面暗绿色，稍有光泽，网脉扁平，显著，下面黄绿色，叶脉明显隆起，网脉不显；小叶无柄，狭卵形、长圆状卵形至狭长圆状卵形或椭圆状披针形，从基部向顶端叶长渐增，但叶宽渐减；最下一对小叶长1.5～3 cm，宽1.2～2 cm，其余小叶长4.5～16 cm，宽1.5～5 cm，基部圆形，偏斜，每边各具2～12个刺锯齿，先端渐尖或急尖；有时顶生小叶较大，长达18 cm，宽4 cm，具小叶柄，长1～3 cm。

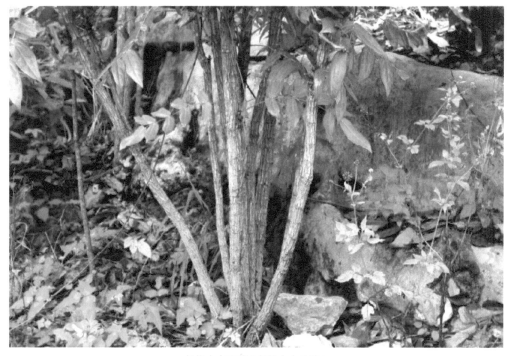

长柱十大功劳（长柱十大功劳）

【采收加工】全年均可采收，切块片，干燥。

【药材鉴定】

1. 性状鉴定

本品茎圆柱形，直径0.5～3 cm，外皮灰褐色，栓皮粗糙有纵裂纹，质坚硬，折断面皮部褐色，木部呈黄绿色。叶革质，羽状复叶具4～9对无柄小叶，上面暗绿色，稍有光泽，下面黄绿色，叶脉明显隆起；小叶无柄，狭卵形、长圆状卵形或椭圆状披针形，长3～16 cm，宽1.5～5 cm，基部圆形，偏斜，每边各具2～12个刺锯齿，先端渐尖或急尖。气微，味苦。

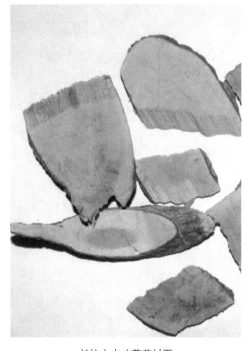

长柱十大功劳药材图

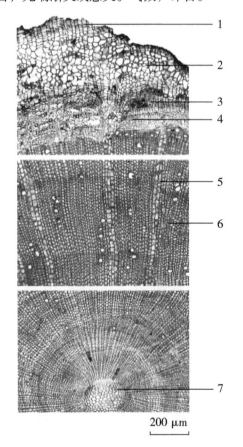

200 μm

1—木栓层；2—皮层；3—韧皮部；4—韧皮纤维；
5—射线；6—木质部；7—髓部。

长柱十大功劳茎横切面显微图

2. 显微鉴定

（1）组织显微鉴定。茎横切面：木栓层细胞数列，类方形。皮层薄壁细胞类圆形或多角形，可见变形的石细胞数个一群散在分布。韧皮部筛管群细胞类圆形，韧皮射线延伸至皮层，有韧皮纤维单个或多个相连散在。木质部较宽，有年轮，导管少，木纤维与木薄壁细胞不易区分，木射线由1～3列细胞组成，细胞壁增厚，内含草酸钙方晶和淀粉粒。髓部较小。

叶横切面：上、下表皮细胞各1列，类方形，外有角质层，上表皮下方有1列木化的厚壁细胞。栅栏组织由1～3列短柱状细胞组成，不通过主脉。海绵组织细胞不规则形，排列疏松。中脉维管束3～6个，外有3～8列中柱鞘纤维环绕；木质部导管散在分布；韧皮部半圆形。

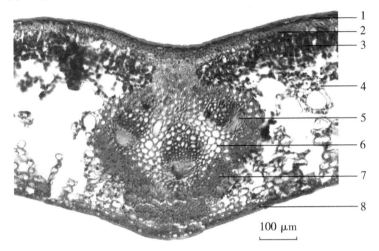

100 μm

1—上表皮；2—厚壁细胞；3—栅栏组织；4—海绵组织；5—韧皮部；6—木质部；7—中柱鞘纤维；8—下表皮。

长柱十大功劳叶横切面显微图

（2）粉末显微鉴定。粉末棕黄色。纤维单个散在或成束，末端渐尖或钝圆，直径11～28 μm。草酸钙方晶直径16～33 μm。石细胞类方形或类三角形，孔沟明显，直径23～40 μm。导管多为孔纹导管和螺纹导管，直径25～35 μm。淀粉粒单粒或由2～3个复粒组成，单粒类圆形或半圆形，直径3～13 μm。叶表皮细胞垂周壁波状弯曲，气孔为不定式。木栓细胞棕黄色，类方形或多角形，细胞壁较厚。

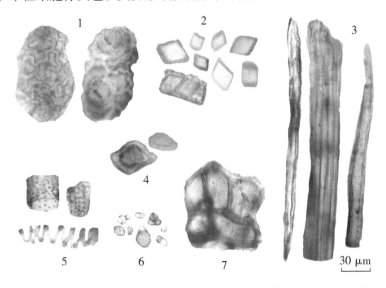

30 μm

1—叶表皮细胞；2—草酸钙方晶；3—纤维；4—石细胞；5—导管；6—淀粉粒；7—木栓细胞。

长柱十大功劳粉末显微图

3. 薄层色谱鉴定

取本品粉末0.5 g，加甲醇2 mL，浸泡24 h，取上层清液，滤过，作为供试品溶液。另取功劳木对照药材0.5 g，同法制成对照药材溶液。再取盐酸小檗碱对照品、盐酸巴马汀对照品、盐酸药根碱对照品，加甲醇制成每毫升各含0.5 mg的溶液，作为对照品溶液。照薄层色谱法（《中华人民共和国药典：2020年版 四部》通则0502）试验，先后吸取上述五种溶液各5 μL，分别点于同一硅胶G薄层板上，以甲苯–乙酸乙酯–甲醇–异丙醇–氨水（6∶3∶1.5∶1.5∶0.5）为展开剂，氨蒸气预饱和，展开，取出，晾干，置紫外光灯（365 nm）下检视。供试品色谱中，在与对照品色谱相应的位置上，显相同颜色的斑点。

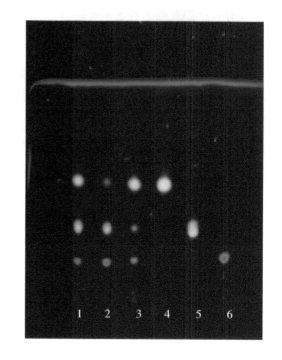

1~2—药材样品；3—功劳木对照药材；4—盐酸小檗碱对照品；
5—盐酸巴马汀对照品；6—盐酸药根碱对照品。

长柱十大功劳薄层鉴别色谱图

【性味与功用】

（1）中医。苦，寒。清热燥湿，泻火解毒。用于湿热泄痢，黄疸尿赤，目赤肿痛，胃火牙痛，疮疖痈肿。

（2）壮医。苦，寒。清热毒，除湿毒，调气道。用于埃病（咳嗽），墨病（哮喘），能蚌（黄疸），白冻（泄泻），阿尿甜（糖尿病），阿意咪（痢疾），能啥能累（湿疹），渗裆相（烧烫伤）。

（3）瑶医。苦，寒。清热解毒，健脾止泻，化痰除湿，消肿止血。用于哈轮（感冒），伯公闷（头痛），碰累（痢疾），哈路（肺痨），泵虷（肺炎），怒藏（咯血），腰膝无力，崩闭闷（风湿、类风湿性关节炎），更喉闷（咽喉肿痛、咽炎），篮虷（肝炎），尼椎虷（肾炎），布农（外伤感染），身谢（湿疹、皮肤瘙痒），眸名肿毒（无名肿毒、痈疮肿毒），汪逗卜冲（烧烫伤）。

【用法与用量】内服：水煎服，9~15 g。外用：研粉水调敷或水煎洗，适量。

乌桕根

Wujiugen

【壮名】壤棵够（Raggogoux）。

【别名】乌桕木、卷根白、卷子根、腊子树、桕子树。

【植物来源】为大戟科植物乌桕［*Triadica sebifera*（Linn.）Small］的根。

【植物形态】乔木。具汁液；树皮暗灰色，有纵裂纹，枝具皮孔。叶互生，纸质，菱形或菱状卵形，长3～8 cm，宽3～9 cm，顶端具尖头，基部阔楔形或钝，全缘，中脉两面微凸起，叶柄纤细，顶端具2个腺体。花单性，雌雄同株，聚集成顶生总状花序，雌花通常生于花序轴最下部，雄花生于花序轴上部或有时整个花序全为雄花。雄花苞片阔卵形，长和宽近相等，顶端略尖，基部两侧各具一近肾形的腺体，每一苞片内具10～15朵花；小苞片3枚，不等大，边缘撕裂状；花萼杯状，3浅裂，裂片钝，具不规则的细齿；雄蕊常2枚。雌花苞片深3裂，裂片渐尖，基部两侧的腺体与雄花的相同，每一苞片内仅1朵雌花，花萼3深裂，裂片卵形至卵头披针形，子房卵球形，柱头外卷。蒴果梨状球形，成熟时黑色，具3粒种子，分果爿脱落后中轴宿存。种子扁球形，黑色，外被白色、蜡质的假种皮。

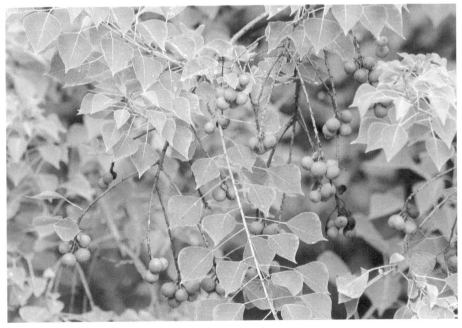

乌桕根（乌桕）

【采收加工】全年均可采挖，除去杂质，洗净，切片，晒干。

【药材鉴定】

1. 性状鉴定

本品呈圆柱形，有分枝及须根，直径0.5～4 cm，表面浅黄棕色。有细纵皱纹，栓皮薄，易剥落。质硬，易折断，断面皮部较厚，黄褐色，木部淡黄白色。气微，味微苦、涩。

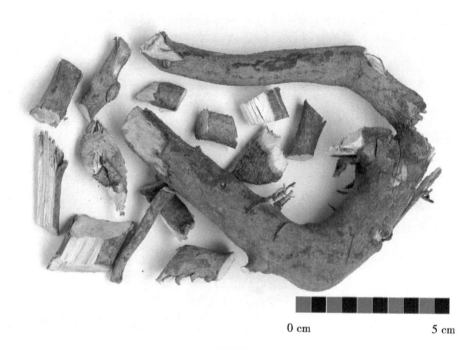

0 cm   5 cm

乌桕根药材图

2. 显微鉴定

（1）组织显微鉴定。根横切面：类圆形。木栓层为数列细胞，排列整齐、紧密。韧皮部细胞类圆形，排列疏松。形成层不明显。木质部宽广，占横切面的1/2以上，导管大，形状不规则。

（2）粉末显微鉴定。粉末灰白色。淀粉粒多为单粒，直径6～25 μm，类圆形，脐点点状、裂隙状；复粒由2～3个分粒组成。纤维多成束，单个直径19～92 μm，长梭形，胞腔线形，可见孔沟；晶鞘纤维常见。导管多为螺纹导管和具缘纹孔导管，直径18～90 μm。草酸钙簇晶直径30～49 μm，棱角短、钝。木栓细胞多角形。棕色体多见。

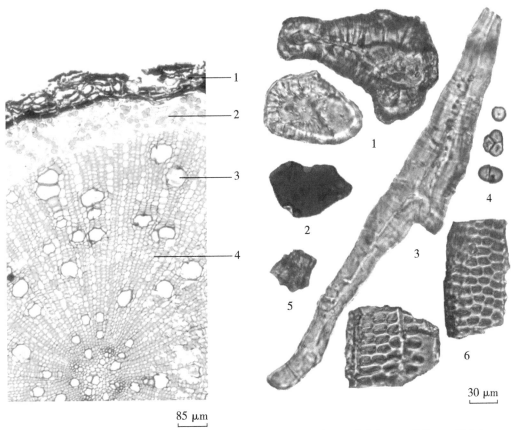

1—木栓层；2—韧皮部；3—导管；4—木质部。

乌桕根横切面显微图

1—石细胞；2—棕色体；3—纤维；4—淀粉粒；

5—草酸钙簇晶；6—导管。

乌桕根粉末显微图

3. 薄层色谱鉴定

取本品粉末2 g，加水50 mL，密塞，冷浸24 h，滤过，滤液蒸干，残渣加甲醇1 mL使溶解，作为供试品溶液。另取乌桕根对照药材2 g，同法制成对照药材溶液。再取没食子酸对照品，加甲醇制成每毫升含1 mg的溶液，作为对照品溶液。照薄层色谱法（《中华人民共和国药典：2020年版　四部》通则0502）试验，先后吸取上述三种溶液各5 μL，分别点于同一硅胶G板薄层上，以三氯甲烷-乙酸乙酯-甲酸（12：8：3）为展开剂，展开，取出，晾干，喷以5%三氯化铁乙醇溶液，加热至斑点显色清晰。供试品色谱中，在与对照药材色谱和对照品色谱相应的位置上，显相同颜色的斑点。

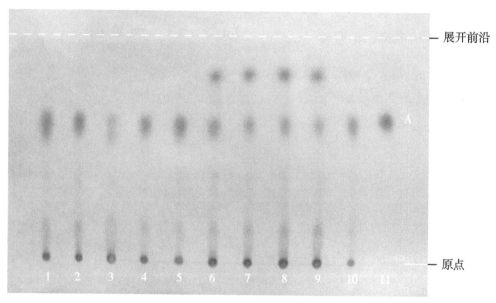

1~9—药材样品；10—乌桕根对照药材；11—没食子酸对照品。

乌桕根薄层鉴别色谱图

【性味与功用】

（1）中医。苦，微温；有毒。归肺、肾、胃、大肠经。泻下逐水，消肿散结，解蛇虫毒。用于水肿，臌胀，便秘，症瘕积聚，疔毒痈肿，湿疹，疥癣，毒蛇咬伤。

（2）壮医。苦，微热；有毒。调水道，除湿毒。用于笨浮（水肿），阿意囊（便秘），肉卡（癃闭），呗脓（痈疮），能啥能累（湿疹），额哈（毒蛇咬伤）。

【用法与用量】内服：水煎服，12~20 g。外用：水煎洗或研末调敷，适量。

六方藤

Liufangteng

【壮名】勾弄林（Gaeuroeklimq）。

【瑶名】六方钻（Luoqc bung nzunx）。

【别名】五俭藤、散血龙、方茎宽筋藤、六骨春筋藤、抽筋藤、软筋藤。

【植物来源】为葡萄科植物翅茎白粉藤（*Cissus hexangularis* Thorel ex Planch.）的藤茎。

【植物形态】藤本。小枝具6翅棱，翅棱间有纵棱纹，常皱褶。卷须不分枝，相隔2节间断与叶对生。叶卵状三角形，长6～10 cm，宽4～8 cm，顶端骤尾尖，基部截形或近截形，边缘常有5～8个细牙齿；基出脉常3条；托叶早落。花序为复二歧聚伞花序，顶生或与叶对生；花序梗无毛；花梗被乳头状腺毛；花蕾锥形，顶端圆钝；萼碟形，边缘全缘，花瓣4枚，三角状长圆形；雄蕊4枚；花盘显著，4浅裂；子房下部与花盘合生，花柱钻形，柱头略微扩大。果近球形。种子1颗，稀2颗，近倒卵圆形，顶端圆形，基部有短喙。

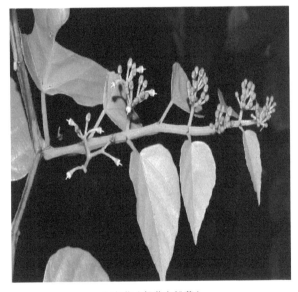

六方藤（翅茎白粉藤）

【采收加工】秋季采收，采收时应在离地面20 cm处割取，去掉叶子，切段，鲜用或晒干。

【药材鉴定】

1. 性状鉴定

本品茎具5～6棱，直径0.5～1.8 cm，节上常有托叶残基，嫩茎棱翅较明显。表面灰褐色或灰绿色，有纵皱纹。质韧，不易折断，断面纤维性，皮薄，灰褐色，木部淡黄色，具放射状纹理。气微，味微苦、酸。

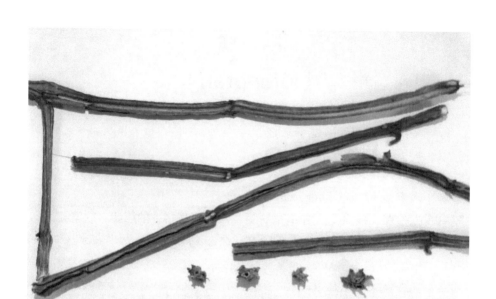

六方藤药材图

2. 显微鉴定

（1）组织显微鉴定。茎横切面：六棱形。表皮细胞1列，外被厚角质层。皮层细胞数列；棱角处有3～5列厚角组织。中柱鞘纤维壁稍薄，胞腔大，细胞壁木化。维管束多分布在棱角处，木质部导管3～6个径向排列。髓部薄壁细胞类圆形，有的破裂形成中空；本品有的薄壁细胞内含草酸钙针晶束或草酸钙簇晶。

（2）粉末显微鉴定。粉末灰绿色。草酸钙针晶较多。草酸钙簇晶较少，直径5～30 μm。导管多为螺纹导管和具缘纹孔导管，直径10～30 μm。纤维较少，多散在，直径12～23 μm。薄壁细胞类圆形。

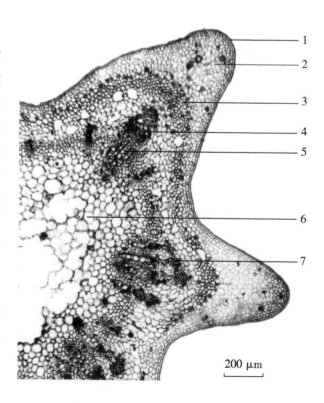

1—表皮；2—皮层；3—厚壁细胞；4—韧皮部；
5—木质部；6—髓部；7—中柱鞘纤维。

六方藤茎横切面显微图

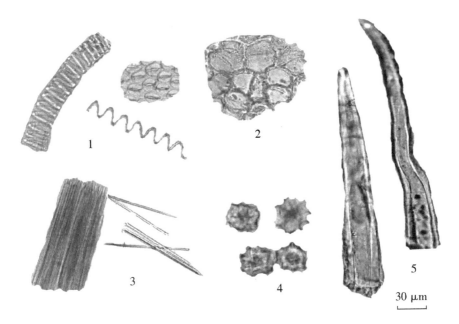

1—导管；2—薄壁细胞；3—草酸钙针晶；4—草酸钙簇晶；5—纤维。

六方藤粉末显微图

3. 薄层色谱鉴定

取本品粉末2 g，加80%的乙醇20 mL，超声处理30 min，滤过，滤液蒸干，残渣加乙醇1 mL使溶解，作为供试品溶液。另取六方藤对照药材2 g，同法制成对照药材溶液。再取白藜芦醇对照品，加甲醇制成每毫升含0.5 mg的溶液，作为对照品溶液。照薄层色谱法（《中华人民共和国药典：2020年版　四部》通则0502）试验，先后吸取供试品及对照药材溶液各10 μL、对照品溶液2 μL，分别点于同一硅胶G薄层板上，以三氯甲烷-乙酸乙酯-甲酸（6∶4∶0.2）为展开剂，展开，取出，晾干，喷以5%香草醛硫酸溶液，热风吹至斑点显色清晰。供试

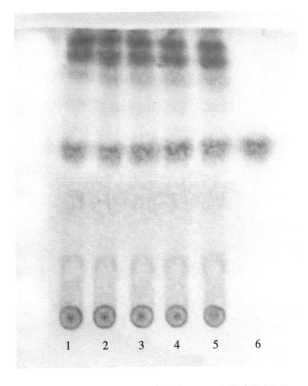

1—六方藤对照药材；2～5—药材样品；6—白藜芦醇对照品。

六方藤薄层鉴别色谱图

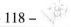

品色谱中，在与对照药材色谱和对照品色谱相应的位置上，显相同颜色的斑点。

【性味与功用】

（1）中医。辛、微苦，凉。归肾经。祛风除湿，活血通络。用于风湿痹痛，腰肌劳损，跌打损伤。

（2）壮医。辣、微苦，凉。祛风毒，除湿毒，通龙路。用于发旺（痹病），活邀尹（颈椎病），旁巴尹（肩周炎），扭像（扭挫伤）。

（3）瑶医。微淡、略涩，平。属风打相兼药。舒筋活络，散瘀活血。用于崩闭闷（风湿、类风湿性关节炎），改闷（腰痛、腰肌劳损），播冲（跌打损伤），眸名肿毒（无名肿毒、痈疮肿毒）。

【用法与用量】内服：水煎服，15～30 g。外用：水煎洗或鲜品捣敷，适量。

石柑子

Shiganzi

【壮名】葫芦因（Huzlozrin）。

【瑶名】葫芦钻（Hah louh nzunx）。

【别名】石气柑、柑子菌芋、岩香、青蒲芦茶、石葫芦、藤桔。

【植物来源】为天南星科植物石柑子［*Pothos chinensis*（Raf.）Merr.］的全株。

【植物形态】附生藤本，茎亚木质，淡褐色，近圆柱形，具纵条纹，粗约2 cm，节间长1～4 cm，节上常束生长1～3 cm的气生根；分枝，枝下部常具鳞叶1枚；鳞叶线形，长4～8 cm，宽3～7 mm，锐尖，具多数平行纵脉。叶纸质，上面深绿色，下面淡绿色，椭圆形、披针状卵形至披针状长

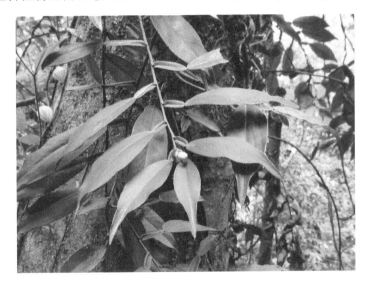

石柑子（石柑子）

圆形，长5～13 cm，宽1.5～5.6 cm，先端渐尖至长渐尖，常有芒状尖头，基部钝；中肋在上面稍下陷，下面隆起，侧脉4对，最下一对基出；叶柄倒卵状长圆形或楔形，长1～6 cm。花序腋生，基部具苞片4～6枚；苞片卵形，上部的渐大，纵脉多数；花序柄长0.8～1.8 cm；佛焰苞卵状，绿色，展开宽10～15 mm，锐尖；肉穗花序短，椭圆形至近圆球形，淡绿色、淡黄色。浆果黄绿色至红色，卵形或长圆形。

【采收加工】全年均可采收，除去杂质，洗净，鲜用或切段晒干。

【药材鉴定】

1. 性状鉴定

本品茎枝类方形，灰绿色，茎纤细，分枝多，有细纵沟，节明显，稍膨大，多附有不定根，可见叶痕或腋芽，节间长1.2～2.5 cm；质轻、脆，易折断，断面皮部

纤维性，木部浅灰色，具众多小孔，常中空。叶黄绿色或浅绿色，多皱缩，完整叶片展开呈披针状卵形至披针状长圆形，长5～13 cm，宽1.5～5 cm，先端渐尖，基部无毛，网脉两面均凸起，有棕色小点，无毛；叶柄长l～6 cm，具绿色倒卵形的叶状翅。气微，味淡。

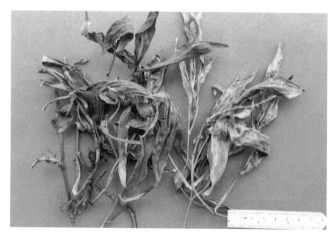

石柑子药材图

2. 显微鉴定

（1）组织显微鉴定。叶横切面：上、下表皮细胞各1列，类方形，上表皮细胞较大，有的含草酸钙簇晶。栅栏组织细胞2～3列，短圆柱形，通过主脉。海绵组织细胞类圆形，排列紧密。主脉维管束10～16个散在，大小不一，维管束外韧型，木质部在上方，维管束外有1～4列纤维环绕。叶肉组织细胞内有草酸钙簇晶和草酸钙方晶。

茎横切面：茎类方形，表皮为1列类方形细胞，表皮下有2～3列厚壁细胞，在角隅处明显增多。皮层较宽，散有多个叶迹维管束，木质部多见一大型导管，皮层细胞中有的含草酸钙簇晶及草酸钙方晶。内皮层明显，内侧有数列厚壁细胞组成的中柱鞘纤维。中柱内有多数维管束散在，周木维管束内有时可见草酸钙簇晶。

（2）粉末显微鉴定。粉末灰绿色。纤维单个或成束，先端钝尖或平截，直径

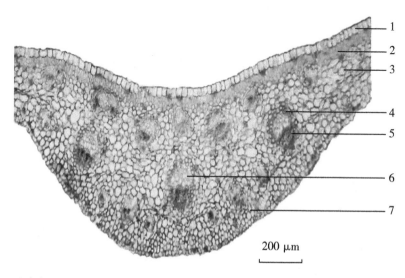

1—上表皮；2—栅栏组织；3—海绵组织；4—纤维；5—韧皮部；6—木质部；7—下表皮。

石柑子叶横切面显微图

16～31 μm。气孔多为环式，副位细胞4个；有的细胞可见辐射状角质纹理。草酸钙方晶直径8～36 μm；草酸钙簇晶少见，直径13～21 μm。导管多为螺纹导管和具缘纹孔导管，直径19～43 μm。非腺毛单细胞，壁厚，直径32～56 μm，长91～360 μm。

3. 薄层色谱鉴定

取本品粉末0.5 g，加甲醇20 mL，超声处理1 h，滤过，滤液蒸干，残渣加甲醇1 mL使溶解，作为供试品溶液。另取石柑子对照药材0.5 g，同法制成对照药材溶液。照薄层色谱法（《中华人民共和国药典：2020年版　四部》通则0502）试验，先后吸取上述两种溶液各15～20 μL，分别点于同一硅胶G薄层板上，以石油醚（60～90 ℃）-乙酸乙酯（8∶1）为展开剂，展开，取出，

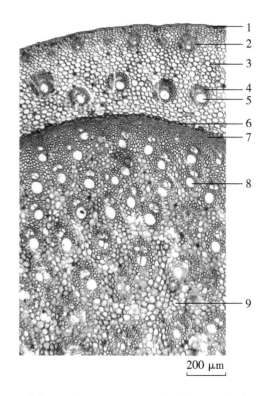

1—表皮；2—皮层；3—纤维；4—韧皮部；5—木质部；6—内皮层；7—中柱鞘纤维；8—导管；9—薄壁细胞。

石柑子茎横切面显微图

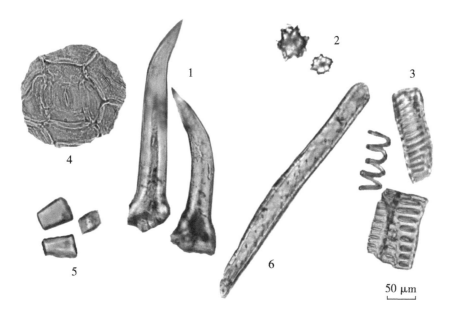

1—非腺毛；2—草酸钙簇晶；3—导管；4—叶表皮细胞；5—草酸钙方晶；6—纤维。

石柑子粉末显微图

晾干，置紫外光灯（365 nm）下检视。供试品色谱中，在与对照药材色谱相应的位置上，显相同颜色的斑点。

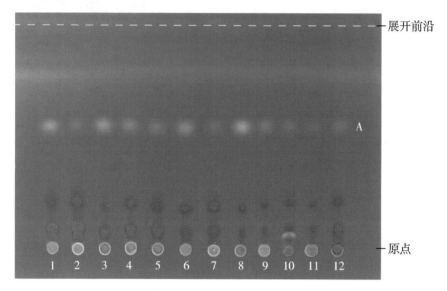

1—石柑子对照药材；2～12—药材样品。

石柑子薄层鉴别色谱图

【性味与功用】

（1）中医。辛、苦，平；有小毒。归肝、胃经。行气止痛，消积，祛风湿，散瘀解毒。用于心、胃气痛，疝气，小儿疳积，食积胀满，血吸虫晚期肝脾肿大，风湿痹痛，脚气，跌打损伤，骨折，中耳炎，耳疮，鼻窦炎。

（2）壮医。淡，平；有小毒。调龙路、火路，利谷道、水道，舒筋骨，消肿痛，用于发旺（痹病），林得叮相（跌打损伤），夺扼（骨折），胴尹（胃痛），喯疳（疳积），发北（精神分裂症），水蛊（肝硬化腹水），额哈（毒蛇咬伤）。

（3）瑶医。淡、涩，凉。属打药。清热解毒，凉血止血，利尿消肿。用于布浪（癫痫、癫狂症），崩闭闷（风湿、类风湿性关节炎），篮硬种翁（肝硬化腹水），囊暗（蛇虫咬伤），怒哈（咳嗽），谷阿强拱（小儿疳积），荣古瓦身翁（产后浮肿），月藏（尿血），播冲（跌打损伤），碰脑（骨折）。

【用法与用量】

（1）中医。内服：水煎服，3～15 g。外用：水煎洗，适量。

（2）壮医。内服：水煎服，3～15 g。外用：水煎洗，适量。

（3）瑶医。内服：水煎服，10～20 g。外用：水煎洗，适量。

石崖茶

Shiyacha

【壮名】茶盟熔（Cazmbawrongh）。

【别名】石芽茶、亮叶黄瑞木、亮叶杨桐。

【植物来源】为五列木科植物亮叶杨桐（*Adinandra nitida* Merr. ex Li）的叶。

【植物形态】灌木或乔木，胸径可达50 cm。树皮灰色，平滑；全株除顶芽近顶端被黄褐色平伏短柔毛外，其余均无毛；枝圆筒形，小枝灰色或灰褐色，一年生新枝褐色；顶芽细锥形。叶互生，厚革质，卵状长圆形至长圆状椭圆形，长7～13 cm，宽2.5～4 cm，顶端渐尖，基部楔形，边缘具疏细齿，上面暗绿色，下面淡绿色，两面均无毛，仅嫩叶初时下面疏被平伏短柔毛，迅即脱落变无毛；中脉在上面平帖，在下面凸起，侧脉12～16对，干后两面稍明显；叶柄长1～1.5 cm。花单朵腋生，花梗长1～2 cm；小苞片2枚，卵形至长圆形，长6～10 mm，宽3～5 mm，顶端尖或钝圆，宿存；萼片5枚，卵形，长约15 mm，宽7～9 mm，顶端尖，具小尖头；花瓣5枚，白色，长圆状卵形，长17～19 mm，宽9～12 mm，顶端钝或近圆形，外面无毛；雄蕊25～30枚，长6～11 mm，花丝长2～5 mm，中部以下连合，并与花冠基部相连，上半部疏被毛或几无毛，花药线状披针形，长4～6 mm，被丝毛，顶端有小尖头；子房卵圆形，无毛，3室，胚珠每室多数，花柱长约10 mm，无毛，顶端3分叉。果球形或卵球形，熟时橙黄色或黄色，直径约15 mm；种子多数，褐色，具网纹。花期6～7月，果期9～10月。

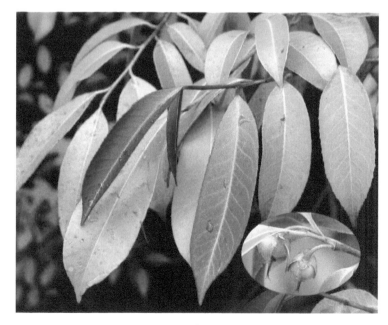

石崖茶（亮叶杨桐）

【采收加工】夏、秋季采收，晒干。

【药材鉴定】

1. 性状鉴定

本品叶片多卷曲，厚革质，完整者展平后呈卵状长圆形至长圆状椭圆形，长7～13 cm，宽2.5～4 cm，顶端渐尖，基部楔形，边缘具疏细齿。上面棕褐色，平滑，下面黄绿色，叶中脉在上面稍凸，在下面凸起，侧脉12～16对，不明显，叶柄长1～1.5 cm。气微茶香，味微苦。

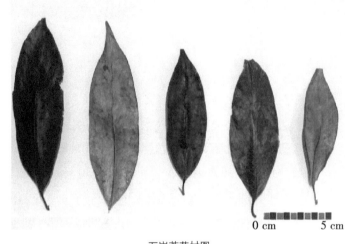

石崖茶药材图

2. 显微鉴定

（1）组织显微鉴定。叶横切面：上、下表皮细胞各1列，排列紧密，外被角质层，下表皮有气孔。叶为异面型，栅栏组织通过主脉，栅栏细胞3～4列。海绵组织约

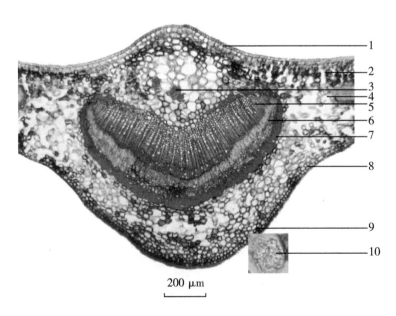

1—上表皮；2—栅栏组织；3—石细胞；4—海绵组织；5—木质部；6—韧皮部；7—中柱鞘纤维；8—下表皮；9—厚角组织；10—草酸钙簇晶。

石崖茶叶横切面显微图

占叶肉组织的1/2，细胞内可见草酸钙簇晶。中脉维管束外韧型，中柱鞘纤维多列，连续成环，薄壁细胞有的含草酸钙簇晶，偶见石细胞。

叶表面观：上表皮细胞呈不规则形，垂周壁稍呈波浪状。下表皮细胞呈不规则形，垂周壁波状弯曲，气孔为不定式，偶见2个气孔相连。

（2）粉末显微鉴定。粉末黄绿色。下表皮细胞垂周壁波状弯曲，气孔为不定式。草酸钙簇晶和草酸钙方晶多见，直径16～28 μm。纤维单个或成束，韧皮纤维先端渐尖或平截，壁较厚，孔沟明显，直径20～38 μm；有的草酸钙簇晶形成晶鞘纤维。非腺毛少见，单细胞，直径10～15 μm，长152～213 μm。石细胞偶见，壁极厚，孔沟明显，直径25～53 μm。

3. 薄层色谱鉴定

取本品粉末1 g，加甲醇20 mL，超声

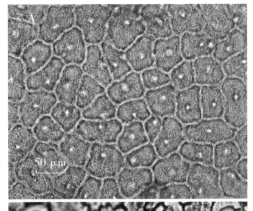

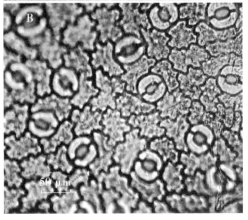

石崖茶叶表面显微图

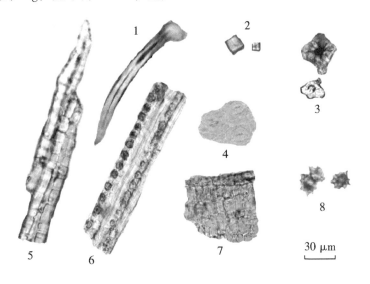

1—非腺毛；2—草酸钙方晶；3—石细胞；4—叶表皮细胞；5—韧皮纤维；6—晶鞘纤维；7—叶组织细胞；8—草酸钙簇晶。

石崖茶粉末显微图

处理20 min，滤过，滤液作为供试品溶液。分别取槲皮苷对照品、山茶苷对照品，加甲醇制成每毫升各含0.5 mg的溶液，作为对照品溶液。照薄层色谱法（《中华人民共和国药典：2020年版　四部》通则0502）试验，先后吸取供试品溶液0.25～1 μL、对照品溶液0.5 μL，分别点于同一聚酰胺薄层板上，以乙醇–丙酮–水（7∶5∶6）为展开剂，展开，取出，晾干，喷以三氯化铝试液，60 ℃加热烘干后，置紫外光灯（365 nm）下检视。供试品色谱中，在与对照品色谱相应的位置上，显相同颜色的斑点。

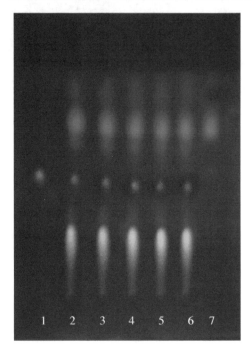

1—槲皮苷对照品；2～6—药材样品；7—山茶苷对照品。

石崖茶薄层鉴别色谱图

【性味与功用】

（1）中医。甘、微苦，凉。归肝、胆、胃经。清热解毒，护肝明目，健胃消食。用于目赤肿痛，目暗干涩，视物昏花，风热头痛，痈疮肿毒，黄疸，纳呆食少。

（2）壮医。甜、微苦，凉。清热毒，除湿毒，调龙路。用于货烟妈（咽炎），肝炎，阿意咪（痢疾），血压嗓（高血压），高脂血症。

【用法与用量】内服：水煎服，10～30 g。

龙骨马尾杉

Longgumaweishan

【壮名】棵抠笼（Gogaeuloeg）。

【瑶名】大千金草（Domh cinh jiemh miev）。

【别名】龙骨石松、大伸筋草、马尾千金草、鹿角草、龙骨灯笼草。

【植物来源】为石松科植物龙骨马尾杉 ［*Phlegmariurus carinatus*（Desv.）Ching］的全草。

【植物形态】中型附生蕨类。茎簇生，成熟枝下垂，一回至多回二叉分枝，长31～49 cm，枝较粗，枝连叶绳索状，第三回分枝连叶直径大于2.5 mm。叶螺旋状排列，但扭曲呈二列状；营养叶密生，线状披针状，紧贴枝上，强度内弯，长不足5 mm，宽约4 mm，基部楔形，下延，无柄，有光泽，顶端渐尖，近通直，向外开张，下面隆起呈龙骨状，中脉不显，坚硬，全缘。孢子囊穗顶生。孢子叶卵形，基部楔形，先端尖锐，具短尖头，中脉不显，全缘。孢子囊生于孢子叶腋，藏于孢子叶内，肾形，2瓣开裂，黄色。

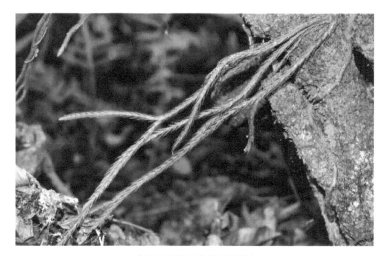

龙骨马尾杉（龙骨马尾杉）

【采收加工】夏、秋季采收，除去泥土、杂质，晒干。

【药材鉴定】

1. 性状鉴定

本品细长，茎多二回至五回等二叉分枝，直径2～6 mm，表面灰绿色或棕黄色。营养叶线状披针形，长3～15 mm，宽约1～1.5 mm，头锐尖，螺旋状伏生于茎上，下面稍隆起，底端有时可见残留须根。质轻稍硬，易折断，断面淡黄色。气微，味淡。

2. 显微鉴定

（1）组织显微鉴定。茎横切面：类圆形。表皮细胞1列，类方形；下皮细胞数列，类圆形或类方形，排列紧密；基本薄壁组织宽广，细胞类圆形，排列较疏松，有小型叶迹维管束散在；近内皮层的数列细胞较小；内皮层明显。网状中柱1个，类圆形，木质部与韧皮部相间排列呈网状，管胞直径8～43 μm。

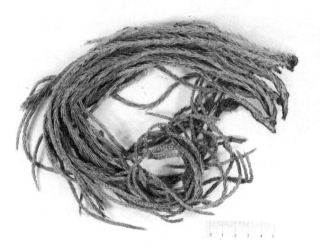

龙骨马尾杉药材图

（2）粉末显微鉴定。粉末黄绿色，纤维细长，淡黄色，细胞壁较厚，直径8～15 μm。孢子钝三角形，多散在，表面有细小的疣状突起，直径约19～30 μm。叶表皮细胞垂周壁波状弯曲，气孔为不定式。基本组织细胞淡黄色，呈长方形或多角形，细胞壁链珠状增厚。导管多为具缘纹孔导管，直径18～30 μm。

3. 薄层色谱鉴定

取本品粉末0.5 g，加甲醇20 mL，超声处理30 min，滤过，滤液蒸干，残渣加甲醇1 mL使溶解，作为供试品溶液。另取龙骨马尾杉对照药材0.5 g，同法制成对照药材溶液。照薄层色谱法（《中华人民共和国药典：2020年版　四部》通则0502）试验，先后吸取上述两种溶液各15～20 μL，分别点于同一硅胶G薄层板上，以乙酸乙酯–甲醇–氨水（3∶1∶0.1）为展开剂，展开，取出，晾干，喷以碘化铋钾试液。供试品色谱

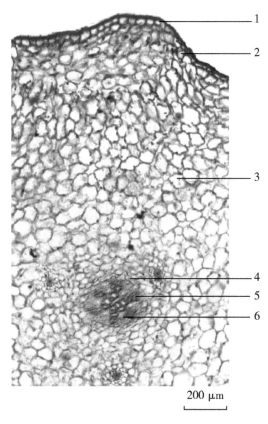

1—表皮；2—下皮细胞；3—基本薄壁组织；
4—内皮层；5—木质部；6—韧皮部。

龙骨马尾杉茎横切面显微图

中，在与对照药材色谱相应位置上，显相同颜色的斑点。

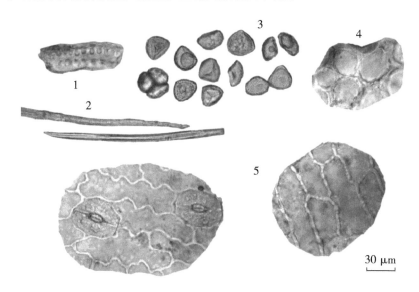

1—导管；2—纤维；3—孢子；4—基本组织细胞；5—叶表皮细胞。

龙骨马尾杉粉末显微图

【性味与功用】

（1）中医。辛，温；有小毒。归肝、肾经。祛风除湿，消肿止痛。用于跌打损伤，肌肉痉挛，筋骨疼痛，风湿关节痛，肥大性脊柱炎，类风湿性关节炎。

（2）壮医。辣，温。祛风毒，除湿毒，消肿痛。用于发旺（痹病），核尹（腰痛），林得叮相（跌打损伤）。

（3）瑶医。甘、涩，平；有小毒。属打药。活血散瘀，消肿止痛，祛风除湿。用于崩

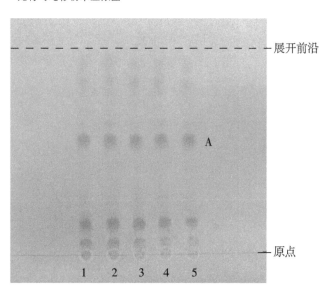

1—龙骨马尾杉对照药材；2～5—药材样品。

龙骨马尾杉薄层鉴别色谱图

闭闷（风湿、类风湿性关节炎），泵闷（胃痛），篮虷（肝炎），尼椎虷（肾炎），播冲（跌打损伤），辣给闷（痛经），囊暗（蛇虫咬伤）。

【用法与用量】内服：水煎服或浸酒服，3～6 g。外用：加水捣敷，适量。

龙船花

Longchuanhua

【壮名】华如龙（Varuzlungz）。

【瑶名】百耐使（Beh hnoi siv）。

【别名】大将军、卖子木、红绣球、山丹、红樱花、土红花、百日红。

【植物来源】为茜草科植物龙船花（*Ixora chinensis* Lam.）的地上部分。

【植物形态】灌木。小枝初时深褐色，有光泽，老时呈灰色，具线条。叶对生，有时由于节间距离极短几成4枚轮生，披针形、长圆状披针形至长圆状倒披针形，长6～13 cm，宽3～4 cm，顶端钝或圆形，基部短尖或圆形；叶柄极短而粗或无；托叶基部阔，合生成鞘形，顶端长渐尖，渐尖部分成锥形，比鞘长。花序顶生，多花，具短总花梗；总花梗与分枝均呈红色。苞片和小苞片微小，生于花托基部的成对；萼管长1.5～2 mm，萼檐4裂，裂片极短；花冠红色或红黄色，顶部4裂，裂片倒卵形或近圆形，扩展或外反，顶端钝或圆形；花丝极短，花药长圆形，基部2裂；花柱短伸出冠管外，柱头2枚，初时靠合，盛开时叉开。果近球形，双生，中间有一沟，成熟时红黑色。

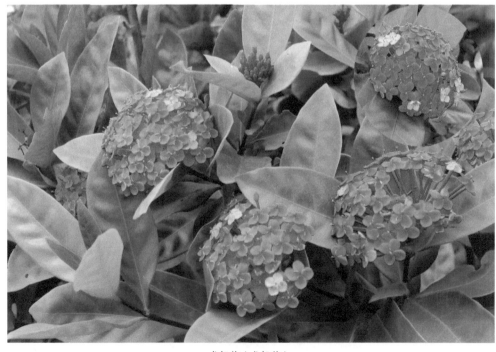

龙船花（龙船花）

【采收加工】全年均可采收，鲜用或切段、切片晒干。

【药材鉴定】

1. 性状鉴定

本品茎呈圆柱形，小枝黄褐色，老枝黑褐色，直径约5 mm。节稍膨大，具线条，质硬，不易折断，断面皮部黄褐色或黑褐色，木部灰白色。叶对生，完整者展平呈披针形、长圆状披针形至长圆状倒披针形，长6～12 cm，宽3～4 cm，顶端钝或圆形，基部短尖

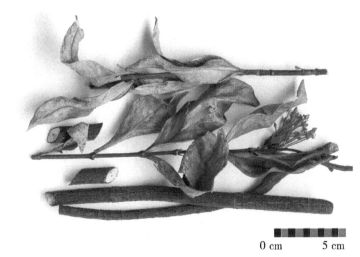

龙船花药材图

或圆形，浅黄色或棕黄色，质脆，皱缩。有时可见花序，顶生，多花。气微，味淡。

2. 显微鉴定

（1）组织显微鉴定。茎横切面：矩圆形，两侧具凹槽。木栓层细胞数列，内侧具数列厚角组织细胞。皮层薄，仅数列细胞。中柱鞘由数列纤维束围绕成矩圆形环状结构。韧皮部窄；形成层明显；木质部较宽，导管纵向排列，具有大量木纤维。中央为宽广的髓部；散在多数大型石细胞群。

（2）粉末显微鉴定。粉末棕褐色。淀粉粒类圆形，脐点点状，单粒直径6～15 μm；复粒淀粉粒由2～3个单粒组成。草酸钙簇晶多见，棱角尖锐，直径36～55 μm；草酸钙方晶偶见。石细胞类椭圆形、类方形或多边形，直径64～100 μm。导管多为螺纹导管，直径22～80 μm，细胞壁厚。纤维成束或单个散在，多破碎，细胞壁厚，胞腔线形。气孔为平轴式。棕色体常见。

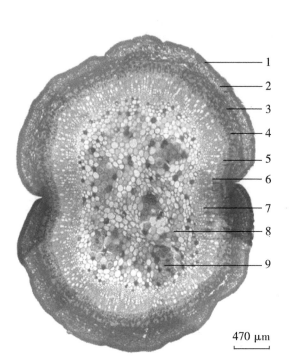

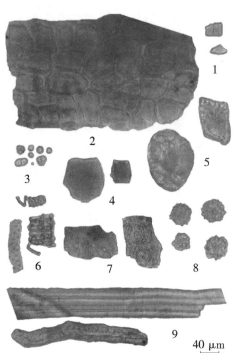

470 μm

1—木栓层；2—厚角组织；3—皮层；4—中柱鞘；5—韧皮部；
6—形成层；7—木质部；8—髓部；9—石细胞。

龙船花茎横切面显微图

40 μm

1—草酸钙方晶；2—木栓细胞；3—淀粉粒；
4—棕色体；5—石细胞；6—导管；7—气孔；
8—草酸钙簇晶；9—纤维。

龙船花粉末显微图

3. 薄层色谱鉴定

取本品粉末3 g，加乙醇150 mL，加热回流3 h，滤过，滤液浓缩至约2 mL，加3 mol/L 盐酸10 mL，水浴中加热水解2 h，冷却，移入分液漏斗中，用水10 mL分次洗涤容器，并入分液漏斗中，加氯化钠2 g，以三氯甲烷萃取5次，每次30 mL，合并三氯甲烷萃取液，加无水硫酸钠2 g，搅拌，滤过，容器用少量三氯甲烷洗涤，滤过，滤液合并，70 ℃以下浓缩至近干，加甲醇1～2 mL使溶解，作为供试品溶液。另取龙船花对照药材3个，同法制成对照药材溶液。再取东莨菪内酯对照品，加甲醇制成每毫升含1 mg的溶液，作为对照品溶液。照薄层色谱法（《中华人民共和国药典：2020年版　四部》通则0502）试验，先后吸取上述三种溶液各5 μL，分别点于同一硅胶G薄层板上，以环己烷-乙酸乙酯-正丁醇-冰乙酸（3∶3∶3∶0.1）为展开剂，展开，取出，晾干，置紫外光灯（365 nm）下检视。供试品色谱中，在与对照药材色谱和对照品色谱相应的位置上，显相同颜色的斑点。

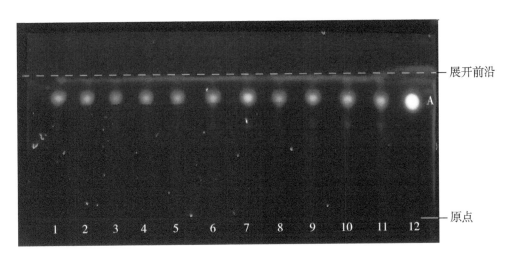

展开前沿

原点

1~10—药材样品；11—龙船花对照药材；12—东莨菪内酯对照品。

龙船花薄层鉴别色谱图

【性味与功用】

（1）中医。甘、淡，凉。归肝、胃经。清肝火，化瘀血，止疼痛。用于高血压头痛，咯血，胃痛，月经不调，风湿痹痛，跌打损伤，疮疡。

（2）壮医。甜，凉。调龙路、火路，除湿毒，清热毒。用于血压嗓（高血压），陆裂（咳血），约京乱（月经不调），京瑟（闭经），林得叮相（跌打损伤），呗脓（痈疮），歇啥（阴道炎、阴痒）。

（3）瑶医。苦、微涩，凉。散瘀止痛，消肿止痛，调经，降压，清热凉血，续筋接骨。用于哈路（肺痨），崩闭闷（风湿、类风湿性关节炎），样琅病（高血压病），辣给昧对（月经不调、闭经），播冲（跌打损伤），碰脑（骨折），眸名肿毒（无名肿毒、痈疮肿毒）。

【用法与用量】内服：水煎服，9~30 g。外用：鲜品捣敷，适量。

田皂角

Tianzaojiao

【壮名】榶醋旱（Mbawhaemhaep）。

【瑶名】林造可（Linh zaux gov）。

【别名】水皂角、水槐子。

【植物来源】为豆科植物合萌（*Aeschynomene indica* L.）的根及茎。

【植物形态】草本。茎圆柱形，多分枝，具小凸点而稍粗糙。叶具20～30对小叶或更多；托叶膜质，卵形至披针形，基部下延成耳状，通常有缺刻或啮蚀状；小叶近无柄，薄纸质，线状长圆形，长5～15 mm，宽2～3.5 mm，上面密布腺点，下面稍带白粉，先端钝圆或微凹，具细刺尖头，基部歪斜，全缘；小托叶极小。总状花序腋生，小苞片卵状披针形，宿存；花萼膜质，具纵脉纹；花冠淡黄色，具紫色纵脉纹，易脱落，旗瓣大，近圆形，基部具极短的瓣柄，翼瓣篦状，龙骨瓣比旗瓣稍短，比翼瓣稍长或近相等；雄蕊二体；子房扁平，线形。荚果线状长圆形，腹缝直，背缝多少呈波状；荚节4～10节，平滑或中央有小疣突，不开裂，成熟时逐节脱落。种子黑棕色，肾形。

【采收加工】全年均可采收，除去杂质，洗净，鲜用或切段晒干。

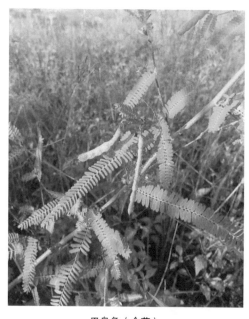

田皂角（合萌）

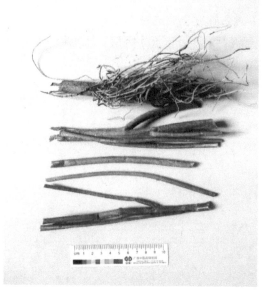

田皂角药材图

【药材鉴定】

1. 性状鉴定

本品根圆柱形，稍弯曲，表面灰黄色，支根较少，直径0.2～1 cm；质软，易折断，断面皮部灰黄色，木部灰白色。茎圆柱形，表面黄绿色，具细纵皱纹，直径0.5～1.5 cm；体轻，易折断，断面皮部薄，灰绿色，纤维性，木部黄白色；有的中空。气微，味淡。

2. 显微鉴定

（1）组织显微鉴定。茎横切面：表皮细胞1列，长圆形，外被角质层。皮层细胞数列，类圆形或不规则形；中柱鞘纤维束断续排列成环。韧皮部较窄。木质部发达，约占切面的2/3，导管单个散在或多个相连；射线细胞1～3列。中央髓部较宽，有的已萎缩形成中空。

（2）粉末显微鉴定。粉末灰绿色，纤维单个，直径15～32 μm，先端圆钝、渐尖或平截，纤维束外周薄壁细胞含草酸钙方晶，形成晶鞘纤维。草酸钙结晶散在，直径5～39 μm。导管多为具缘纹孔导管，直径35～92 μm。

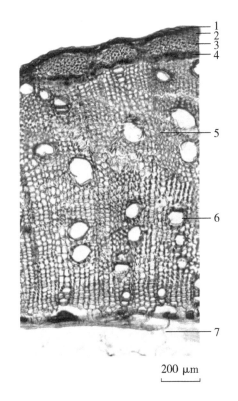

200 μm

1—表皮；2—皮层；3—中柱鞘纤维；4—韧皮部；
5—木质部；6—导管；7—髓部。

田皂角茎横切面显微图

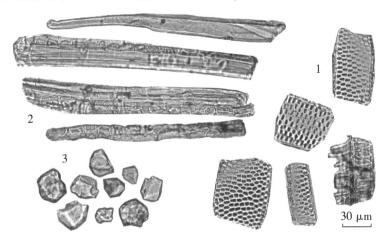

30 μm

1—导管；2—纤维；3—草酸钙结晶。

田皂角粉末显微图

3. 薄层色谱鉴定

取本品粉末2 g，加甲醇50 mL，超声提取30 min，滤过，滤液蒸干，残渣加甲醇1 mL使溶解，作为供试品溶液。另取田皂角对照药材2 g，同法制成对照药材溶液。照薄层色谱法（《中华人民共和国药典：2020年版 四部》通则0502）试验，先后吸取上述两种溶液各5～10 μL，分别点于同一硅胶G薄层板上，以正己烷-乙酸乙酯（8∶2）为展开剂，展开，取出，晾干，置紫外光灯（365 nm）下检视。供试品色谱中，在与对照药材色谱相应的位置上，显相同颜色的斑点。

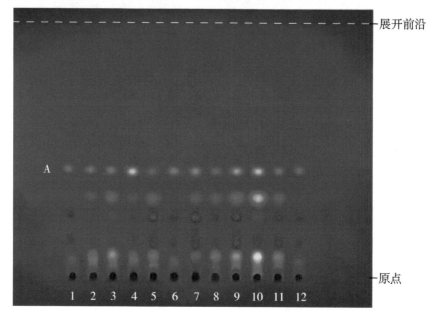

1、6、12—田皂角对照药材；2～5、7～11—药材样品。

田皂角薄层鉴别色谱图

【性味与功用】

（1）中医。甘、苦，微寒。清热利湿，祛风明目，通乳。用于热淋，血淋，水肿，泄泻，痢疾，疔肿，疮疥，目赤肿痛，眼生云翳，夜盲，关节疼痛，产妇乳少。

（2）壮医。苦、涩，寒。解热毒，利谷道、水道。用于肉扭（淋证），白冻（泄泻），笨浮（水肿），胆囊炎，喯疳（疳积），呗脓（痈疮），麦蛮（皮肤瘙痒），林得叮相（跌打损伤）。

（3）瑶医。苦、涩，凉。清热解毒，利尿消肿，平肝，明目，止血。用于哈轮（感冒），泵烈竟（尿路感染、淋浊），月窖浆辣贝（结石），也改昧通（大便、小便不通），月藏（尿血），胆纲肝（胆囊炎），醒蕹（水肿），碰累（痢疾），疟没通（乳汁不通），夜盲症，白内障，布锥累（痈疮），身谢（湿疹、皮肤瘙痒）。

【用法与用量】内服：水煎服，15～30 g。外用：煎水熏洗或鲜品捣敷，适量。

四方藤

Sifangteng

【壮名】勾绥林（Gaeuseiqlimq）。

【瑶名】四方钻（Feix bung nzunx）。

【别名】宽筋藤、红宽筋藤、伸筋藤、方藤、红四方藤、翼枝白粉藤。

【植物来源】为葡萄科植物翼茎白粉藤（*Cissus pteroclada* Hayata）的藤茎。

【植物形态】草质藤本。小枝四棱形，棱有翅，棱间有纵棱纹。卷须二叉分枝，相隔两节间断与叶对生。叶卵圆形或长卵圆形，长5～12 cm，宽4～9 cm，顶端短尾尖或急尖，基部心形，小枝上部叶有时基部近截形，边缘每侧有细牙齿，上面暗绿色，下面浅绿色；基出脉5条；叶柄长2～7 cm，托叶草质，褐色，卵圆形。花序顶生或与叶对生，集成伞形花序，花序梗被短柔毛；花蕾卵圆形，顶端钝或圆形，萼杯形，边缘全缘，花瓣4枚；花盘明显，4裂，子房下部与花盘合生。果实倒卵椭圆形，种子1～2颗，倒卵状长椭圆形。顶端圆形，基部喙显著，表面棱纹尖锐。

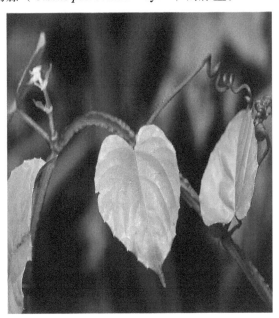

四方藤（翼茎白粉藤）

【采收加工】全年均可采收，去掉叶子，鲜用或切段晒干。

【药材鉴定】

1. 性状鉴定

本品茎呈四棱形，微弯曲，表面灰褐色，有纵皱纹，直径0.5～1.8 cm，嫩茎棱翅较明显，节上有叶痕及托叶痕。质韧，不易折断，断面纤维性，皮部薄，棕红色至灰褐色；木部淡黄色至灰黄色，有放射状排列的小孔，中心部位近方形。气微，味微苦、酸。

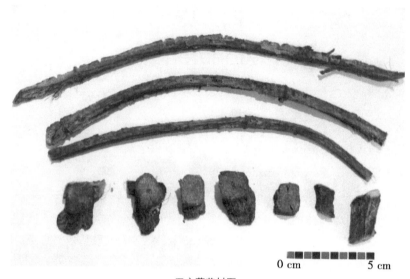

0 cm   5 cm

四方藤药材图

2. 显微鉴定

（1）组织显微鉴定。茎横切面：表皮细胞1列。皮层细胞数列，角隅处有数列厚角组织细胞，有石细胞散在。中柱鞘纤维束与薄壁细胞相间排列，断续成环。韧皮部较宽。木质部导管大，多单个放射状排列；木射线细胞3～10列。髓部薄壁细胞类圆形，含棕黄色分泌物和草酸钙针晶，有的含淀粉粒。

（2）粉末显微鉴定。粉末灰棕色。纤维单个或成束，先端圆钝或平截，壁较厚，直径15～30 μm。草酸钙针晶成束或散在。淀粉粒直径5～10 μm。石细胞类方形或不规则形，直径25～45 μm。导管多为梯纹导管或具缘纹孔导管，直径35～70 μm。木栓细胞多角形或类方形。

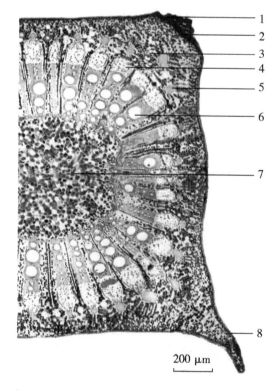

200 μm

1—表皮；2—皮层；3—石细胞；4—韧皮部；5—中柱鞘纤维；
6—木质部；7—髓部；8—厚角组织。

四方藤茎横切面显微图

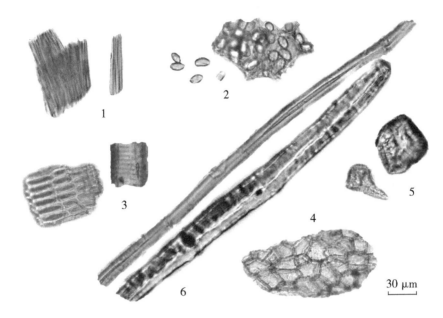

1—草酸钙针晶；2—淀粉粒；3—导管；4—木栓细胞；5—石细胞；6—纤维。

四方藤粉末显微图

3. 薄层色谱鉴定

取本品粉末 1 g，加甲醇 20 mL，超声处理 30 min，滤过，滤液作为供试品溶液。另取岩白菜素对照品，加甲醇制成每毫升含 0.4 mg 的溶液，作为对照品溶液。照薄层色谱法（《中华人民共和国药典：2020 年版　四部》通则 0502）试验，先后吸取上述两种溶液各 1～5 μL，分别点于同一硅胶 G 薄层板上，以三氯甲烷-乙酸乙酯-甲醇（2.5∶2∶1）为展开剂，展开，取出，晾干，喷以 2% 三氯化铁-2% 铁氰化钾（1∶1）混合溶液，热风吹至斑点显色清晰。供试品色谱中，在与对照品色谱相应的位置上，显相同颜色的斑点。

【性味与功用】

（1）中医。辛、微苦，平。归肝经。祛风除湿，活血通络。用于风湿痹痛，腰肌劳损，肢体麻痹，跌打损伤。

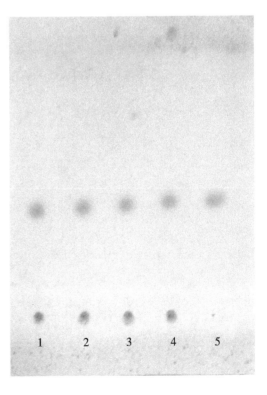

1～4—药材样品；5—岩白菜素对照品。

四方藤薄层鉴别色谱图

（2）壮医。辣、微苦，平。祛风毒，除湿毒，通龙路，止疼痛。用于发旺（痹病），活邀尹（颈椎病），旁巴尹（肩周炎），扭像（扭挫伤），夺扼（骨折）。

（3）瑶医。微酸、涩，平。属风打相兼药。祛风除湿，舒筋通络。用于崩闭闷（风湿、类风湿性关节炎），改闷（腰痛、腰肌劳损），锥碰江闷（坐骨神经痛），播冲（跌打损伤），荣古瓦美买卡（产妇分娩无力），辣给昧对（月经不调、闭经）。

【用法与用量】

（1）中医。内服：水煎服或浸酒服，10～30 g。外用：酒炒敷，适量。

（2）壮医。内服：水煎服或浸酒内服外擦，10～30 g。外用：鲜茎捣敷，适量。

（3）瑶医。内服：水煎服，20～30 g。外用：水煎洗，适量。

四块瓦

Sikuaiwa

【壮名】棵绥盟（Goseiqmbaw）。

【别名】水晶花、四大天王、四叶金、平头细辛、土细辛。

【植物来源】为金粟兰科植物全缘金粟兰 [*Chloranthus holostegius*（Hand. - Mazz.）Pei et Shan] 的全草。

【植物形态】草本。根状茎生多数须根；茎直立，常不分枝，下部节上对生2枚鳞状叶，鳞状叶宽卵形或三角形。叶对生，通常4枚生于茎顶，呈轮生状，坚纸质，宽椭圆形或倒卵形，长8～15 cm，宽4～10 cm，顶端渐尖，基部宽楔形，边缘有锯齿，齿端有一腺体；托叶微小。穗状花序，通常1～5朵聚生，苞片宽卵形或近半圆形，不分裂；花白色；雄蕊3枚；子房卵形。核果近球形或倒卵形，绿色。

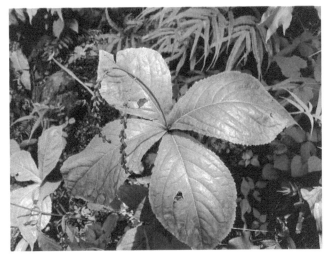

四块瓦（全缘金粟兰）

【采收加工】全年均可采收，除去杂质，鲜用或晒干。

【药材鉴定】

1. 性状鉴定

本品全草长20～55 cm。根茎横走或集聚成束，长1～3 cm，直径3～5 mm；表面灰棕色至黄褐色，粗糙，具不规则结节状隆起，上面着生

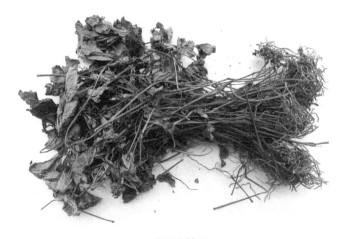

四块瓦药材图

多数须根；茎呈扁圆柱形，表面黄绿色或黄褐色，具纵棱，断面中空。叶黄绿色，皱缩，完整者展开呈宽椭圆形或倒卵形，长7～14 cm，宽4～9 cm，顶端渐尖，基部宽楔形，边缘有锯齿，两面均无毛；叶柄长0.3～1 cm。气微，味苦。

2. 显微鉴定

（1）组织显微鉴定。叶横切面：上、下表皮细胞各1列，细胞长方形或类圆形，下表皮有气孔分布。栅栏组织细胞1列，不通过主脉；海绵组织细胞约占叶面积2/3以上。中脉维管束外韧型，导管放射状排列，韧皮部外侧有1～3列中柱鞘厚壁纤维。

（2）粉末显微鉴定。粉末黄棕色。纤维散在或成束，末端斜尖或钝圆，孔沟明显，胞腔大小不一，"人"字形或圆形纹孔，直径16～38 μm。叶表皮细胞垂周壁稍弯曲，气孔为

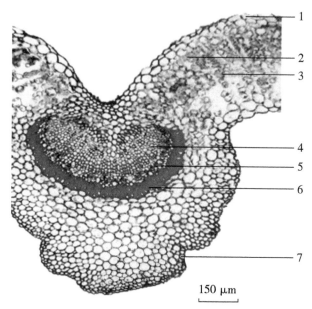

150 μm

1—上表皮；2—栅栏组织；3—海绵组织；4—木质部；
5—韧皮部；6—中柱鞘纤维；7—下表皮。

四块瓦叶横切面显微图

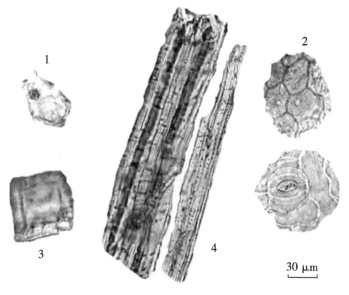

30 μm

1—草酸钙簇晶；2—叶表皮细胞；3—石细胞；4—纤维。

四块瓦粉末显微图

不定式。石细胞类方形，孔沟明显，直径28～56 μm。草酸钙簇晶细小，直径8～16 μm。

3. 薄层色谱鉴定

取本品粉末1 g，加甲醇20 mL，超声处理40 min，滤过，滤液蒸干，残渣加乙酸乙酯1 mL使溶解，作为供试品溶液。另取四块瓦对照药材1 g，同法制成对照药材溶液。照薄层色谱法（《中华人民共和国药典：2020年版　四部》通则0502）试验，先后吸取上述两种溶液各5 μL，分别点于同一硅胶G薄层板上，以环己烷–丙酮（8∶2）为展开剂，展开，取出，晾干，置日光下检视。供试品色谱中，在与对照药材色谱相应的位置上，显相同颜色的斑点。

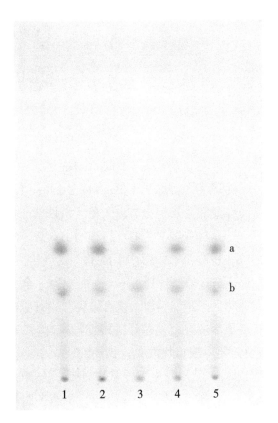

1—四块瓦对照药材；2～5—药材样品。

四块瓦薄层鉴别色谱图

【性味与功用】

（1）中医。辛、苦，温；有小毒。归肺、肝经。祛风除湿，散寒止痛，散瘀消肿，止咳。用于风寒感冒，风湿痹痛，脘腹疼痛，跌打损伤，疖肿疔疮，毒蛇咬伤，咳嗽。

（2）壮医。辣，温；有小毒。祛风毒，除湿毒，通龙路，散瘀肿，杀疥虫，解疮毒。用于发旺（痹病），林得叮相（跌打损伤），兵淋勒（崩漏），呗脓（痈疮），呗叮（疔），痂（癣），麦蛮（风疹），额哈（毒蛇咬伤）。

【用法与用量】内服：水煎服，6～9 g。外用：鲜品捣敷，适量。

白马骨

Baimagu

【壮名】骼马豪（Ndokmaxhau）。

【瑶名】急惊风（Jiemh ging buerng）。

【别名】路边金、满天星、六月雪、鱼骨刺、硬骨柴、鸡脚骨。

【植物来源】为茜草科植物白马骨［*Serissa serissoides*（DC.）Druce］的全株。

【植物形态】落叶小灌木。枝粗壮，灰色。叶通常丛生，倒卵形或倒披针形，长1.5～3 cm，宽5～15 mm，先端短尖，全缘，基部渐狭而成一短柄，柄长1～15 mm；托叶对生，基部膜质，顶有锥尖状裂片数枚，长1.2～2.5 mm。花无梗；丛生于小枝顶和近顶部的叶腋；苞片1枚，斜方状椭圆形，先端针尖，长约2 mm，白色，膜质；萼5裂，裂片三角状锥尖，长约2.5 mm，革质；花冠管状，白色，长6～8 mm。内有绒毛1簇，5裂，裂片矩圆状披针形，长约2.5 mm；雄蕊5枚，花丝极短，花药长圆形；雌蕊1枚，花柱长约4 mm，柱头分叉，子房下位，5棱，圆柱状，2室。

【采收加工】全年均可采收，洗净，切段，鲜用或晒干。

【药材鉴定】

1. 性状鉴定

本品根细长圆柱形，有分枝，长短不一，直径3～8 mm，表面深灰色、灰白色或黄褐色，有纵裂隙，栓皮易剥落。粗枝深灰色，表面具纵裂纹，栓皮易剥落；嫩枝浅显灰色；断面纤维性，木质，坚硬。叶通常丛生，完整者展平呈倒卵形或倒披针形，长1.5～3 cm，宽5～15 mm，黄绿色，卷缩或脱落，先端短尖，基部渐狭成短柄，全缘，两面羽状网脉均凸出。气微，味淡。

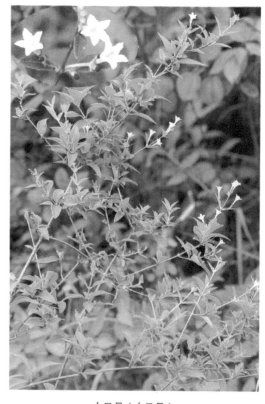

白马骨（白马骨）

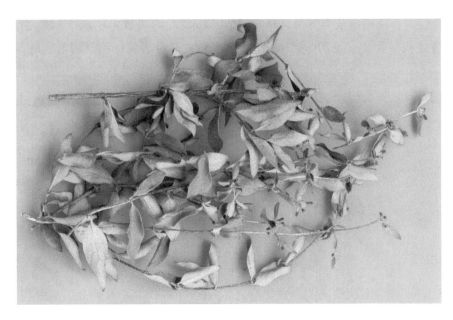

白马骨药材图

2. 显微鉴定

（1）组织显微鉴定。茎横切面：木栓层外侧为数列木栓细胞组成的落皮层，易脱落；木栓形成层和栓内层明显，栓内层可见石细胞散在。中柱外围是由1列至数列或成群石细胞组成的环带，壁厚。韧皮部较窄，有的薄壁细胞含草酸钙针晶束。形成层不明显。木质部宽广，年轮明显可见；导管多散在。髓部为大型薄壁细胞，有的中央呈空洞状。

（2）粉末显微鉴定。粉末黄绿色。淀粉粒多为单粒，类圆形，直径7～20 μm，脐点点状；可见复粒淀粉粒，由2个至多个单粒组成。草酸钙针晶常见，多散在。草酸钙方晶散在或存于薄壁细胞中，长17～45 μm。韧皮纤维成束，壁薄，胞腔大；木纤维成束或单个散在，壁厚，沟纹明显。石细胞单个

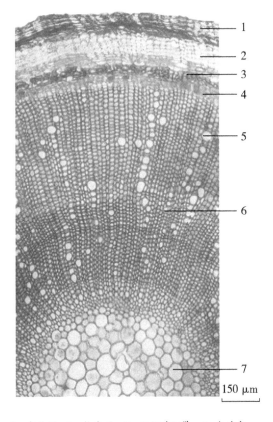

1—木栓层；2—栓内层；3—石细胞环带；4—韧皮部；
5—导管；6—木质部；7—髓部。

白马骨茎横切面显微图

或数个相连，长椭圆形或类方形，长40～180 μm，孔沟明显。导管多为螺纹导管，亦可见具缘纹孔导管，直径20～65 μm。气孔平轴式。叶表皮细胞具辐射状的角质层纹理。

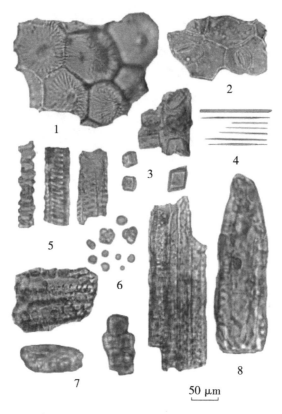

1—叶表皮细胞；2—气孔；3—草酸钙方晶；4—草酸钙针晶；5—导管；6—淀粉粒；7—石细胞；8—纤维。

白马骨粉末显微图

3. 薄层色谱鉴定

取本品粉末2 g，加甲醇20 mL，超声提取2 h，滤过，滤液蒸干，残渣加甲醇2 mL使溶解，取上清液作为供试品溶液。另取齐墩果酸对照品，加甲醇制成每毫升含1 mg的对照品溶液。照薄层色谱法（《中华人民共和国药典：2020年版　四部》通则0502）试验，先后吸取上述两种溶液各10 μL，分别点于同一硅胶G薄层板上，以环己烷-乙酸乙酯-丙酮（4:1:2）为展开剂，展开，取出，晾干，喷以10%硫酸乙醇试液，105 ℃加热至斑点显色清晰。供试品色谱中，在与对照品色谱相应的位置上，显相同颜色的斑点。

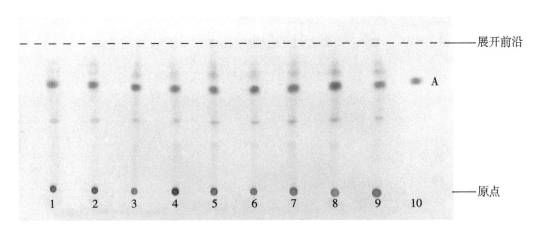

1～9—药材样品；10—齐墩果酸对照品。

白马骨薄层鉴别色谱图

【性味与功用】

（1）中医。苦、辛，凉。归肝、脾经。凉血解毒，利湿消肿。用于急慢性肝炎，痢疾，肠炎，白带，风湿痹痛，跌打损伤。

（2）壮医。微苦，平。调龙路、火路，利谷道，清热毒，除湿毒，消肿痛。用于黄标（黄疸），阿意咪（痢疾），白冻（泄泻），痧病（感冒），角膜白斑，呗嘻（奶疮），隆白带（带下病），胴尹（胃痛），奔疳（疳症），发旺（痹病），林得叮相（跌打损伤），雷公藤中毒。

（3）瑶医。微苦，平。属风打相兼药。清热利湿，凉血解毒。用于哈轮（感冒），满经崩（小儿高热抽搐），谷阿惊崩（小儿惊风），谷阿泵虷怒哈（小儿肺炎），望胆篮虷（肝炎），港虷（肠炎），尼椎虷（肾炎），牙闷（牙痛），播冲（跌打损伤）。

【用法与用量】内服：水煎服，干品10～15 g或鲜品30～60 g。外用：水煎洗或鲜品捣敷，适量。

白茅根

Baimaogen

【壮名】壤哈（Raghaz）。

【瑶名】杆中（Nqaanh gorn）。

【别名】丝茅草、白茅、茅草、白茅草、茅草根、茅根。

【植物来源】为禾本科植物大白茅［*Imperata cylindrical*（L.）Beauv var. *major*（Nees）C. E. Hubb.］的根茎。

【植物形态】草本。根茎密生鳞片。秆丛生，直立，高30～90 cm，具2～3节，节上有柔毛。叶多丛集基部；叶鞘无毛，或上部及边缘和鞘口均具纤毛；叶片线形或线状披针形，先端渐尖，基部渐狭，根生叶长，茎生叶较短。圆锥花序柱状，分枝短缩密集；小穗披针形或长圆形，长约3.5 mm，基部密生长丝状柔毛，具长短不一的小穗柄；两颖相等或第一颖稍短，除背面下部略呈草质外，余均膜质，边缘具纤毛，背面疏生丝状柔毛，第一颖较狭，具3～4条脉，第二颖较宽，具4～6条

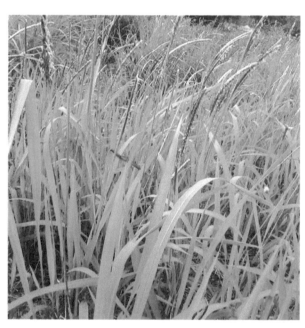

白茅根（大白茅）

脉；第一外稃卵状长圆形，先端钝；第二外稃披针形，先端尖，两侧略呈细齿状；内稃先端截平，具微小的齿裂；雄蕊2枚，花药黄色，柱头2枚，深紫色。颖果。

【采收加工】春、秋季采挖，洗净，除去须根和膜质叶鞘，鲜用或晒干。

【药材鉴定】

1. 性状鉴定

本品根茎呈细长圆柱形，通常不分枝，长30～60 cm，直径1～4 mm。表面黄白色或浅棕黄色，有光泽，具纵皱纹，环节明显，略隆起，节上可见芽痕，节间长短不

一，通常长1.5～3 cm。质轻而韧，不易折断，折断面纤维性，黄白色，皮部有多数空隙如车轮状，易与中柱剥离，中心有一小孔。气微，味微甜。

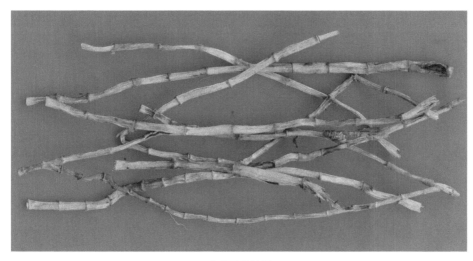

白茅根药材图

2. 显微鉴定

（1）组织显微鉴定。根茎横切面：表皮为1列类方形小细胞，有的含硅质块。皮层较宽，最外为1～4列纤维；叶迹维管10余个，有限外韧型，具束鞘纤维，排列成环形，其旁常有裂隙；内皮层细胞内壁增厚，有的含硅质块。中柱内散有多数有限外韧型维管束。中央部位常见大裂隙。

（2）粉末显微鉴定。粉末黄白色。表皮细胞平行排列，每纵列多为1个长细胞与2个短细胞相间排列。导管多为具缘纹孔导管和螺纹导管，可见梯纹导管，直径40～100 μm。韧皮纤维成束，常具横隔；木纤维常散在，壁

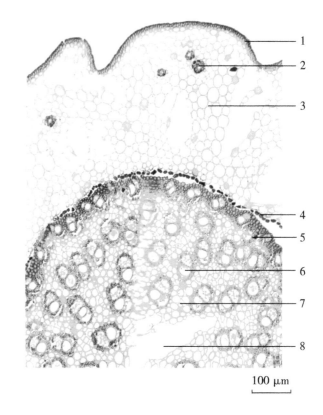

100 μm

1—表皮；2—叶迹维管束；3—皮层；4—内皮层；5—中柱鞘纤维；
6—维管束；7—基本组织；8—中央大裂隙。

白茅根根茎横切面显微图

厚，胞腔线性，沟纹显著。淀粉粒多单粒，脐点点状，直径10～40 μm；偶见有复粒淀粉粒。表皮细胞常见硅质块。

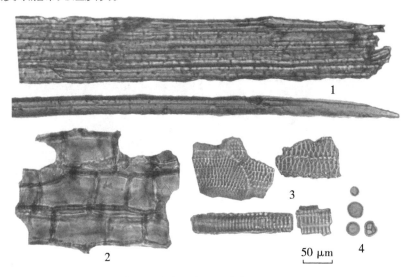

1—纤维；2—表皮细胞；3—导管；4—淀粉粒。

白茅根粉末显微图

3. 薄层色谱鉴定

取本品粉末2 g，加丙酮20 mL，超声处理30 min，滤过，滤液置60 ℃水浴浓缩至1 mL，以10000 r/min离心10 min，取上清液作为供试品溶液。另取白茅根对照药材2 g，同法制成对照药材溶液。再取绿原酸对照品适量，加甲醇制成每毫升含0.1 mg的溶液，作为对照品溶液。照薄层色谱法（《中华人民共和国药典：2020年版　四部》通则0502）试验，先后吸取上述三种溶液各5 μL，分别点于同一硅胶G薄层板上，以乙酸乙酯-甲酸-水（12∶2.2∶3）为展开剂，展开，取出，晾干，置于碘缸中至斑点显色清晰。供试品色谱中，在与对照药材色谱和对照品色谱相应的位置上，显相同颜色的斑点。

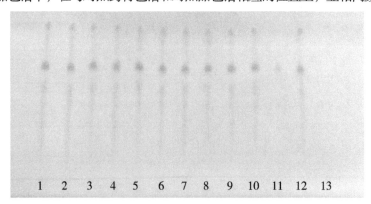

1～10—药材样品；11—绿原酸对照品；12—白茅根对照药材；13—空白对照样品。

白茅根薄层鉴别色谱图

【性味与功用】

（1）中医。甘，寒。归肺、胃、膀胱经。凉血止血，清热利尿。用于血热出血，尿血，热病烦渴，湿热黄疸，热淋涩痛，水肿尿少。

（2）壮医。甜，寒。调气道、谷道，利水道，止血，补阳虚。用于热病烦渴，埃病（咳嗽），鹿（呕吐），白冻（泄泻），鹿嘞（吐血），能嘞（鼻衄），能蚌（黄疸），笨浮（水肿），幽扭（热淋），委哟（阳痿）。

（3）瑶医。甘，凉。清热利尿，凉血止血，生津止渴。用于怒哈（咳嗽），望胆篮虷（肝炎），哈路（肺痨），更喉闷（咽喉肿痛、咽炎），撸藏（吐血），毕藏（鼻出血），月藏（尿血），样琅病（高血压病），布醒蒢（肾炎水肿），泵烈竞（尿路感染、淋浊），冲翠臧（外伤出血）。

【用法与用量】内服：水煎服，干品9～30 g或鲜品30～60 g。

白狗肠

Baigouchang

【壮名】华岭秀（Valingzsiuh）。

【瑶名】狗肠藤（Guv gaangh baeqc hmei）。

【别名】飞天蜈蚣、上树蜈蚣。

【植物来源】为紫葳科植物凌霄 ［*Campsis grandiflora*（Thunb.）Schum.］ 的根及根茎。

【植物形态】攀缘藤本。茎木质，表皮脱落，枯褐色，以气生根攀附于它物之上。叶对生，为奇数羽状复叶；小叶7～9枚，卵形至卵状披针形，顶端尾状渐尖，基部阔楔形，两侧不等大，长3～9 cm，宽1.5～5 cm，侧脉6～7对，两面均无毛，边缘有粗锯齿；叶轴长4～13 cm；小叶柄长5～10 mm。顶生疏散的短圆锥花序，花序轴长15～20 cm；花萼钟状，分裂至中部，裂片披针形；花冠内面鲜红色，外面橙黄色，裂片半圆形；雄蕊着生于花冠筒近基部，花丝线形，细长，花药黄色，"个"字形着生；花柱线形，柱头扁平，2裂。蒴果顶端钝。

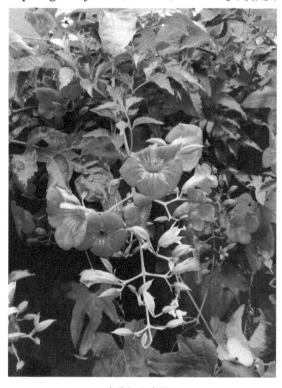

白狗肠（凌霄）

【采收加工】全年均可采收，洗净，切片，鲜用或晒干。

【药材鉴定】

1. 性状鉴定

本品根呈不规则长圆柱形，外表面黄棕色或土黄色，粗糙，有纵皱纹，并可见稀疏的支根或支根痕，有横长皮孔样的凸起。质坚硬，断面纤维性，皮部棕色，易剥落，木部淡黄色，有同心环纹及细孔。气无，味微苦、甘。

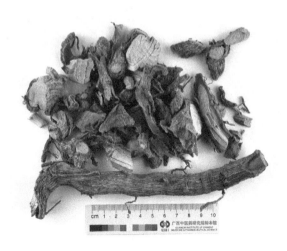

白狗肠药材图

2. 显微鉴定

（1）组织显微鉴定。根茎横切面：木栓层细胞数列，类方形。皮层窄。韧皮部较宽，有的筛管细胞萎缩变形，韧皮纤维多单个散在，纤维细胞壁厚，木化。木质部导管单个或几个相连散在分布，木射线细胞1～2列。根中部有萎缩变形的薄壁细胞和少数纤维。

（2）粉末显微鉴定。粉末淡黄色。韧皮纤维众多，多单个散在，黄色，有的细胞壁厚达30 μm，末端钝尖或平截，直径15～70 μm。木纤维灰黄色，壁薄，直径15～28 μm。淀粉粒单粒或复粒，圆形、半圆形，脐点点状或裂缝状，直径6～13 μm。导管多为具缘纹孔导管，直径25～65 μm。

3. 薄层色谱鉴定

取本品粉末1 g，加甲醇溶液50 mL，超声处理1 h，滤过，滤液蒸干，残渣加甲醇1 mL使溶解，作为供试品溶液。另取白狗肠对照药材1 g，同法制成对照药材溶液。照薄层色谱法（《中华人民共和国药典：2020年版　四部》通则0502）试验，先后吸取上述

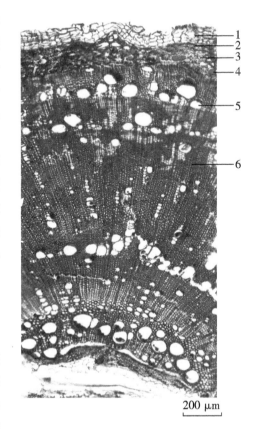

1—木栓层；2—皮层；3—韧皮部；4—韧皮纤维；5—导管；6—木质部。

白狗肠根茎横切面显微图

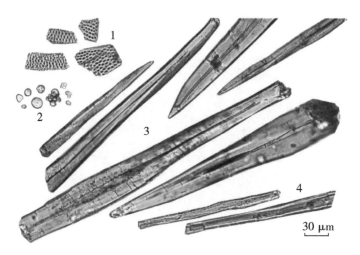

1—导管；2—淀粉粒；3—韧皮纤维；4—木纤维。

白狗肠粉末显微图

两种溶液各5～10 μL，分别点于同一硅胶G薄层板上，以石油醚（60～90 ℃）-乙酸乙酯（7：3）为展开剂，展开，取出，晾干，喷以10%硫酸乙醇溶液，105 ℃加热数分钟，置紫外光灯（365 nm）下检视。供试品色谱中，在与对照药材色谱相应的位置上，显相同颜色的斑点。

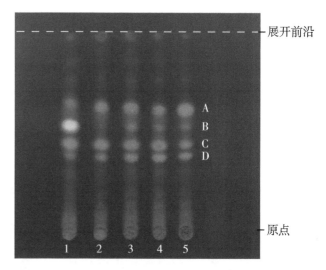

1—白狗肠对照药材；2～5—药材样品。

白狗肠薄层鉴别色谱图

【性味与功用】

（1）中医。甘、辛，寒。归肝、脾、肾经。活血散瘀，解毒消肿。用于风湿痹痛，跌打损伤，骨折，脱白，急性胃肠炎。

（2）壮医。苦，凉。调龙路、火路，清热毒，除湿毒，消肿痛。用于白冻（泄泻），发旺（痹病），隆芙（痛风），林得叮相（跌打损伤），夺扼（骨折），肉扭（淋证），麦蛮（风疹）。

（3）瑶医。苦，凉。属风打相兼药。清热利湿，活血散瘀，消肿止痛。用于就港虾（急性肠胃炎），播冲（跌打损伤），碰脑（骨折）。

【用法与用量】内服：水煎服或浸酒服，6～9 g。外用：鲜品捣敷，适量。

白草果

Baicaoguo

【壮名】芒侯豪（Makhaeuqhau）。

【别名】拟草果。

【植物来源】为姜科植物拟草果（*Amomum paratsaoko* S. Q. Tong et Y. M. Xia）的成熟果实。

【植物形态】草本。茎丛生，高达3 m。全株有辛香气，地下部分略似生姜。叶片狭长圆状披针形或狭椭圆状披针形，长38～83 cm，宽13～18 cm，先端渐尖，基部楔形或狭楔形，上面绿色，下面淡绿色；叶无柄；叶舌全缘，淡褐色，膜质；叶鞘绿色，具明显纵条纹。穗状花序卵圆形或头状，从根茎抽出，鳞片淡褐色，革质；苞片卵形或椭圆形，先端圆形，革质；小苞片管状，先端具2齿，白色，膜质；花萼佛焰苞状，先端具3齿，膜质，白色；花冠管白色，较短于花萼，裂片披针形，近等长，白色，膜质；唇瓣椭圆形，白色，中央密被红色斑点，其两侧均具放射状条纹，边缘皱波状；无侧生退化雄蕊；雄蕊白色；子房近白色。蒴果密生，成熟时白色，不开裂，长圆形或长椭圆形，顶端具宿存花柱残迹，基部常具宿存苞片。种子多角形，有浓郁香味。

【采收加工】秋季果实成熟时采收，除去杂质，晒干或低温干燥。

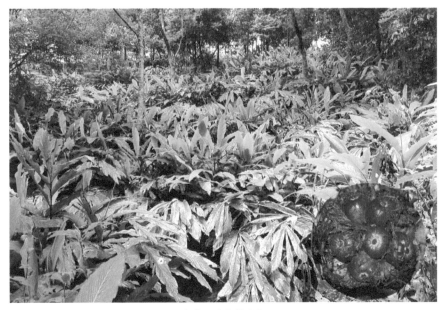

白草果（拟草果）

【药材鉴定】

1. 性状鉴定

本品呈椭圆形或倒卵形，有的具三钝棱，表面灰白色或棕黄色，长2.3～3.5 cm，直径1～2.6 cm，有纵沟及棱线，顶端具类圆形凸起的宿萼残基，基部有果梗或果梗痕。果皮质坚韧，剥去外壳，中间有淡黄色隔膜，将种子团分成3瓣，每瓣有种子7～19粒，为不规则锥状多面体，外被灰白色膜质的假种皮，质硬。有特异香气，味辛、微甜。

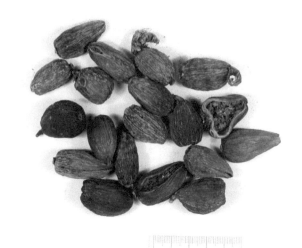

白草果药材图

2. 显微鉴定

（1）组织显微鉴定。种子横切面：假种皮表皮细胞数列，类圆形或多角形，内含淀粉粒。种子表皮细胞1列，类长方形，壁厚；下皮细胞为1列扁圆形的薄壁细胞，切向延长。油细胞层细胞1列，较宽大，方形或类方形，淡黄色，含黄色油滴。色素细胞数列，类方形、多角形或皱缩，含棕红色色素。内种皮为1列栅状石细胞，棕红色，外壁薄，内壁厚，胞腔小，含硅质块。外胚乳细胞类圆形或长条形，含有淀粉粒及细小的草酸钙簇晶和草酸钙方晶。内胚乳细胞椭圆形或类圆形，含细小糊粉粒和油滴。胚椭圆形。

（2）粉末显微鉴定。粉末淡黄色。内种皮栅状细胞棕

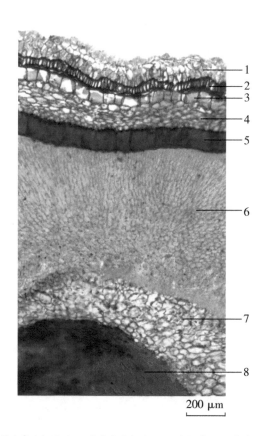

1—假种皮表皮细胞；2—种皮表皮细胞；3—油细胞；4—色素层细胞；
5—内种皮细胞；6—外胚乳细胞；7—内胚乳细胞；8—胚。

白草果种子横切面显微图

红色，壁厚，胞腔小，含硅质块。种皮表皮细胞长条形，棕黄色，壁较厚。外胚乳细胞长方形，直径18～26 μm。色素细胞不规则形，含棕红色物质。内胚乳细胞类圆形。果皮纤维稍弯曲，壁薄，直径8～15 μm。油细胞类圆形或不规则形，淡黄色，含黄色小油滴。导管多为螺纹导管，直径17～25 μm。果皮表皮细胞多角形，壁较厚。

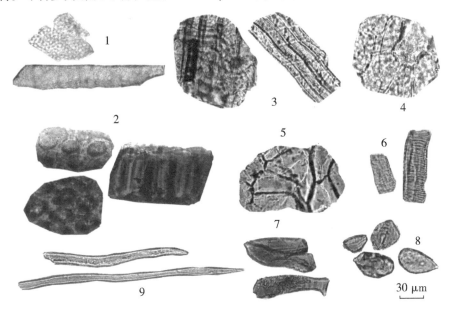

1—外胚乳细胞；2—内种皮栅状细胞；3—种皮表皮细胞；4—内胚乳细胞；
5—果皮表皮细胞；6—导管；7—色素细胞；8—油细胞；9—纤维。

白草果粉末显微图

3. 薄层色谱鉴定

取本品粉末0.5 g，加甲醇40 mL，超声处理1 h，滤过，滤液蒸干，残渣加甲醇1 mL使溶解，作为供试品溶液。另取白草果对照药材0.5 g，同法制成对照药材溶液。照薄层色谱法（《中华人民共和国药典：2020年版　四部》通则0502）试验，先后吸取上述两种溶液各3～5 μL，分别点于同一硅胶G薄层板上，以石油醚（60～90 ℃）-乙酸乙酯-甲酸（8：2：0.2）为展开剂，展开，取出，晾干，喷以1%三氯化铝乙醇溶液，105 ℃加热数分钟，置紫外光灯（365 nm）下检视。供试品色谱中，在与对照药材色谱相应的位置上，显相同颜色的斑点。

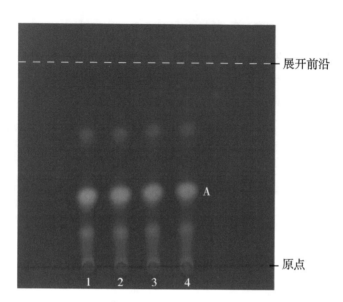

1—白草果对照药材；2～4—药材样品。

白草果薄层鉴别色谱图

【性味与功用】

（1）中医。辛，温。归脾、胃经。燥湿温中，除痰截疟。用于脘腹胀满冷痛，反胃，呕吐，食积，痰饮，疟疾。

（2）壮医。辣，温。通调谷道，除湿毒，解瘴毒。用于腹胀，腊胴尹（腹痛），东郎（食滞），鹿（呕吐），瘴病（疟疾）。

【用法与用量】内服：水煎服，3～6 g。

白背算盘子

Baibeisuanpanzi

【壮名】毕摸豪（Bijmoedhau）。

【植物来源】为叶下珠科植物白背算盘子（*Glochidion wrightii* Benth.）的茎枝。

【植物形态】灌木或乔木，高1～8 m。全株无毛。叶片纸质，长圆形或长圆状披针形，常呈镰刀状弯斜，长2.5～5.5 cm，宽1.5～2.5 cm，顶端渐尖，基部急尖，两侧不相等，上面绿色，下面粉绿色，干后灰白色；侧脉每边5～6条。雌花或雌雄花同簇生于叶腋内。雄花花梗长2～4 mm；萼片6枚，长圆形，黄色；雄蕊3枚，合生。雌花几无花梗；萼片6枚，其中3枚较宽而厚，卵形、椭圆形或长圆形；子房圆球状，花柱合生呈圆柱状。蒴果扁球状，红色，顶端有宿存的花柱。

【采收加工】全年均可采收，洗净，切段，晒干。

【药材鉴定】

1. 性状鉴定

本品茎枝呈圆柱形，有分枝。表面棕红色或棕褐色，具细纵皱纹，节处稍膨大。直径0.5～5 cm。质坚硬，不易折断，断面皮部薄，略显纤维性，木部不平整，呈灰白色或棕黄色，中央具髓。气微，味淡。

2. 显微鉴定

（1）组织显微鉴定。茎横切面：木栓层细胞数列，棕黄色。皮

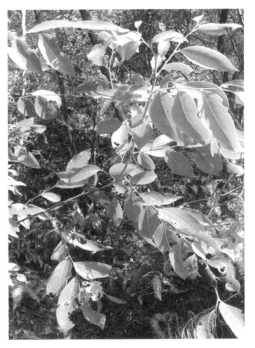

白背算盘子（白背算盘子）

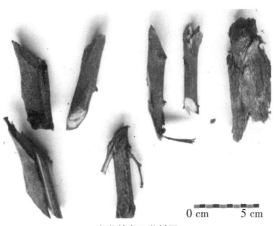

0 cm　　　　5 cm

白背算盘子药材图

层细胞数列，薄壁细胞中有的含草酸钙方晶；中柱鞘纤维数个断续成环。韧皮部宽，纤维束纵向排列，壁较厚，木化，韧皮薄壁细胞中有的含草酸钙方晶。木质部宽广，导管单个或数个相连成放射状排列，射线细胞1～5列。髓部及射线细胞中含有红棕色物质。

（2）粉末显微鉴定。粉末棕灰色，纤维成束或散在，韧皮纤维壁较厚，胞腔小，直径18～35 μm；木纤维细胞壁较薄，直径16～25 μm。导管多为具缘纹孔导管，直径32～75 μm。薄壁细胞类方形或多角形，棕黄色。草酸钙方晶单个散在，木栓细胞椭圆形、类方形或不规则形，棕红色。射线细胞类方形，孔沟明显。

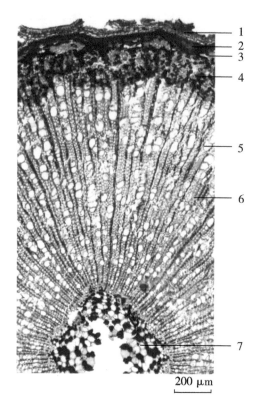

200 μm

1—木栓层；2—皮层；3—中柱鞘纤维；4—韧皮部；
5—导管；6—木质部；7—髓部。

白背算盘子茎横切面显微图

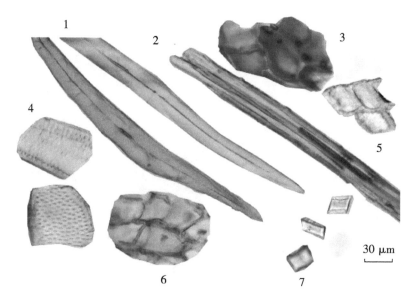

30 μm

1—韧皮纤维；2—木纤维；3—木栓细胞；4—导管；5—射线细胞；6—薄壁细胞；7—草酸钙方晶。

白背算盘子粉末显微图

3. 薄层色谱鉴定

取本品粉末2 g，加甲醇20 mL，加热回流30 min，滤过，滤液蒸干，残渣加甲醇2 mL使溶解，作为供试品溶液。另取白背算盘子对照药材2 g，同法制成对照药材溶液。照薄层色谱法（《中华人民共和国药典：2020年版　四部》通则0502）试验，先后吸取上述两种溶液各2～5 μL，分别点于同一聚酰胺薄膜上，以冰乙酸-水（6∶4）为展开剂，展开，取出，晾干，喷以5%三氯化铁溶液，热风吹至斑点清晰。供试品色谱中，在与对照药材色谱相应的位置上，显相同颜色的斑点。

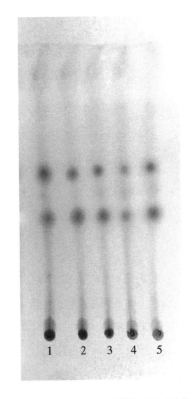

1～4—药材样品；5—白背算盘子对照药材。

白背算盘子薄层鉴别色谱图

【性味与功用】

（1）中医。微苦、涩，凉。归肺、心、大肠经。清热解毒，收敛，止痛。用于泄泻，痢疾，咳嗽，哮喘，带下，脱肛，子宫下垂，风湿骨痛，跌打损伤。

（2）壮医。微苦、涩，平。调火路，除湿毒，清热毒，祛风毒，止痛。用于阿意咪（痢疾），隆白带（带下病），能啥能累（湿疹），笃麻（麻疹），麦蛮（风疹），尊寸（脱肛），奔寸（子宫脱垂），林得叮相（跌打损伤）。

【用法与用量】内服：水煎服，10～20 g。外用：水煎洗，适量。

鸟不企

Niaobuqi

【壮名】动哈（Doenghha）。

【瑶名】铜诺唐紧（Domh noc daangh nqimv）。

【别名】鹰不拍、大叶鸟不企、大鹰不扑、鹊不踏、雷公木。

【植物来源】为五加科植物台湾毛楤木（*Aralia decaisneana* Hance）的根。

【植物形态】灌木。茎皮灰色，有纵纹和裂隙；新枝密生黄棕色绒毛，有刺；刺短而直，基部稍膨大。叶为二回羽状复叶，长达1.2 m；叶柄粗壮，疏生细刺和黄棕色绒毛；托叶和叶柄基部合生，先端离生部分锥形，外面密生锈色绒毛；叶轴和羽片轴密生黄棕色绒毛；羽片有小叶7～13枚，基部有小叶1对；小叶片薄革质，卵形至长圆状卵形，长7～14 cm，宽4～10 cm，先端渐尖或尾尖，基部圆形，上面密生黄棕色绒毛，下面毛更密，边缘有细尖锯齿，侧脉两面均明显。圆锥花序大，密生黄棕色绒毛，疏生细刺；伞形花序有花30～50朵；苞片线形，外面密生绒毛；花梗密生细毛；小苞片宿存；花淡绿白色；萼边缘有5个小齿；花瓣卵状三角形；雄蕊5枚；子房5室；花柱5枚，基部合生，上部离生。果球形，黑色，有5棱。

【采收加工】 秋后采收，洗净，切片，鲜用或晒干。

【药材鉴定】

1. 性状鉴定

本品根呈长圆柱形，稍弯曲，或有分枝及须根，直径0.5～4 cm，表面黄褐色或灰黄色，栓皮易脱落，脱落处呈暗褐色或灰褐色，有纵皱纹，具横向凸起的皮孔和圆形的侧根痕。质硬，不易折断，断面皮部较厚，黄褐色，木部淡黄白色。气微，味微苦、辛。

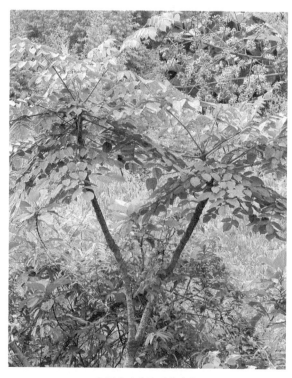

鸟不企（台湾毛楤木）

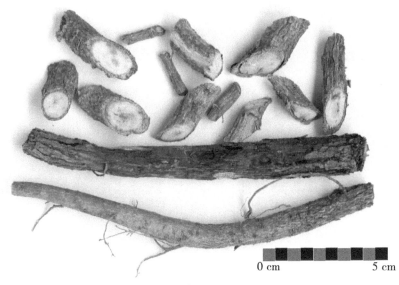

鸟不企药材图

2. 显微鉴定

（1）组织显微鉴定。根横切面：木栓层厚，为10多列厚壁细胞，细胞类长方形，排列紧密规则；常见有皮孔。皮层具大量草酸钙簇晶，并可见石细胞散在。韧皮部宽，偶见草酸钙簇晶；韧皮射线较宽，由2～3列细胞组成。形成层明显，波浪形。木质部宽，导管大；木射线明显，由2～3列细胞组成。

（2）粉末显微鉴定。粉末灰白色。草酸钙簇晶众多，散在破碎的组织中，晶瓣尖锐，直径40～145 μm。淀粉粒多为复粒，由2～8个分粒组成；单粒圆形或类椭圆形，直径6～25 μm。导管多为具缘纹孔导管，直径50～240 μm。木纤维成束，长梭形，一端平截。韧皮纤维成束，长梭形。黏液细胞多

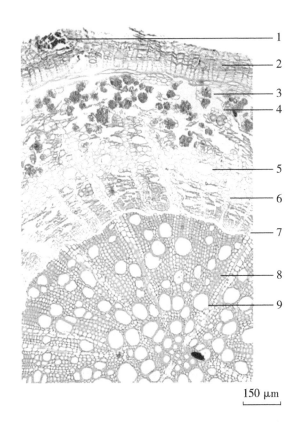

150 μm

1—皮孔；2—木栓层；3—草酸钙簇晶；4—皮层；5—树脂道；
6—韧皮部；7—形成层；8—木质部；9—导管。

鸟不企根横切面显微图

见，类圆形或长椭圆形；常见淡黄棕色的黏液细胞碎片。石细胞椭圆形或不规则形，直径60～125 μm。木栓细胞垂周壁不均匀加厚，胞腔含黄色物质。草酸钙方晶散在，菱形或短柱形，直径13～55 μm。

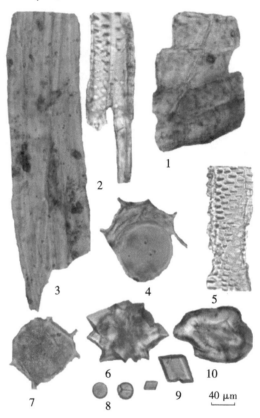

1—木栓细胞；2—木纤维；3—韧皮纤维；4—树脂道；5—导管；6—草酸钙簇晶；
7—黏液细胞；8—淀粉粒；9—草酸钙方晶；10—石细胞。

鸟不企粉末显微图

3. 薄层色谱鉴定

取本品粉末1 g，加甲醇10 mL，超声处理20 min，滤过，滤液蒸干，残渣加水15 mL使溶解，用乙酸乙酯振摇提取两次，每次15 mL，合并乙酸乙酯液，蒸干，残渣加甲醇1 mL使溶解，作为供试品溶液。另取鸟不企对照药材1 g，同法制成对照药材溶液。照薄层色谱法（《中华人民共和国药典：2020年版　四部》通则0502）试验，先后吸取上述两种溶液各3 μL，分别点于同一硅胶G薄层板上，以三氯甲烷-乙酸乙酯-甲酸（6∶4∶1）为展开剂，展开，取出，晾干，喷以5%三氯化铝乙醇溶液，晾干，置于紫外光灯（365 nm）下检视。供试品色谱中，在与对照药材色谱相应的位置上，显相同颜色的斑点。

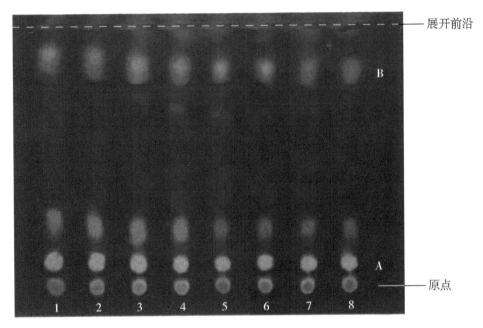

1～7—药材样品；8—乌不企对照药材。

乌不企薄层鉴别色谱图

【性味与功用】

（1）中医。苦、辛，平。归肺、脾、肝、肾经。祛风除湿，活血通经，解毒消肿。用于风热感冒头痛，咳嗽，风湿痹痛，腰腿酸痛，湿热黄疸，水肿，淋浊，带下，闭经，产后风痛，跌打损伤，胃脘痛，咽喉肿痛，牙龈肿痛。

（2）壮医。苦、辣，平。清热毒，除湿毒，调谷道，通水道。用于林得叮相（跌打损伤），发旺（痹病），能蚌（黄疸），肉扭（淋证），笨浮（水肿），阿意咪（痢疾），隆白带（带下病），胴尹（胃痛），货烟妈（咽炎），呗脓（痈疮），呗（无名肿毒），呗奴（瘰疬）。

（3）瑶医。微苦，平；有小毒。清热解毒，祛风除湿，散瘀消肿，止痛。用于更喉闷（咽喉肿痛、咽炎），卡西闷（胃痛、腹痛），伯公梦（头晕、眩晕），布醒蘸（肾炎水肿），篮虷（肝炎），冬夷（糖尿病），别带病（带下病），崩闭闷（风湿、类风湿性关节炎），播冲（跌打损伤）。

【用法与用量】内服：水煎服或浸酒服，6～30 g。外用：鲜品捣敷，适量。

头花蓼

Touhualiao

【壮名】硃细莽（Loegsigmangj）。

【瑶名】石莽草（Lah beih laih liaav）。

【别名】红酸杆、太阳草、石辣蓼。

【植物来源】为蓼科植物头花蓼（*Polygonum capitatum* Buch. -Ham. ex D. Don Prodr）的全草。

【植物形态】草本。茎丛生或匍匐，长15～35 cm；节部生须根，节间较叶片短，长1～3 cm，节上有腺毛或近于无毛，多分枝，分枝多带红棕色。单叶互生，卵圆形或椭圆形，长0.7～2.5 cm，宽0.4～1.7 cm，顶端尖，基部锲形，全缘，有红色柔毛，两面均疏生腺毛，上面有时具黑褐色新月形斑点；叶柄长1～3 mm，或近无柄；边缘叶脉常带有红色；托叶鞘筒状，膜质。头状花序，顶生或腋生，花小，淡红色，花被5深裂，裂片椭圆形，先端略钝；雄蕊6～8枚，比花被短；子房上位，花柱3枚，柱头圆形。瘦果长卵圆形，具3棱，黑褐色，密生小点，微有光泽，包于宿存的花被内。

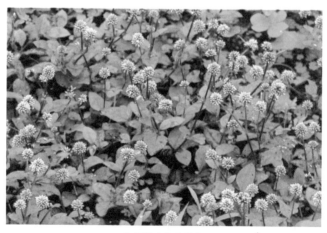

头花蓼（头花蓼）

【采收加工】全年均可采收，切段，阴干或晒干，亦可鲜用。

【药材鉴定】

1. 性状鉴定

本品茎圆柱形或扁平，红褐色，节处略膨大并着生柔毛，质脆，易折断，断面中空且呈纤维性。节部生根，节间比叶片短，多分枝。叶互生，多皱缩，完整叶片展开呈椭圆形或者卵圆形，长0.7～2.5 cm，宽0.4～1.7 cm，顶端尖，基部锲形，全缘；具红色柔毛，上面常有黑褐色新月形斑点，下面带紫红色，两面均被褐色疏柔毛；叶柄短或近无柄；托叶鞘筒状，膜质。花序头状，顶生或腋生，花被5裂，雄蕊8枚。气微，味微苦、涩。

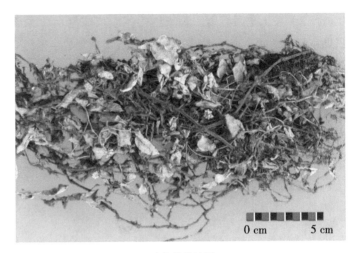

头花蓼药材图

2. 显微鉴定

（1）组织显微鉴定。茎横切面：表皮细胞1列，类长方形或类圆形，细胞外壁角质化或木化。皮层由数层的薄壁细胞组成，排列疏松，大小不一，内含较多草酸钙簇晶。中柱鞘由数层中柱鞘纤维连续纵列成环，强烈木化。外韧维管束26～28个，连续排列成环；韧皮部细胞较小，紧密排列；木质部位于韧皮部内侧，木质部导管单个散在或者2～3个成群。髓部较宽多中空，薄壁细胞大小不一，排列较紧密。

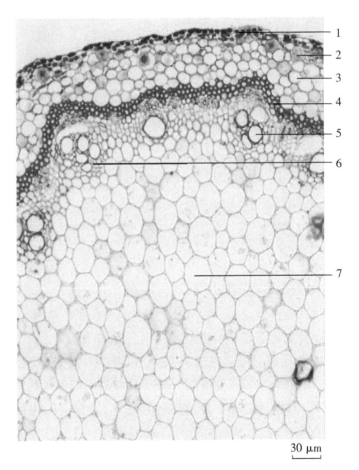

1—表皮；2—草酸钙簇晶；3—皮层；4—中柱鞘纤维；5—木质部；
6—韧皮部；7—髓部薄壁细胞。

头花蓼茎横切面显微图

（2）粉末显微鉴定。粉末红褐色或灰棕色。草酸钙簇晶散在，直径16～80 μm；偶见草酸钙方晶。棕色块多见。纤维成束或散在，棕黄色或黄绿色，直径5～37 μm，孔沟明显；韧皮纤维壁较厚，孔沟明显，胞腔线形；木纤维无色或淡棕黄色，孔沟稀少，壁薄。淀粉粒多为单粒，类圆形；复粒少见，由2～3个单粒组成。导管多为螺纹导管，直径5～34 μm。腺鳞头部扁球形，6～8个细胞；非腺毛偶见，弯曲。石细胞类圆形、类方形，壁厚，淡黄绿色。花粉粒较多，钝三角形或类圆形，直径25～45 μm，外壁有细刺状突起，表面有网状雕纹。表皮细胞棕色，方形或类方形，壁呈微波状。气孔平轴式。

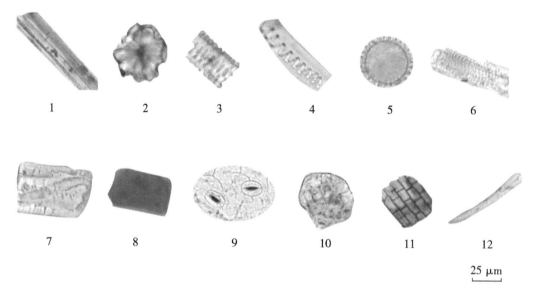

1　　　　　2　　　　　3　　　　　4　　　　　5　　　　　6

7　　　　　8　　　　　9　　　　　10　　　　　11　　　　　12

25 μm

1—纤维；2—草酸钙簇晶；3—网状导管；4—螺纹导管；5—花粉粒；6—具缘纹孔导管；
7—石细胞；8—棕色块；9—气孔；10—腺鳞；11—表皮细胞；12—非腺毛。

头花蓼粉末显微图

3. 薄层色谱鉴定

取本品粉末2 g，加1%碳酸钠溶液50 mL，超声处理30 min，用脱脂棉滤过，滤液用10%稀盐酸调节pH值至2，用乙酸乙酯萃取两次，每次15 mL，合并乙酸乙酯萃取液，70 ℃水浴蒸干，残渣加甲醇1 mL使溶解，作为供试品溶液。另取头花蓼对照药材2 g，同法制成对照药材溶液。再取槲皮苷对照品适量，加甲醇制成每毫升含1 mg的溶液，作为对照品溶液。照薄层色谱法（《中华人民共和国药典：2020年版　四部》通则0502）试验，先后吸取上述三种溶液各2～3 μL，分别点于同一硅胶G薄层板上，以甲苯-乙酸乙酯-甲酸（5∶6∶1）为展开剂，展开，取出，晾干，喷以3%三氯化铁乙醇溶液。供试品色谱中，在与对照药材色谱和对照品色谱相应的位置上，显相同颜色的斑点。

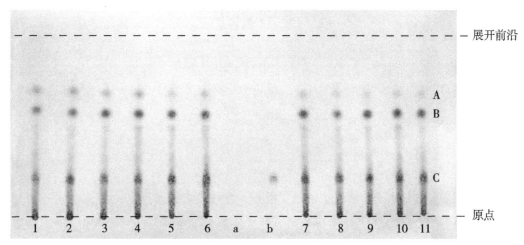

1～10—药材样品；11—头花蓼对照药材；a—空白溶剂；b—槲皮苷对照品。

头花蓼薄层鉴别色谱图

【性味与功用】

（1）中医。辛、苦，凉。归肾、膀胱经。清热利湿，解毒止痛，和血散瘀，利尿通淋。用于痢疾，肾盂肾炎，膀胱炎，尿路结石，盆腔炎，前列腺炎，风湿痛，跌扑损伤，疮疡湿疹。

（2）壮医。苦、辣，凉。调火路，清热毒，除湿毒，消肿痛。用于阿意咪（痢疾），肉扭（淋证），肉卡（癃闭），发旺（痹病），林得叮相（跌打损伤），猪头肥（腮腺炎），呗脓（痈疮），能啥能累（湿疹）。

（3）瑶医。淡、微酸，平。属风药。清热解毒，祛风除湿，行气止痛，利尿通淋，消肿止痛，凉血。用于泵烈竞（尿路感染、淋浊），月窖桨辣贝（结石），尼椎虷（肾炎），月藏（尿血），碰累（痢疾），崩闭闷（风湿、类风湿性关节炎），播冲（跌打损伤）。

【用法与用量】内服：水煎服，15～30 g。外用：水煎洗或鲜品捣敷，适量。

边缘罗裙子

Bianyuanluoqunzi

【壮名】勾晕（Gaeuvinh）。

【瑶名】黄钻（Wiangh nzunx）。

【别名】东南五味子、滇五味子、罗裙子、棱枝五味子。

【植物来源】为五味子科植物东南五味子 ［*Schisandra henryi* subsp. *marginalis*（A. C. Smith）R. M. K. Saunders］的地上部分。

【植物形态】落叶木质藤本。幼枝淡绿色，小枝紫褐色，具棱或狭翅，被白粉；内芽鳞紫红色，长圆形或椭圆形，宿存于新枝基部。叶狭卵状椭圆形，长8～12 cm，宽 5～8 cm，先端渐尖，基部楔形，叶面绿色，叶背常粉白色，边缘不具明显锯齿，侧脉每边4～6条，侧脉和网脉在两面均稍凸起；叶柄红色，具叶基下延的薄翅。雄花花柄长4～6 cm，花被片黄色，6或7枚，近圆形，花托圆柱形，顶端具近圆形的盾状附属物；雄蕊12～19枚，花药内侧向开裂，药隔倒卵形或椭圆形，具凹入的腺点。雌花花梗长7～8 cm，花被片与雄花的相似；雌蕊群长圆状卵圆形，具雌蕊约50枚，子房狭椭圆形。小浆果红色，球形。种子褐黄色，扁球形，或扁长圆形。

【采收加工】夏、秋季采收，切段，晒干。

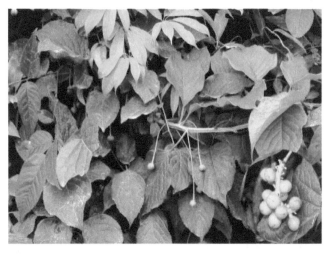

边缘罗裙子（东南五味子）

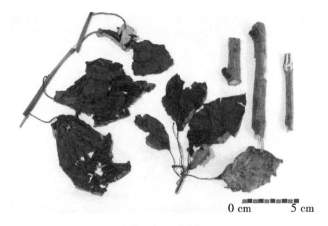

0 cm   5 cm

边缘罗裙子药材图

【药材鉴定】

1. 性状鉴定

本品茎圆柱形，表面灰褐色，粗糙，具纵皱纹或棱翅，直径0.2～1 cm。体轻，易折断，断面灰白色，中心灰黑色或有空洞。叶纸质近革质，多皱缩，易破碎，完整叶片展开呈宽卵形，长8～12 cm，宽5～8 cm，先端渐尖，基部楔形，边缘有疏锯齿，表面灰绿色，质脆。气微香，味辛淡。

2. 显微鉴定

（1）组织显微鉴定。茎横切面：落皮层数列至数十列，壁薄，类圆形或多角形。皮层细胞5～8列，内含棕黄色物质。中柱鞘纤维1～3列断续成环，微木化。韧皮部较窄，韧皮纤维与韧皮薄壁细胞相间排列，木化，韧皮薄壁细胞有的含草酸钙方晶。木质部约占茎的1/2，导管多单个散在，直径36～98 μm；木射线1～4列。髓部较宽，中央常萎缩，形成中空。

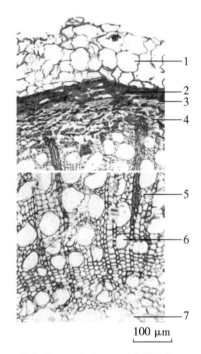

1—落皮层；2—皮层；3—中柱鞘纤维；
4—韧皮部；5—木质部；6—导管；7—髓部。

边缘罗裙子茎横切面显微图

（2）粉末显微鉴定。粉末黄白色。纤维较多，单个或成束，先端渐尖或平截；韧皮薄壁细胞有的含草酸钙方晶。纤维直径15～26 μm，外壁附有众多草酸钙方晶，直径2～8 μm。导管多为具缘纹孔导管和螺纹导管，直径22～48 μm。石细胞方形或不规则形，孔沟明显，直径25～46 μm。薄壁细胞椭圆形或类圆形。木栓细胞类方形。

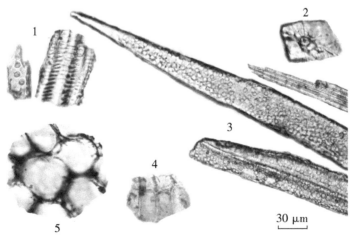

1—导管；2—石细胞；3—纤维；4—木栓细胞；5—薄壁细胞。

边缘罗裙子粉末显微图

3. 薄层色谱鉴定

取本品粉末1 g，加三氯甲烷20 mL，超声处理30 min，滤过，滤液蒸干，残渣加三氯甲烷2 mL使溶解，作为供试品溶液。另取边缘罗裙子对照药材，同法制成对照药材溶液。照薄层色谱法（《中华人民共和国药典：2020年版　四部》通则0502）试验，先后吸取上述两种溶液1 μL，分别点于同一硅胶G薄层板上，以正己烷-乙酸乙酯（4∶2.5）为展开剂，展开，取出，晾干，喷以5%香草醛硫酸溶液，热风吹至斑点清晰。供试品色谱中，在与对照药材色谱相应的位置上，显相同颜色的斑点。

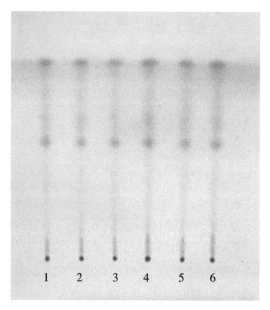

1—边缘罗裙子对照药材；2～6—药材样品。

边缘罗裙子薄层鉴别色谱图

【性味与功用】

（1）中医。辛、涩，温。归肝、脾经。祛风除湿，行气止痛，活血止血。用于风湿痹痛，心胃气痛，痨伤吐血，闭经，月经不调，跌打损伤，金疮肿毒。

（2）壮医。辣、涩，温。祛风毒，除湿毒，调龙路、火路。用于发旺（痹病），胴尹（胃痛），京瑟（闭经），约京乱（月经不调），林得叮相（跌打损伤），呗脓（痈疮）。

（3）瑶医。淡、甘、辛，平。属风打相兼药。祛风除湿，舒筋活血，通经止痛，平肝息风。用于崩闭闷（风湿、类风湿性关节炎），藏窖昧通（脉管炎），锥碰江闷（坐骨神经痛），卡西闷（胃痛、腹痛），辣给闷（痛经），荣古瓦泵闷（产后腹痛），播冲（跌打损伤），碰脑（骨折）。

【用法与用量】内服：水煎服，15～30 g。外用：浸酒敷，适量。

发痧藤

Fashateng

【壮药】库壤冬（Gutragdoeg）。

【瑶名】朴痧美（Puotc sah hmei）。

【别名】过山龙、惊凤红、大木菊、蔓斑鸠菊、藤牛七、细脉斑鸠菊。

【植物来源】为菊科植物毒根斑鸠菊（*Vernonia cumingiana* Benth.）的根。

【植物形态】攀缘灌木或藤本。枝圆柱形，具条纹，被锈色或灰褐色密绒毛。叶具短柄，厚纸质，卵状长圆形、长圆状椭圆形或长圆状披针形，长7～21 cm，宽3～8 cm，顶端尖或短渐尖，基部楔形或近圆形，下面被疏或较密的锈色短柔毛，两面均有树脂状腺；叶柄密被锈色短绒毛。头状花序较多数，常在枝端或上部叶腋排成疏圆锥花序；花序梗常具1～2枚线形小苞片，密被锈色或灰褐色短绒毛和腺体；总苞卵状球形或钟状；总苞片覆瓦状，卵形至长圆形，顶端钝或稍尖，背面被锈色或黄褐色短绒毛，外层短，内层长圆形；花托平，被锈色短柔毛，具窝孔；花淡红或淡红紫色，花冠管状，具腺体，向上部稍扩大，裂片线状披针形，顶端外面具腺体。瘦果近圆柱形。

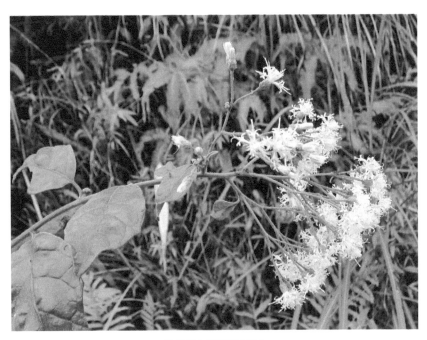

发痧藤（毒根斑鸠菊）

【采收加工】全年均可采收，洗净，切片，鲜用或晒干。

【药材鉴定】

1. 性状鉴定

本品根呈不规则圆柱形，有的呈结节状膨大，表面灰白色或灰褐色，具纵沟纹，直径0.5～3 cm。质坚韧，不易折断；断面皮部厚，易与木部分离，皮部灰白色；木部灰黄色，有细密的放射状菊花纹。气微，味淡、略辛。

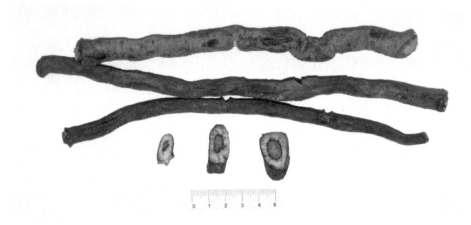

发痧藤药材图

2. 显微鉴定

（1）组织显微鉴定。根横切面：木栓层细胞3～8列，有的已脱落。皮层宽广，由20余列细胞组成，类圆形或不规则形；老根皮部有石细胞和油室散在。维管束外韧型；韧皮部较窄。木质部导管单个或多个相连，呈放射状排列，木射线细胞3～8列。有的薄壁细胞有菊糖和淀粉粒。

（2）粉末显微鉴定。粉末淡黄色。纤维单个或成束，壁厚，末端钝圆或平截，直径15～26 μm。石细胞散在或多个相聚，呈多角形、类方形或不规则形，孔沟明显，直径25～60 μm。淀粉粒单

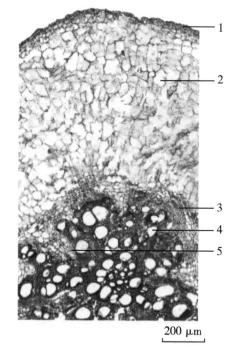

200 μm

1—木栓层；2—皮层；3—韧皮部；4—导管；5—木质部。

发痧藤根横切面显微图

粒或复粒，圆形或半圆形，直径5～13 μm。菊糖为不规则块状，有放射状纹理，直径25～100 μm。导管多为具缘纹孔导管，直径32～120 μm。

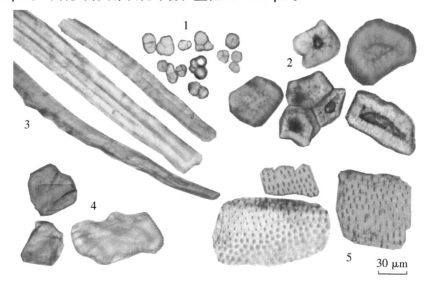

1—淀粉粒；2—石细胞；3—纤维；4—菊糖；5—导管。

发痧藤粉末显微图

3. 薄层色谱鉴定

取本品粉末2 g，加甲醇60 mL，超声处理1 h，滤过，滤液蒸干，残渣加甲醇1 mL使溶解，作为供试品溶液。另取发痧藤对照药材2 g，同法制成对照药材溶液。照薄层色谱法（《中华人民共和国药典：2020年版 四部》通则0502）试验，先后吸取上述两种溶液各5～10 μL，分别点于同一硅胶G薄层板上，以甲苯-乙酸乙酯-甲醇（7∶2∶1）为展开剂，展开，取出，晾干，喷以10%磷钼酸乙醇溶液，105 ℃加热约5 min。供试品色谱中，在与对照药材色谱相应的位置上，显相同颜色的斑点。

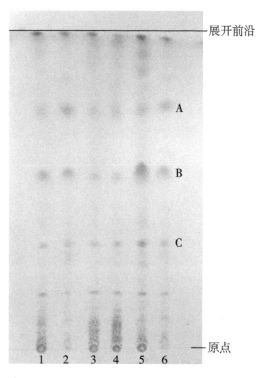

1—发痧藤对照药材；2～6—药材样品。

发痧藤薄层鉴别色谱图

【性味与功用】

（1）中医。苦、辛，微温；有毒。祛风解表，舒筋活络。用于感冒，疟疾，喉痛，牙痛，风火赤眼，风湿痹痛，腰肌劳损，跌打损伤。

（2）壮医。苦、辣；有小毒。通龙路、火路，消肿痛。用于发旺（痹病），兵吟（筋病），麻抹（四肢麻木），豪尹（牙痛），胴尹（胃痛），痧病（感冒），瘴病（疟疾），货烟妈（咽炎），林得叮相（跌打损伤）。

（3）瑶医。苦、辛，微温；有毒。属风打相兼药。用于崩闭闷（风湿、类风湿性关节炎），改闷（腰痛、腰肌劳损），布醒蕹（肾炎水肿），播冲（跌打损伤）。

【用法与用量】内服：水煎服，9～15 g。外用：水煎洗或含漱，或鲜品捣敷，适量。

【注意】孕妇禁服。误服易引起中毒。

过山枫

Guoshanfeng

【壮名】医厄（Yw'ngwz）。

【瑶名】过山风（Guiex gemh buerng）。

【别名】南切美、南蛇藤、蛇藤、一针三嘴。

【植物来源】为卫矛科植物过山枫（*Celastrus aculeatus* Merr.）的藤茎。

【植物形态】藤本。幼枝褐色，或红棕色，有时被柔毛；冬芽圆锥形，基部芽鳞宿存，有时坚硬成刺状。叶近革质，椭圆形或宽卵状椭圆形，长5～10 cm，宽3～6 cm，先端急尖，基部楔形，稀近圆形，边缘具疏细锯齿，近基部多为全缘，侧脉4～5对，网脉不明显，两面均光滑无毛。聚伞花伞腋生或侧生，通常有3朵花，总花梗、花梗均被棕色短毛，关节位于花梗顶端；花单性异株，黄绿色，萼片三角卵形，花瓣长椭圆形至倒披针形，边缘啮蚀状；花盘肉质杯状，边缘不裂；雄蕊花丝丝状，具乳突，在雌花中退化；子房球状，在雄花中退化。蒴果近球形，直径7～8 mm。种子新月形或半环形，深褐色，表面具稠密的小疣点，具橙红色假种皮。

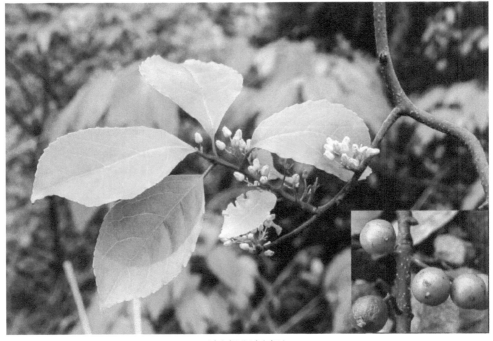

过山枫（过山枫）

【采收加工】全年均可采收，除去杂质，鲜用或晒干。

【药材鉴定】

1. 性状鉴定

本品茎为圆柱形，直径0.5～3.5 cm，长0.5～6 cm，表面灰褐色或灰绿色，有白色圆点状皮孔，粗糙，具纵皱纹。质坚硬，不易折断，断面纤维性，皮部灰褐色，木部灰白色，可见同心性环纹及密集的小孔，髓部明显。气微，味微辛。

2. 显微鉴定

（1）组织显微鉴定。茎横切面：木栓层细胞数列，扁方形，淡黄色，皮孔凸起。皮层细胞数列，长方形或椭圆形，靠外部的排列紧密。石细胞不规则形，大小不一，散在分布，壁厚，木化，孔沟明显，胞腔小。中柱鞘纤维断续环状分布，纤维壁较薄，微木化。韧皮部窄，细胞类圆形，韧皮纤维几个或单个散在分布，壁厚。木质部约占茎的1/2，导管数个切向相连或单个散在；木射线细胞1列。本品薄壁细胞中含有草酸钙簇晶和草酸钙方晶。

（2）粉末显微鉴定。粉末棕黄色。纤维单个或成束，先端渐尖或平截，韧皮纤维壁较厚，直径23～60 μm；木纤维壁较薄，有斜"一"字纹孔或圆形纹孔，直径16～32 μm。石细胞类方形或不规则形，孔沟明显，直径25～78 μm。导管多为具缘纹孔导管，直径16～109 μm。薄壁细胞中有草酸钙簇

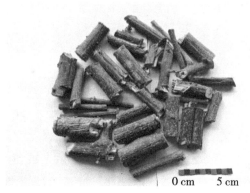

0 cm　　5 cm

过山枫药材图

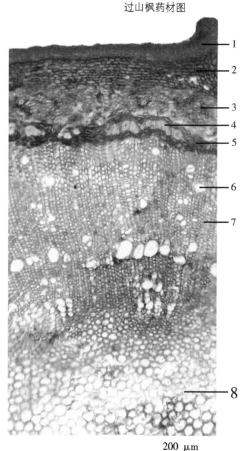

200 μm

1—木栓层；2—皮层；3—中柱鞘纤维；4—韧皮纤维；
5—韧皮部；6—导管；7—木质部；8—髓部。

过山枫茎横切面显微图

晶和草酸钙方晶，直径8～43 μm。

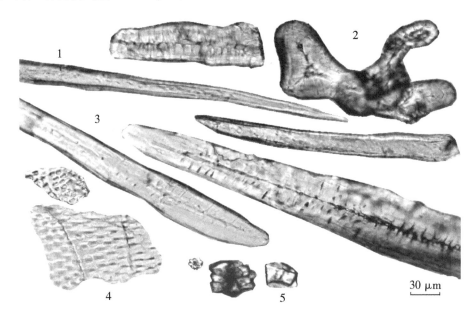

1—木纤维；2—石细胞；3—韧皮纤维；4—导管；5—草酸钙结晶。

过山枫粉末显微图

3. 薄层色谱鉴定

取本品粉末1 g，加甲醇10 mL，超声提取30 min，滤过，滤液浓缩至2 mL，作为供试品溶液。另取过山枫对照药材1 g，同法制成对照药材溶液。照薄层色谱法（《中华人民共和国药典：2020年版　四部》通则0502）试验，先后吸取上述两种溶液各5～10 μL，分

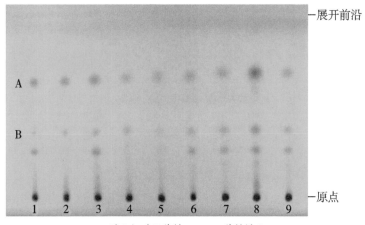

1—过山枫对照药材；2～9—药材样品。

过山枫薄层鉴别色谱图

别点于同一硅胶GF$_{254}$薄层板上，以石油醚（60～90 ℃）–丙酮（4：1）为展开剂，展开，取出，晾干，置于紫外光灯（254 nm）下检视。供试品色谱中，在与对照药材色谱相应的位置上，显相同颜色的斑点。

【性味与功用】

（1）中医。微苦，平。归心、肝、肾经。祛风除湿，行气活血，消肿解毒。用于风湿痹痛等症。

（2）壮医。微苦，热。通调龙路、火路，补气虚、血虚，强筋骨，止血。用于勒内（血虚），嘘内（气虚），发旺（痹病），活邀尹（颈椎病），旁巴尹（肩周炎），扭像（扭挫伤），林得叮相（跌打损伤），陆裂（咳血），约京乱（月经不调），兵淋勒（崩漏），落枕。

（3）瑶医。涩、微苦，凉；有小毒。属打药。清热解毒，消瘀止痛，祛风除湿，消肿止痒。用于锥碰江闷（坐骨神经痛），崩闭闷（风湿、类风湿性关节炎），播冲（跌打损伤），身谢（湿疹、皮肤瘙痒）。

【用法与用量】内服：干品水煎服或浸酒服，15～20 g；鲜品削皮切片水煎服，50 g。外用：水煎洗或鲜品捣敷，适量。

百两金

Bailiangjin

【壮名】邦两金（Gomaknaengh）。

【瑶名】竹叶风（Hlauh normh buerng）。

【别名】八爪龙、竹叶胎、竹叶风、蛇连天、山豆根。

【植物来源】为报春花科植物百两金［*Ardisia crispa*（Thunb.）A. DC.］的全株。

【植物形态】灌木。具匍匐生的根茎，常无分枝，幼嫩时具细微柔毛或疏鳞片。叶片膜质或近坚纸质，椭圆状披针形或狭长圆状披针形，顶端长渐尖，稀急尖，基部楔形，长7～15 cm，宽1.5～4 cm，全缘或略波状，具明显的边缘腺点，两面均无毛，下面多少具细鳞片，侧脉约8对。亚伞形花序，着生于侧生特殊花枝顶端，花枝长5～10 cm，通常无叶；花梗被微柔毛；花萼仅基部连合，萼片长圆状卵形或披针形，顶端急尖或狭圆形，多少具腺点；花瓣白色或粉红色，卵形，顶端急尖，外面无毛，里面多少被细微柔毛，具腺点；雄蕊较花瓣略短；雌蕊与花瓣等长或略长。果球形，鲜红色，具腺点。

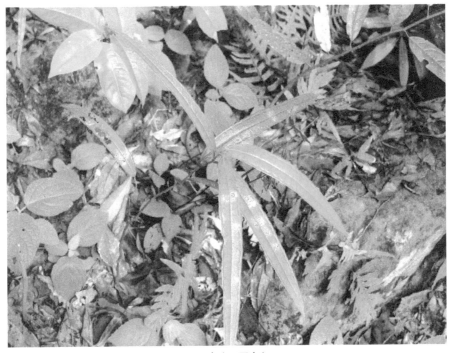

百两金（百两金）

【采收加工】秋、冬季采收，洗净，切段，鲜用或晒干。

【药材鉴定】

1. 性状鉴定

本品根圆柱形，稍弯曲，直径2～9 mm。表面灰棕色或棕褐色，具细纵皱纹及圆点状须根痕。质坚脆，易折断，断面皮部厚，木部与皮部易分离，有棕色小点散在。木部浅黄色，有致密放射状纹理。根茎略膨大。茎呈圆柱形，直径2～10 mm，表面棕红色或灰绿色，有细纵皱纹、叶痕及节，易折断，断面皮部淡黄色，有棕红色小点，有髓。气微，味微苦、辛。

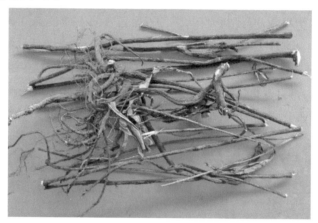

百两金药材图

2. 显微鉴定

（1）组织显微鉴定。根横切面：木栓层细胞5～10列，长方形，切向延长。皮层宽广，细胞椭圆形或不规则形，含大量淀粉粒。内皮层明显，含棕黄色物质。韧皮部较窄。木质部导管单个或多个相连呈放射状排列。

（2）粉末显微鉴定。粉末淡黄色。纤维单个或成束，淡黄色，表面较平滑，直径16～27 μm。淀粉粒较多，多为单粒，椭圆形、圆形或不规则形，直径8～23 μm；木栓细胞淡黄色，类方形。石细胞偶见，多单个散在，淡黄色，长方形或类方形，壁稍薄，孔沟明显，直径21～42 μm。导管多为螺纹导管或具缘纹孔导管，淡黄色，直径13～25 μm。

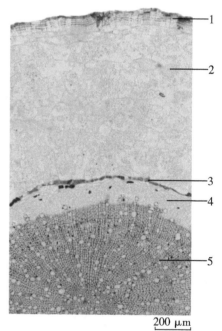

200 μm

1—木栓层；2—皮层；3—内皮层；
4—韧皮部；5—木质部。

百两金根横切面显微图

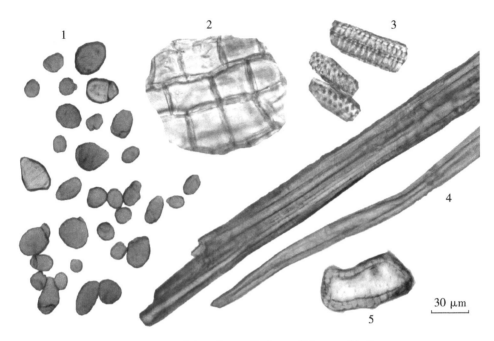

1—淀粉粒；2—木栓细胞；3—导管；4—纤维；5—石细胞。

百两金粉末显微图

3. 薄层色谱鉴定

取本品粉末1 g，加甲醇20 mL，超声处理30 min，滤过，滤液作为供试品溶液。另取百两金对照药材1 g，同法制成对照药材溶液。照薄层色谱法（《中华人民共和国药典：2020年版　四部》通则0502）试验，先后吸取上述两种溶液各2～5 μL，分别点于同一硅胶G薄层板上，以三氯甲烷为展开剂，展开，取出，晾干，喷以5%香草醛硫酸溶液，105 ℃加热至斑点显色清晰。供试品色谱中，在与对照药材色谱相应的位置上，显相同颜色的斑点。

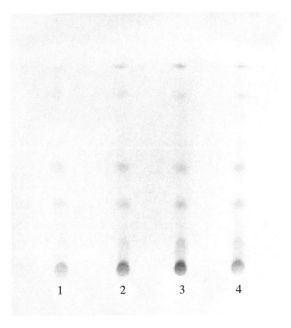

1—百两金对照药材；2～4—药材样品。

百两金薄层鉴别色谱图

【性味与功用】

（1）中医。苦、辛、微咸，

凉。清热利咽，祛痰利湿，活血解毒。用于咽喉肿痛，咳嗽，咯痰不畅，湿热黄疸，小便淋痛，风湿痹痛，跌打损伤，疔疮，无名肿毒，蛇虫咬伤。

（2）壮医。苦、辣，凉。调龙路、火路，清热毒，除湿毒，化痰毒。用于货烟妈（咽炎），埃病（咳嗽），咯痰不畅，黄标（黄疸），肉扭（淋证），京瑟（闭经），产呱腊胴尹（产后腹痛），发旺（痹病），林得叮相（跌打损伤），呗叮（疔），额哈（毒蛇咬伤）。

（3）瑶医。苦、辛，平。属风打相兼药。活血散瘀，消肿止痛，舒筋活络，清热利咽，化痰止咳。用于更喉闷（咽喉肿痛、咽炎），桨蛾（乳蛾、扁桃腺炎），哈轮怒哈（感冒咳嗽），布醒蕹（肾炎水肿），崩闭闷（风湿、类风湿性关节炎），辣给昧对（月经不调、闭经），荣古瓦泵闷（产后腹痛），播冲（跌打损伤），囊暗（蛇虫咬伤），补癣（皮肤顽癣）。

【用法与用量】内服：水煎服或煎水含咽，9～30 g。外用：鲜品捣敷，适量。

百解藤

Baijieteng

【壮名】勾机藤（Gaeugihdaengz）。

【瑶名】金线风（Jemh finx buerng）。

【别名】凉粉藤、寄山龙、山豆根、青藤仔、蛤仔藤、金锁匙、金不换、银锁匙。

【植物来源】为防己科植物粉叶轮环藤［*Cyclea hypoglauca*（Schauer）Diels］的根。

【植物形态】藤本。老茎木质，小枝纤细，除叶腋有簇毛外，其余均无毛。叶纸质，阔卵状三角形至卵形，长2.5～7 cm，宽1.5～4.5 cm或稍过之，顶端渐尖，基部截平至圆，边全缘而稍反卷，两面均无毛或下面被稀而长的白毛；掌状脉5～7条，纤细，网脉不很明显；叶柄纤细，通常明显盾状着生。花序腋生，雄花序为间断的穗状花序状，花序轴常不分枝或有时基部有短小分枝，纤细而无毛；苞片小，披针形；雌花序较粗壮，总状花序式，花序轴明显曲折。雄花萼片4或5枚，分离，倒卵形或倒卵状楔形；花瓣4～5枚，通常合生成杯状，较少分离；聚药雄蕊稍伸出。雌花萼片2枚，近圆形；花瓣2枚，不等大，大的与萼片近等长；子房无毛。核果红色，无毛，果核背部中肋两侧各有3列小瘤状突起。

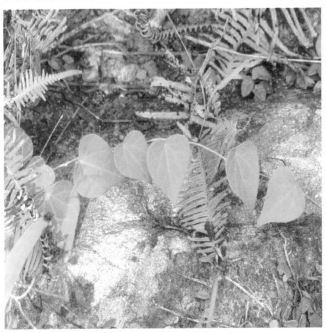

百解藤（粉叶轮环藤）

【采收加工】全年均可采收，除去须根，洗净，切段，干燥。

【药材鉴定】

1. 性状鉴定

本品圆柱形，直径0.3～2.5 cm，表面黄褐色或灰褐色，多弯曲，具纵皱纹。质坚韧，不易折断，断面皮部灰褐色，木部灰白色或浅黄色，可见菊花纹或放射状纹理，髓部不明显。气微，味苦。

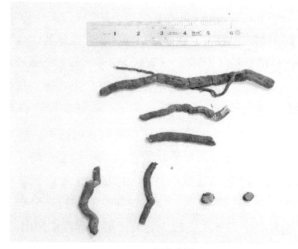

百解藤药材图

2. 显微鉴定

（1）组织显微鉴定。根横切面：木栓细胞数列，长方形。皮层细胞数列，圆形或椭圆形，有的含棕黄色分泌物；石细胞不规则形，大小不一，散在分布。中柱鞘纤维群断续成环，纤维壁较薄，微木化。韧皮纤维成束或单个散在。木质部约占2/3，导管单个或多个相连；木射线细胞3～16列，有的含分泌物。薄壁细胞含较多淀粉粒。

（2）粉末显微鉴定。粉末灰黄色。纤维较多，淡黄色，单个或成束，先端渐尖、圆钝或平截，韧皮纤维壁较厚，木化，直径15～38 μm；木纤维壁较薄，微木化，纹孔"一"字形或圆形，直径

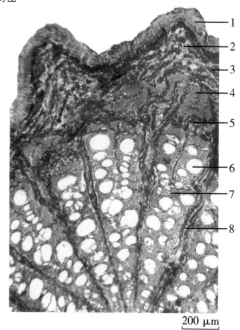

200 μm

1—木栓层；2—皮层；3—石细胞；4—中柱鞘纤维；5—韧皮部；6—导管；7—木质部；8—木射线。

百解藤根横切面显微图

18～48 μm。石细胞长方形、类方形或不规则形，孔沟明显，直径28～82 μm。导管多为具缘纹孔导管，直径16～123 μm。木栓细胞淡黄色，长方形。淀粉粒单粒或复粒，直径3～18 μm。

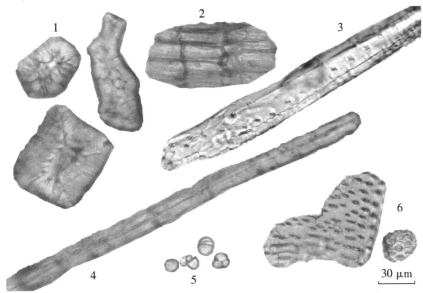

1—石细胞；2—木栓细胞；3—木纤维；4—韧皮纤维；5—淀粉粒；6—导管。

百解藤粉末显微图

3. 薄层色谱鉴定

取本品粉末0.5 g，加浓氨溶液数滴，再加三氯甲烷10 mL，振摇处理15 min，滤过，滤液蒸干，残渣加三氯甲烷5 mL使溶解，作为供试品溶液。另取百解藤对照药材0.5 g，同法制成对照药材溶液。照薄层色谱法（《中华人民共和国药典：2020年版　四部》通则0502）试验，先后吸取上述两种溶液1～3 μL，分别点于同一硅胶G薄层板上，以三氯甲烷–甲醇–浓氨溶液（5∶0.6∶0.05）为展开剂，展开，取出，晾干，喷以稀碘化铋钾溶液，冷风吹干。供试品色谱中，在与对照药材色谱相应的位置上，显相同颜色的斑点。

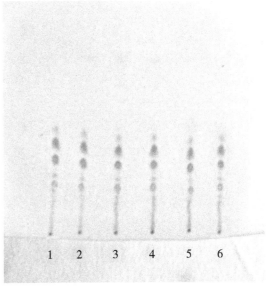

1～5—药材样品；6—百解藤对照药材。

百解藤薄层鉴别色谱图

【性味与功用】

（1）中医。苦，寒。归肺、胃经。清热解毒，祛风止痛。用于风热感冒，咽喉疼痛，牙痛，气管炎，痢疾，尿路感染，风湿性关节炎，疮疡肿毒。

（2）壮医。苦，寒。调气道、谷道，通火路，解痧毒，止痛。用于痧病（感冒），胴尹（胃痛），货烟妈（咽痛），豪尹（牙痛），白冻（泄泻），阿意咪（痢疾），肉扭（淋证），血压嗓（高血压），发旺（痹病），额哈（毒蛇咬伤），呗脓（痈疮）。

（3）瑶医。苦，寒。属风打相兼药。清热解毒，祛风止痛。用于哈轮（感冒），更喉闷（咽喉肿痛、咽炎），桨蛾（乳蛾、扁桃腺炎），牙闷（牙痛），卡西闷（胃痛、腹痛），港虷（肠炎），碰累（痢疾），月藏（尿血），眸名肿毒（无名肿毒、痈疮肿毒）。

【用法与用量】内服：水煎服，10～30 g。

尖山橙

Jianshancheng

【壮名】勾动撩（Gaeudukheu）。

【瑶名】橙九牛（Zah juov ngungh）。

【别名】大山橙、乳藤、竹藤、藤皮黄、乳汁藤、鸡腿果。

【植物来源】为夹竹桃科植物尖山橙（*Melodinus fusiformis* Champ. ex Benth.）的地上部分。

【植物形态】木质藤本。茎表面灰褐色，具乳汁；幼枝、嫩叶、叶柄、花序被短柔毛，老渐无毛。叶近革质，椭圆形或长椭圆形，稀椭圆状披针形，长4.5～13 cm，宽1～5.3 cm，端部渐尖，基部楔形至圆形；侧脉约15对，向上斜升到叶缘网结。聚伞花序生于侧枝的顶端；花序梗、花梗、苞片、小苞片、花萼和花冠均疏被短柔毛；花萼裂片卵圆形，边缘薄膜质，端部急尖；花冠白色，花冠裂片长卵圆形或倒披针形，偏斜；副花冠呈鳞片状在花喉中稍为伸出，鳞片顶端2～3裂；雄蕊着生于花冠筒的近基部。浆果橙红色，椭圆形，顶端短尖。种子压扁，近圆形或长圆形，边缘不规则波状。

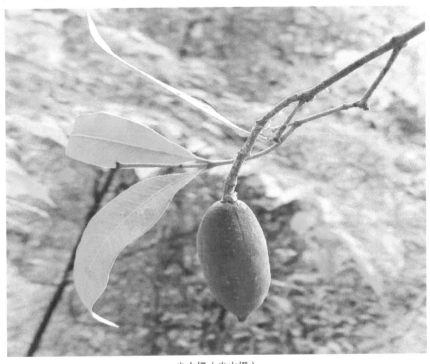

尖山橙（尖山橙）

【采收加工】全年均可采收，洗净，切段，晒干。

【药材鉴定】

1. 性状鉴定

本品茎圆柱形，表面灰褐色，有纵皱纹，直径0.5～5 cm，质坚韧，不易折断，断面纤维性，皮部灰褐色，木部黄白色，中心部位淡黄色。嫩枝、叶具柔毛，单叶对生，灰绿色，叶片多卷曲，革质，完整叶片展开呈椭圆形或长椭圆形，长4～13 cm，宽1～5 cm，先端渐尖，基部楔形，全缘。气微，味微苦。

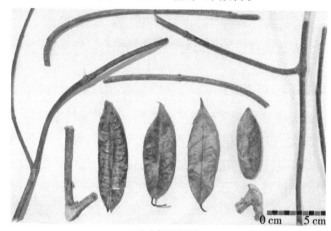

尖山橙药材图

2. 显微鉴定

（1）组织显微鉴定。茎横切面：木栓层细胞数列至10余列，类方形。皮层细胞数列，有的含草酸钙方晶和红棕色分泌物；石细胞单个散在或成群；中柱鞘纤维由3～8列细胞组成，环状排列。维管束双韧型，外韧皮部较窄，内韧皮部较宽；木质部发达，导管多单个散在。髓部宽，细胞壁较厚，有石细胞散在；有的含草酸钙方晶。

叶横切面：上、下表皮细胞各1列，外被角质层。栅栏组织细胞1～2列。海绵组织宽广。中脉维管束宽大，木质部导管放射状排列；韧皮部较薄，外具纤维束，非木化。薄壁细胞含草酸钙方晶和棕黄色分泌物。

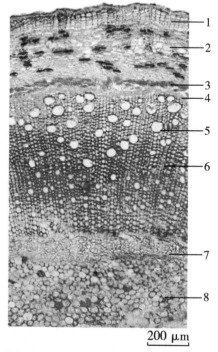

1—木栓层；2—皮层；3—中柱鞘纤维；4—外韧皮；
5—导管；6—木质部；7—内韧皮部；8—髓部。

尖山橙茎横切面显微图

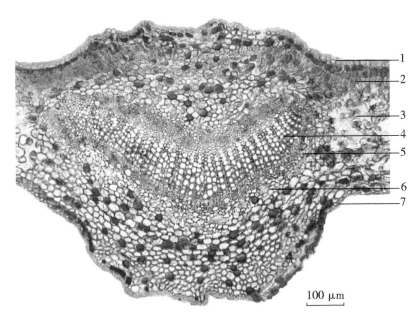

1—上表皮；2—栅栏组织；3—海绵组织；4—木质部；5—韧皮部；6—纤维；7—下表皮。

尖山橙叶横切面显微图

（2）粉末显微鉴定。粉末灰绿色。纤维淡黄色，单个或成束，先端平截或渐尖。石细胞类方形，孔沟明显，直径15～60 μm。草酸钙方晶直径6～30 μm。导管多为具缘纹孔导管和螺纹导管，直径22～100 μm。叶表皮细胞垂周壁微弯曲，气孔为不定式。

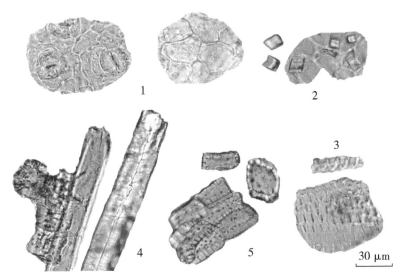

1—叶表皮细胞；2—草酸钙方晶；3—导管；4—纤维；5—石细胞。

尖山橙粉末显微图

3. 薄层色谱鉴定

取本品粉末1 g，加甲醇20 mL，超声处理30 min，滤过，滤液作为供试品溶液。另取齐墩果酸对照品，加甲醇制成每毫升含1 mg的溶液，作为对照品溶液。照薄层色谱法（《中华人民共和国药典：2020年版　四部》通则0502）试验，先后吸取上述两种溶液各1 μL，分别点于同一硅胶G薄层板上，以正己烷–乙酸乙酯（14∶6）为展开剂，展开，取出，晾干，喷以磷钼酸溶液，热风吹至斑点显色清晰。供试品色谱中，在与对照品色谱相应的位置上，显相同颜色的斑点。

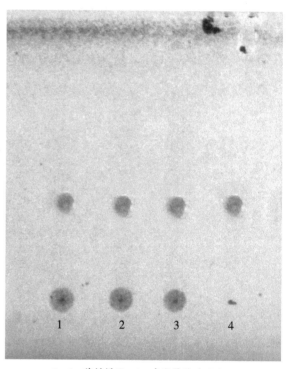

1～3—药材样品；4—齐墩果酸对照品。

尖山橙薄层鉴别色谱图

【性味与功用】

（1）中医。苦、辛，平。归肝经。祛风湿，活血。用于风湿痹痛，跌打损伤。

（2）壮医。苦、辣，平。祛风毒，调龙路。用于发旺（痹病），扭像（扭挫伤），夺扼（骨折）。

（3）瑶医。苦、涩，平。属风打相兼药。祛风除湿，舒筋活络，补肾壮腰。用于闭闷（风湿骨痛），播冲（跌打损伤），碰见康（腰椎增生、腰椎间盘突出），哈鲁（哮喘），崩毕扭（风湿性心脏病），辣给昧对（月经不调、闭经），疟没通（乳汁不通）。

【用法与用量】

（1）中医。内服：水煎服，6～9 g。

（2）壮医。内服：水煎服，6～9 g。

（3）瑶医。内服：水煎服，15～20 g。

【注意】果实有毒，误食可导致呕吐。

尖尾枫

Jianweifeng

【壮名】楣浪鲁（Mbawrongruk）。

【瑶名】粘手风（Naenx buoz buerng）。

【别名】尖尾风、长叶紫珠、牛舌癀、牛舌广、雪突、穿骨枫。

【植物来源】为唇形科植物尖尾枫［*Callicarpa longissima*（Hemsl.）Merr.］的地上部分。

【植物形态】灌木或小乔木，高1～7 m。小枝紫褐色，四棱形，幼嫩部分稍有多细胞的单毛，节上有毛环。叶披针形或椭圆状披针形，长13～25 cm，宽2～7 cm，顶端尖锐，基部楔形，上面仅主脉和侧脉有多细胞的单毛，下面无毛，有细小的黄色腺点，干时下陷成蜂窝状小洼点，边缘有不明显的小齿或全缘；侧脉12～20对，在两面均隆起，惟网脉在下面深下陷；叶柄长1～1.5 cm。花序被多细胞的单毛，宽3～6 cm，5～7次分歧，花小而密集，花序梗长1.5～3 cm；花萼无毛，有腺点，萼齿不明显或近截头状；花冠淡紫色，无毛，长约2～5 mm；雄蕊长约为花冠的2倍，药室纵裂；子房无毛。果实扁球形，径1～1.5 mm，无毛，有细小腺点。花期7～9月，果期10～12月。

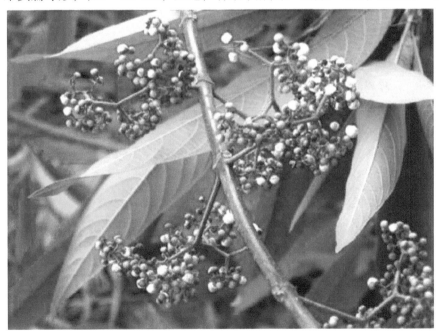

尖尾枫（尖尾枫）

【采收加工】夏、秋季采收，除去杂质，洗净，鲜用或晒干。

【药材鉴定】

1. 性状鉴定

本品茎圆柱形，茎节膨大，表面灰褐色，有黄白色圆点状皮孔，略粗糙，具纵皱纹，直径0.5～4 cm。质坚硬，不易折断，断面纤维性，皮部灰褐色，木部淡黄色，可见2～5层棕色环及放射状小孔，髓部明显，质软，白色。叶多皱缩，完整者展开呈披针形或椭圆状披针形，长8～23 cm，宽2～8 cm，顶端锐尖，基部楔形；上面灰绿色，下面黄绿色，上面仅主脉和侧脉有多细胞的单毛，下面无毛，边缘有不明显的小齿或全缘，叶柄长1～1.5 cm。气微，味微苦。

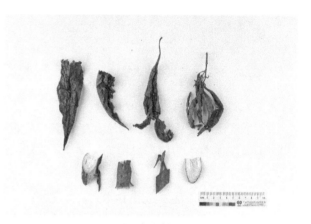

尖尾枫药材图

2. 显微鉴定

（1）组织显微鉴定。茎横切面：表皮1列细胞，外有薄的角质层。皮层细胞数列，长方形或椭圆形，靠外部的细胞排列紧密；中柱鞘纤维8列至10余列断续环状分布，纤维壁较薄，微木化。韧皮部较薄，有韧皮纤维和石细胞分布。木质部导管单个或几个相连，木射线细胞1～3列。髓部较宽，细胞类圆形，壁薄。本品薄壁细胞中有的含草酸钙方晶或草酸钙簇晶。

（2）粉末显微鉴定。粉末灰褐色。纤维成束或分离，先

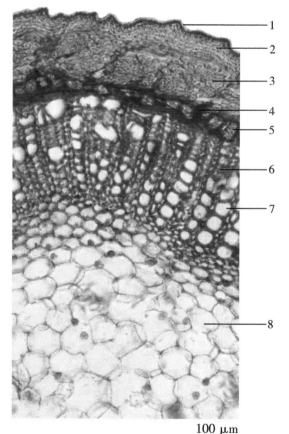

100 μm

1—表皮；2—皮层；3—中柱鞘纤维；4—韧皮部；
5—韧皮纤维；6—木质部；7—导管；8—髓部。

尖尾枫茎横切面显微图

端渐尖或圆钝；韧皮纤维壁较厚，有的细胞壁有不规则凸起，直径22～45 μm；木纤维壁较薄，胞腔较大，有的有分隔，直径15～38 μm。导管多为具缘纹孔导管和螺纹导管，直径15～33 μm。草酸钙方晶散在或存在于薄壁细胞中，直径9～23 μm。草酸钙簇晶直径11～25 μm。非腺毛细胞2～6个或更多，稍弯曲，先端渐尖、圆钝，长125～260 μm，直径15～28 μm。腺毛头部细胞2～4个，类圆形，柄部细胞1个。

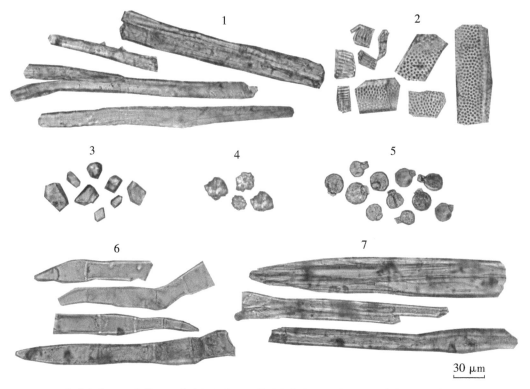

1—韧皮纤维；2—导管；3—草酸钙方晶；4—草酸钙簇晶；5—腺毛；6—非腺毛；7—木纤维。

尖尾枫粉末显微图

3. 薄层色谱鉴定

取本品粉末1 g，加甲醇20 mL，超声处理15 min，滤过，滤液挥发干，残渣加甲醇2 mL使溶解，作为供试品溶液。另取尖尾风对照药材1 g，同法制成对照药材溶液。再取毛蕊花糖苷对照品，加甲醇制成每毫升含1 mg的溶液，作为对照品溶液。照薄层色谱法（《中华人民共和国药典：2020年版　四部》通则0502）试验，先后吸取上述三种溶液各5～10 μL，分别点于同一聚酰胺薄层板上，以甲醇-乙酸-水（2：1：7）为展开剂，展开，取出，晾干，置于紫外光灯（365 nm）下检视。供试品色谱中，在与对照药材色谱和对照品色谱相应的位置上，显相同颜色的斑点。

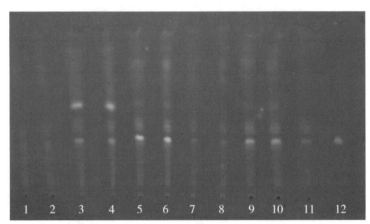

1～10—药材样品；11—尖尾枫对照药材；12—毛蕊花糖苷对照品。

尖尾枫薄层鉴别色谱图

【性味与功用】

（1）中医。辛、微苦，凉。归肝经。祛风消肿，散瘀止痛，止血。用于风湿痹痛，产后风痛，跌打损伤，中风偏瘫，小儿麻痹后遗症，咯血，吐血，衄血，便血，刀伤出血。

（2）壮医。辣、微苦，热。调龙路、火路，解痧毒，清热毒，止血。用于痧病（感冒），发得（发热），发旺（痹病），勒爷顽瓦（小儿麻痹后遗症），陆裂（咳血），渗裂（衄血），阿意勒（便血），产呱裆尹（产后风痛），麻邦（偏瘫），林得叮相（跌打损伤），叮相噢嘞（外伤出血）。

（3）瑶医。辛、微苦，凉。属风打相兼药。祛风活血，散瘀消肿，凉血止血，止痛，止痒。用于崩闭闷（风湿、类风湿性关节炎），播冲（跌打损伤），哈轮怒哈（感冒咳嗽），卡西闷（胃痛、腹痛），篮虷（肝炎），扁免崩（偏瘫），谷阿照拍（小儿麻痹后遗症），荣古瓦崩（产后风），身谢（湿疹、皮肤瘙痒），冲翠臧（外伤出血），囊暗（蛇虫咬伤）。

【用法与用量】内服：水煎服，15～30 g；或鲜品绞汁服，适量。外用：水煎熏洗或鲜品捣烂加酒调敷，适量。

肉　桂

Rougui

【壮名】能桂（Naenggveiq）。

【瑶名】征桂（Zaengc gueix）。

【别名】玉桂、牧桂、桂树、桂皮、大桂。

【植物来源】为樟科植物肉桂（*Cinnamomum cassia* Presl）的树皮。

【植物形态】乔木。主干外皮灰褐色或棕色，粗糙，有细皱纹及小裂纹，皮孔椭圆形，偶有凸起的横纹，常出现灰绿色花斑。叶互生或近对生，革质，长椭圆形至披针形，长8～20 cm，宽4.0～5.5 cm，全缘，先端稍急尖，基部急尖，上面绿色，平滑且有光泽，无毛，下面灰绿色，疏被黄色短绒毛，具离基三出脉，于下面明显隆起，细脉横向平行；叶柄稍膨大，长1～2 cm。圆锥花序，三级分支，分支末端为3朵花的聚伞花序；花白色，花被内外两面均密被黄褐色短绒毛，花被筒呈倒锥形，花被裂片卵状长圆形，先端钝或近锐尖。能育雄蕊9枚，第一、第二轮雄蕊花药卵圆状长圆形，药室4个，内向，第三轮雄蕊花药卵圆状长圆形，药室4个，外向；退化雄蕊3枚，位于最内轮。果椭圆形，成熟时黑紫色；果托浅杯状，边缘截平或略具齿裂。

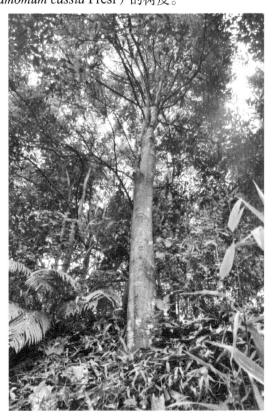

肉桂（肉桂）

【采收加工】4～5月和9月剥取肉桂茎皮，阴干。

【药材鉴定】

1. 性状鉴定

本品呈槽状或卷筒状，长30～40 cm，宽或直径3～10 cm，厚约0.2～0.5 cm。外表面灰褐色，稍粗糙，有细纹、小裂纹及横向凸起的皮孔，有的带灰白色地衣斑纹，内表面红棕色或暗红棕色，略平滑，有细纵纹，划之有油痕。质硬而脆，易折断。断面外侧棕色，内侧红棕色且油润，中间有1条浅黄棕色的线纹。气芳香，味甜、微辛辣。

2. 显微鉴定

（1）组织显微鉴定。茎皮横切面：木栓细胞数列，最内层细胞外壁增厚，木化。皮层散有石细胞及分泌细胞。中柱鞘部位有石细胞群，断续排列成环，外侧伴有纤维束，石细胞通常外壁较薄。韧皮部射线宽1～2列细胞，含细小草酸钙针晶；纤维常2～3个成束；油细胞随处可见。薄壁细胞含淀粉粒。

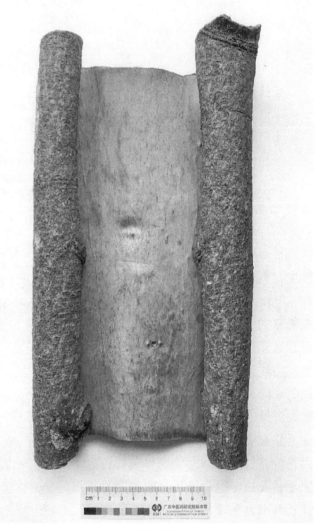

肉桂药材图

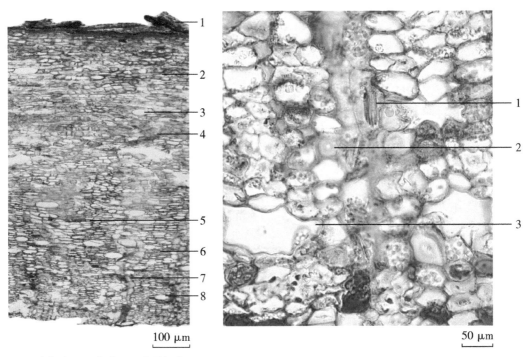

1—木栓层；2—皮层；3—分泌细胞；
4—石细胞群；5—纤维束；6—韧皮部；
7—射线；8—油细胞。
肉桂茎皮横切面显微图

1—射线细胞含草酸钙针晶；2—纤维；3—油细胞。
肉桂茎皮韧皮部放大图

（2）粉末显微鉴定。粉末红棕色。纤维大多单个散在，长棱形，长195～920 μm，直径约50 μm，壁厚，木化，纹孔不明显。石细胞类方形或类圆形，直径32～88 μm，壁厚，有的一面菲薄。油细胞类圆形或长圆形，直径45～108 μm。草酸钙针晶细小，散在于射线细胞中。木栓细胞多角形，含红棕色物。

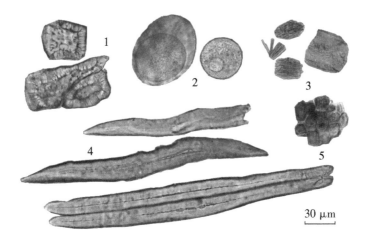

1—石细胞；2—油细胞；3—草酸钙针晶；4—纤维；5—木栓细胞。
肉桂粉末显微图

3. 薄层色谱鉴定

取本品粉末1.5 g，加甲醇10 mL，超声处理10 min，滤过，滤液作为供试品溶液。另取桂皮醛对照品，加乙醇制成每毫升含1 μL的溶液，作为对照品溶液。另取肉桂酸对照品，加甲醇制成每毫升含1 mg的溶液，作为对照品溶液。照薄层色谱法（《中华人民共和国药典：2020年版　四部》通则0502）试验，先后吸取上述两种溶液各3～5 μL，分别点于

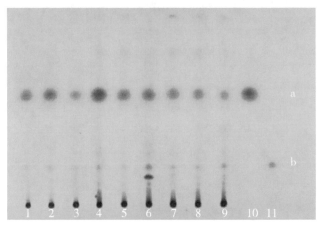

1～9—药材样品；10—桂皮醛对照品；11—肉桂酸对照品。

肉桂薄层鉴别色谱图

同一硅胶GF$_{254}$薄层板上，以正己烷-丙酮-甲酸（8∶3∶0.1）为展开剂，展开，取出，晾干，置于紫外光灯（254 nm）下检视。供试品色谱中，在与对照品色谱相应的位置上，显相同颜色的斑点。

【性味与功用】

（1）中医。辛、甘，大热。归肾、脾、心、肝经。补火助阳，引火归源，散寒止痛，活血通经。用于阳痿，宫冷，腰膝冷痛，肾虚作喘，阳虚眩晕，目赤咽痛，心腹冷痛，虚寒泻吐，寒疝，奔豚，经闭，痛经。

（2）壮医。辣、甜，热。通调龙路、火路，祛寒毒，行气止痛，补火助阳。用于巧尹（头痛），核尹（腰痛），心头痛（胃痛），胸痛，胁痛，墨病（哮喘），阳虚头晕，委哟（阳痿），漏精（遗精），约京乱（月经不调），阴疮。

（3）瑶医。辛、甘，热。属风药。温中补阳，通经络，散寒止痛，化湿健脾。用于卡西闷（胃痛、腹痛），锥碰江闷（坐骨神经痛），崩闭闷（风湿、类风湿性关节炎），尼椎醒蕹（肾虚水肿），白灸闷（心绞痛），藏紧邦（崩漏），辣给昧对（月经不调、闭经），流心黑怒哈（体虚咳嗽）。

【用法与用量】

（1）中医。内服：水煎服，1～4.5 g。

（2）壮医。内服：水煎服，3～6 g。外用：贴肚脐，少许。

（3）瑶医。内服：水煎服，3～5 g。

华凤仙

Huafengxian

【壮名】秤见封（Caekgiemfungh）。

【瑶名】叶来凯（Hieh laih kaaiv）。

【别名】水指甲花、象鼻花。

【植物来源】为凤仙花科植物华凤仙（*Impatiens chinensis* L.）的全草。

【植物形态】草本。茎圆柱形，有纵条纹，下部横卧伏地生根，节略膨大，有不定根。叶对生，叶片硬纸质，线形或线状长圆形，长2～10 cm，宽0.5～1 cm，先端短尖或钝，基部近心形或钝圆形，边缘有稀疏刺状齿，上面绿色，被微糙毛，下面灰绿色，侧脉5～7对。花皱缩，腋生，紫红色或白色；苞片线形；侧生萼片2枚，线形，先端尖；唇瓣漏斗状，具条纹，基部渐狭成内弯或旋卷的长距；旗瓣圆形，先端微凹，背面中肋具狭翅，顶端具小尖；翼瓣无柄，2裂，下部裂片小，近圆形，上部裂片宽倒卵形至斧形，先端圆钝，外缘近基部具小耳；雄蕊5枚，花丝线形，扁，花药卵球形，顶端钝；子房纺锤形，直立，稍尖。蒴果椭圆形，中部膨大，顶端喙尖。种子数粒，黑色，圆球形。

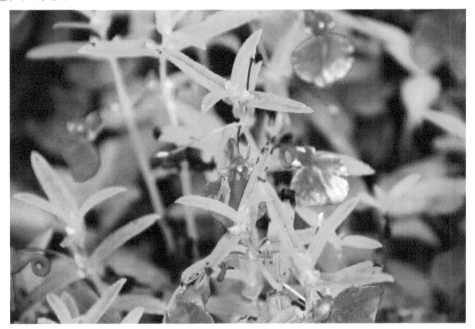

华凤仙（华凤仙）

【采收加工】全年均可采收，除去杂质，鲜用或晒干。

【药材鉴定】

1. 性状鉴定

本品茎呈圆柱形，直径1~6 mm，有明显的纵条纹，质脆，断面中心有髓；下部茎节略膨大，有不定根。叶对生，多皱缩，灰绿色至黄棕色，完整者展平呈线状长圆形，长2~10 cm，宽0.5~1 cm，先端短尖或钝，基部钝圆或近心形，边缘有稀疏的锯齿；叶柄短或无柄；偶见花皱缩，腋生，单生或数个聚生；花梗长。蒴果椭圆形。味微苦、辛。

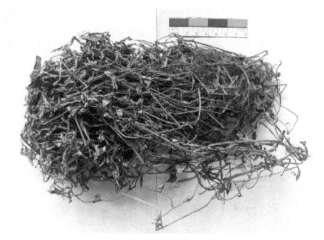

华凤仙药材图

2. 显微鉴定

（1）组织显微鉴定。茎横切面：表皮细胞1列，长椭圆形，排列整齐。皮层由数列类圆形薄壁细胞组成，排列疏松，有的含有大量草酸钙针晶或草酸钙针晶束。皮层最内侧1~2层细胞稍小，排列紧密整齐。中柱维管束6个环状排列，多为4大2小；韧皮部较窄；木质部不发达。髓部明显。

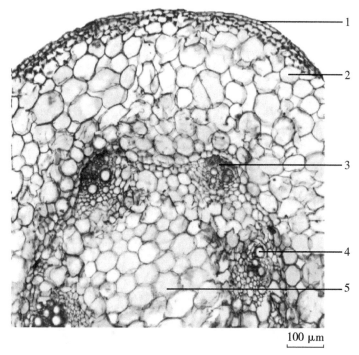

1—表皮细胞；2—皮层；3—韧皮部；4—木质部；5—髓部。

华凤仙茎横切面图

（2）粉末显微鉴定。粉末黄绿色。纤维单个散在或成束，长梭形，先端钝或平截，细胞壁多光滑，直径18～25 μm。可见一些呈长方形、排列整齐的细胞，胞腔内含草酸钙针晶，散在或成束。非腺毛多散在，稍弯曲或平直，由2～8个细胞组成，直径21～32 μm，长62～133 μm。叶上表皮细胞垂周壁平直；下表皮细胞垂周壁波状弯曲，气孔为不定式。导管多为梯纹导管和螺纹导管。

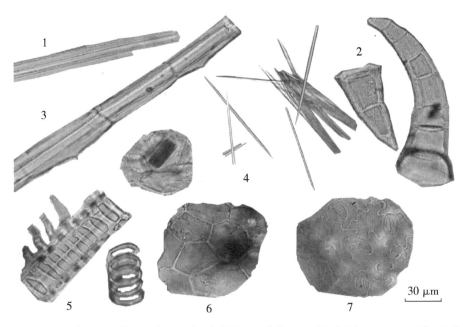

1—纤维；2—非腺毛；3—薄壁细胞；4—草酸钙针晶；5—导管；6—叶上表皮细胞；7—叶下表皮细胞。

华凤仙粉末显微图

3. 薄层色谱鉴定

取本品粉末1 g，加乙醇10 mL，超声处理20 min，滤过，滤液蒸干，残渣加甲醇1 mL使溶解，作为供试品溶液。另取华凤仙对照药材1 g，同法制成对照药材溶液。照薄层色谱法（《中华人民共和国药典：2020年版　四部》通则0502）试验，先后吸取上述两种溶液各5～10 μL，分别点于同一硅胶G薄层板上，以环己烷-丙酮（4∶3）为展开剂，展开，取出，晾干，置于紫外光灯（365 nm）下检视。供试品色谱中，在与对照药材色谱相应的位置上，显相同颜色的斑点。

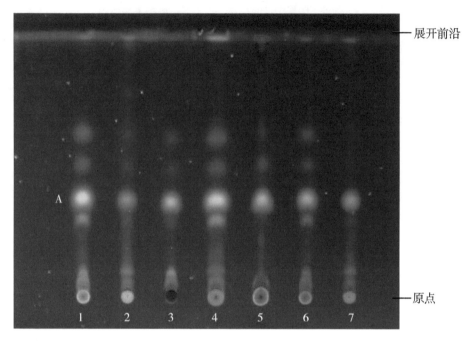

展开前沿

原点

1—华凤仙对照药材；2～7—药材样品。

华凤仙薄层鉴别色谱图

【性味与功用】

（1）中医。微苦，平。归肺经。清热解毒，活血化瘀，消肿拔脓。用于肺痨，热痢、小便浑浊，湿热带下，瘀血疼痛，蛇头疮，痈疮肿毒。

（2）壮医。微苦、辣，平。清热毒，通龙路，排脓毒。用于钵痨（肺痨），肉扭（淋证），隆白带（带下病），阿意咪（痢疾），呗脓（痈疮）。

（3）瑶医。微苦、辛，平。清热解毒，活血化瘀，消肿拔毒。用于哈路（肺痨），碰累（痢疾），眸名肿毒（无名肿毒、痈疮肿毒），更喉闷（咽喉肿痛、咽炎）。

【用法与用量】内服：水煎服，10～30 g。外用：鲜品捣敷，适量。

多穗柯

Duosuike

【瑶名】得甘锥（Nduqc gomh nzuix）。

【别名】木姜叶柯、多穗石柯、多穗石栎、甜茶、甜叶子树、美丽加嫂。

【植物来源】为壳斗科植物木姜叶柯［*Lithocarpus litseifolius*（Hance）Chun.］的叶。

【植物形态】常绿乔本，高5～20 m。枝、叶无毛，有时小枝、叶柄及叶面干后有淡薄的白色粉霜。叶纸质至近革质，椭圆形、倒卵状椭圆形或卵状披针形，很少狭长椭圆形，长5～18 cm，宽2～8 cm，顶部渐尖或短突尖，基部楔形，全缘，两面同色或下面带苍灰色，有紧实鳞秕层，中脉及侧脉干后呈红褐色或棕黄色；叶柄长1.5～2.5 cm。雄穗状花序多穗排成圆锥花序，少有单穗腋生，花序长达25 cm；雌花序长达35 cm；有时雌雄同序，通常2～6穗聚生于枝顶部，花序轴常被稀疏短毛，雌花3～5朵一簇。花柱比花被裂片稍长，果序长达30 cm，果序轴纤细，

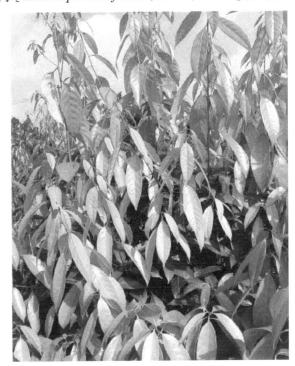

多穗柯（木姜叶柯）

很少超过5 mm；壳斗浅碟状或呈上宽下窄的短漏斗状，宽8～14 mm，顶部边缘通常平展，甚薄，无毛，向下明显增厚呈硬木质，小苞片三角形，紧贴，覆瓦状排列成环。坚果为顶端锥尖的宽圆锥形或近圆球形，少数为顶部平缓的扁圆形，高8～15 mm，宽12～20 mm，栗色或红褐色，无毛，常有淡薄的白粉，果脐深达4 mm，口径宽达11 mm。花期5～6月，果期6～10月。

【采收加工】春、夏季采收，晒干或将嫩叶杀青后搓揉成团，烘干代茶叶。

【药材鉴定】

1. 性状鉴定

本品叶片黄褐色,纸质或近革质,嫩叶多皱缩,有的带小枝,完整叶片展开呈卵状披针形至椭圆形,长5~15 cm,宽2~7 cm,先端渐尖或尾尖,基部楔形,全缘,质脆。气微,味微甜。

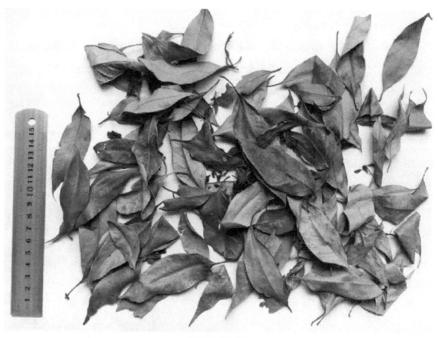

多穗柯药材图

2. 显微鉴定

(1)组织显微鉴定。叶横切面:上、下表皮细胞各1列,类方形,大小不等,外被薄的角质层;下表皮细胞可见非腺毛。栅栏组织由1~3列细胞组成,含棕黄色物质。海绵组织有的细胞含草酸钙簇晶。中柱鞘纤维成环状排列,由3~6列厚壁细胞组成。主脉维管束呈椭圆形,韧皮部狭窄,木质部导管呈放射状排列。薄壁细胞有草酸钙簇晶分布。

(2)粉末显微鉴定。粉末灰绿色。纤维单个散在或成束,直径9~25 μm,壁孔多不明显。草酸钙簇晶较多,直径11~30 μm,偶见草酸钙方晶,直径6~10 μm。上表皮细胞垂周壁较平直,直径6~22 μm;下表皮细胞垂周壁较平直,直径15~25 μm,壁薄。导管多为螺纹导管,直径12~28 μm。非腺毛单个或双角状,单细胞,直径3~6 μm,长22~35 μm。

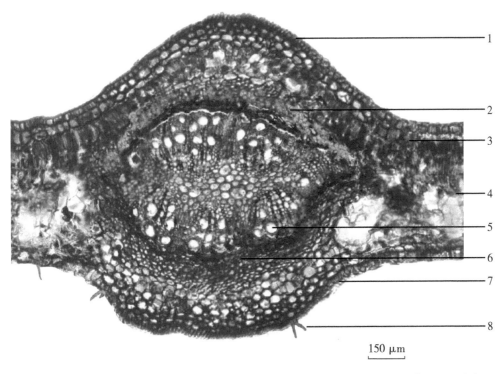

1—上表皮；2—中柱鞘纤维；3—栅栏组织；4—海绵组织；5—木质部；6—韧皮部；7—下表皮；8—非腺毛。

多穗柯叶横切面显微图

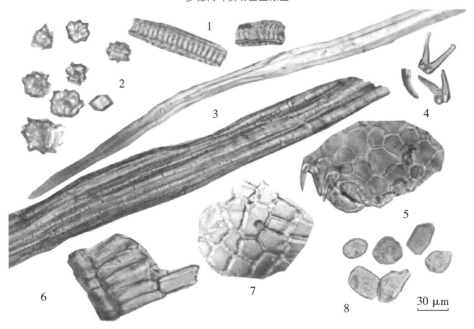

1—导管；2—草酸钙结晶；3—纤维；4—非腺毛；5—叶下表皮细胞；
6—栅栏组织；7—叶上表皮细胞；8—含挥发油细胞。

多穗柯粉末显微图

3. 薄层色谱鉴定

取本品粉末0.5 g，加甲醇20 mL，超声处理30 min，滤过，滤液蒸干，残渣加甲醇1 mL使溶解，作为供试品溶液。另取多穗柯对照药材0.5 g，同法制成对照药材溶液。照薄层色谱法（《中华人民共和国药典：2020年版 四部》通则0502）试验，先后吸取上述两种溶液各2 μL，分别点于同一聚酰胺薄层板上，以乙酸乙酯-甲酸-水（8∶1∶1）为展开剂，展开，取出，晾干，喷以1%三氯化铝试液，置于紫外光灯（365 nm）下检视。供试品色谱中，在与对照药材色谱相应的位置上，显相同颜色的斑点。

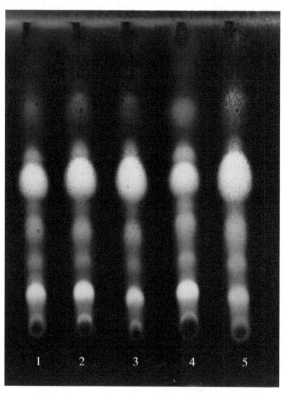

1～4—药材样品；5—多穗柯对照药材。

多穗柯薄层鉴别色谱图

【性味与功用】

（1）中医。甘，平。清热化痰，生津止渴，解暑。用于肺热咳嗽，高血压、高血糖症。

（2）瑶医。甘，平。属风打相兼药。清热解毒，生津止渴。用于怒哈（咳嗽），样琅病（高血压病），冬夷（糖尿病）。

【用法与用量】内服：水煎服，9～30 g。

羊角拗

Yangjiao'ao

【壮名】纽扣羊（Niujgeuyiengz）。

【瑶名】羊角风（Yungh gorqv buerng）。

【别名】断肠草、羊角扭、羊角藤、倒钓笔、羊角藕、羊角柳、花拐藤。

【植物来源】为夹竹桃科植物羊角拗［*Strophanthus divaricatus*（Lour.）Hok.et Arn.］的全株。

【植物形态】灌木或藤本。具乳汁，小枝棕褐色，密被灰白色皮孔。叶对生，具短柄；叶片厚纸质，椭圆形或长圆形，长4～10 cm，宽2～4 cm，先端短渐尖或急尖，基部楔形，全缘；侧脉常6对。花大形，黄白色，聚伞花序；花梗纤细，苞片和小苞片线状披针形；萼片5枚，披针形，先端长渐尖，黄绿色，内面基部有腺体；花冠黄色，漏斗形，花冠筒淡黄色，上部5裂，裂片基部卵状披针形，先端线形长尾状，裂片内面具由10枚舌状鳞片组成的副花冠，白黄色，鳞片每2枚基部合生；雄蕊5枚，内藏，花药箭形，基部具耳，各药相连于柱头，花丝纺锤形，被柔毛；子房由2枚离生心皮组成，半下位，花柱圆柱状，柱头棍棒状。蓇葖果木质，双出扩展，长披针形。种子纺锤形且扁，上部渐狭而延长成喙，轮生白色丝状种毛。

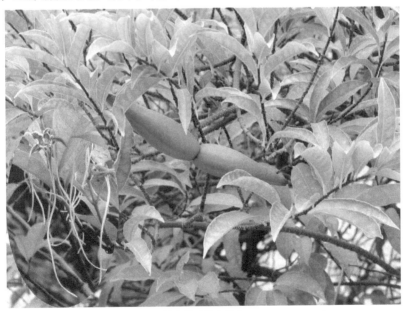

羊角拗（羊角拗）

【采收加工】全年均可采收，洗净，切片，晒干。

【药材鉴定】

1. 性状鉴定

本品根圆柱形，表面土黄色，有明显的纵纹，横向凸起皮孔明显；常见有须根；质硬，断面黄色，皮部窄，木部占绝大部分。茎枝圆柱形，略弯曲；表面棕褐色，有明显的纵沟及纵皱纹，粗枝皮孔灰白色，横向凸起，嫩枝密布灰白色小圆点皮孔；质硬脆，断面黄绿色，木质，中央可见髓部。叶对生，皱缩，完整者展平呈椭圆状长圆形，全缘，长4~10 cm，宽2~4 cm，中脉于下面凸起。气微，味苦。有大毒。

2. 显微鉴定

（1）组织显微鉴定。茎横切面：木栓层为2~3列木栓细胞。皮层窄，为数列薄壁细胞，细胞中含有草酸钙方晶或草酸钙簇晶。维管束为双韧性，形成层不明显；外侧韧皮部比内侧韧皮部宽，薄壁细胞中含有草酸钙方晶或草酸钙簇晶；木质部相对较宽。中央为宽广的髓部。

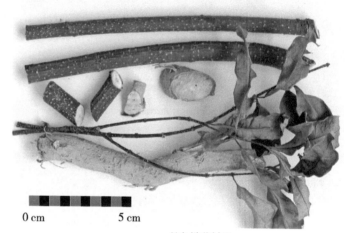

0 cm　　　　5 cm

羊角拗药材图

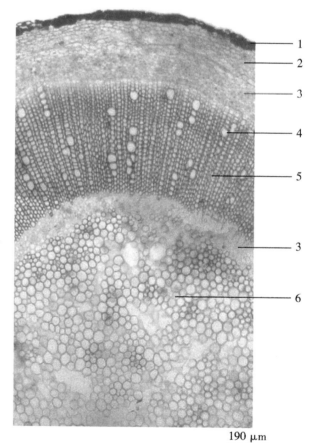

190 μm

1—木栓层；2—皮层；3—韧皮部；4—导管；5—木质部；6—髓部。

羊角拗茎横切面显微图

（2）粉末显微鉴定。粉末灰绿色。草酸钙方晶多，菱形、六边形等，宽35～85 μm。草酸钙簇晶常见，棱角钝，直径55～155 μm。纤维成束或单个散在，孔沟明显，胞腔多线形。石细胞多，有椭圆形、方形、多边形等各种形状，直径40～90 μm，壁厚，沟纹明显。导管多为螺纹导管和具缘纹孔导管，直径20～85 μm。气孔平轴式。乳汁管多嵌于组织碎片中而不易观察到。淀粉粒少，脐点点状，直径10～20 μm。

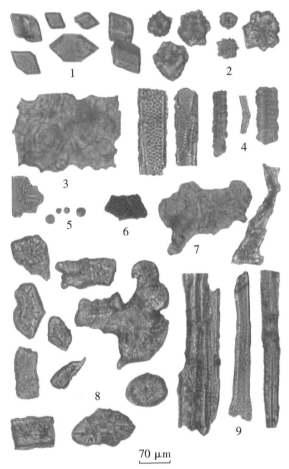

70 μm

1—草酸钙方晶；2—草酸钙簇晶；3—气孔；4—导管；5—淀粉粒；6—棕色体；7—乳汁管；8—石细胞；9—纤维。

羊角拗粉末显微图

3. 薄层色谱鉴定

取本品粉末2 g，加乙醇20 mL，超声提取1 h，滤过，滤液浓缩至干，用石油醚（60～90 ℃）2 mL冲洗，挥发干残余石油醚，残渣加甲醇2 mL使溶解，作为供试品溶液。另取羊角拗对照药材2 g，同法制成对照药材溶液。照薄层色谱法（《中华人民共和国药典：2020年版　四部》通则0502）试验，先后吸取上述两种溶液各10 μL，分别点于同一硅胶G薄层板上，以环己烷-乙酸乙酯-丙酮-甲酸（4：1：2：0.5）为展开剂，展开，取出，晾干，喷以10%硫酸乙醇溶液，105 ℃加热至斑点显色清晰。供试品色谱中，在与对照药材色谱相应的位置上，显相同颜色的斑点。

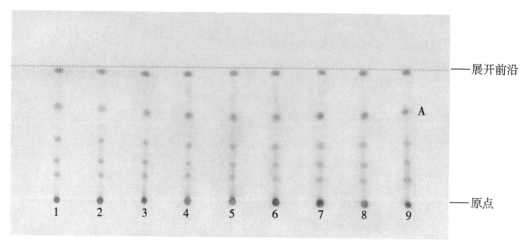

1～8—药材样品；9—羊角拗对照药材。

羊角拗薄层鉴别色谱图

【性味与功用】

（1）中医。苦，寒；有大毒。归心、肝经。祛风湿，通经络，解疮毒，杀虫。用于风湿痹痛，小儿麻痹后遗症，跌打损伤，痈疮，疥癣。

（2）壮医。苦，寒；有大毒。祛风湿，除湿毒，续筋骨，消肿痛。用于发旺（痹病），勒爷顽瓦（小儿麻痹后遗症），呗嘻（奶疮），多发性脓肿，腱鞘炎，额哈（毒蛇咬伤），林得叮相（跌打损伤），夺扼（骨折），呗脓（痈疮），痂（癣）。

（3）瑶医。苦、微辛，寒；有毒。属打药。祛风通络，散瘀止痛，杀虫止痒。用于崩闭闷（风湿、类风湿性关节炎），谷阿照拍（小儿麻痹后遗症），样琅病（高血压病），努脑痨（瘰疬、淋巴结核），播冲（跌打损伤），囊暗（蛇虫咬伤），布锥累（痈疮），补癣（皮肤顽癣）。

【用法与用量】外用：浸酒擦，适量。

异叶爬山虎

Yiyepashanhu

【壮名】骨来邑（Gukraihbya）。

【瑶名】美使端（Hmei siv dorn）。

【别名】吊岩风、三角风、异叶地锦、爬山虎、上竹龙、小叶红藤、上树蜈蚣。

【植物来源】为葡萄科植物异叶地锦（*Parthenocissus dalzielil* Gagnep.）的带叶藤茎。

【植物形态】木质藤本。小枝无毛，卷须总状5～8分枝，嫩时顶端膨大呈圆珠形，后遇附着物扩大呈吸盘状。叶为单叶或三出复叶型，侧出较小的长枝上常散生较小的单叶，叶片卵圆形，长3～7 cm，宽2～5 cm，顶端急尖或渐尖，基部心形或微心形；主枝或短枝上集生3枚小叶复叶，中央小叶长椭圆形，长6～21 cm，宽3～8 cm，顶端渐尖，基部楔形，侧生小叶卵状椭圆形，长5.5～19 cm，宽3～7.5 cm，顶端渐尖，基部极不对称，近圆形；叶柄长5～20 cm，中央小叶有短柄，长0.3～1 cm，侧生小叶无柄，完全无毛。花序假顶生于短枝顶端，基部有分枝，主轴不明显，形成多歧聚伞花序；小苞片卵形；花萼碟形；花瓣4枚，倒卵椭圆形；雄蕊5枚。果实近球形，成熟时紫黑色。

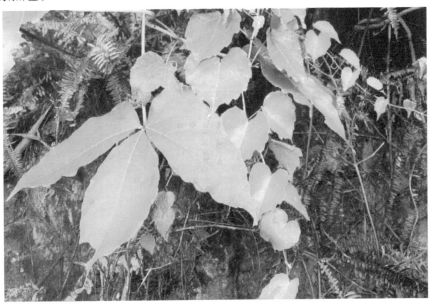

异叶爬山虎（异叶地锦）

【采收加工】全年均可采收，除去杂质及泥沙，鲜用或晒干。

【药材鉴定】

1. 性状鉴定

本品藤茎呈圆柱形，直径0.2～0.8 cm，有纵皱纹和皮孔，节上有短卷须，具气生根，表面黄褐色或棕褐色；质轻，易折断，断面皮部棕色或灰褐色，木部灰白色，中央有白色的髓部或中空。叶互生，三出复叶皱缩，质脆，下面灰黄色或灰绿色，上面灰色或灰褐色，完整叶片展开呈卵形，先端急尖或渐尖，基部楔形或歪形，有粗锯齿，长8～16 cm，宽4～11 cm。气微，味淡。

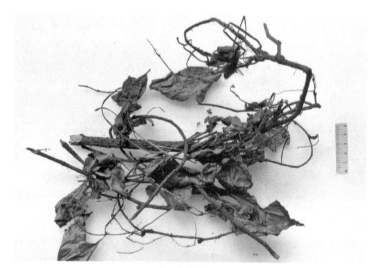

异叶爬山虎药材图

2. 显微鉴定

（1）组织显微鉴定。藤茎横切面：木栓层细胞6～12列，类方形，淡黄色。皮层细胞数列，圆形或椭圆形，棕黄色，细胞之间有裂隙。韧皮部细胞类圆形，韧皮纤维数个成团层状排列，纤维细胞壁薄。木质部导管散在分布；木射线细胞3～8列，含棕黄色分泌物或

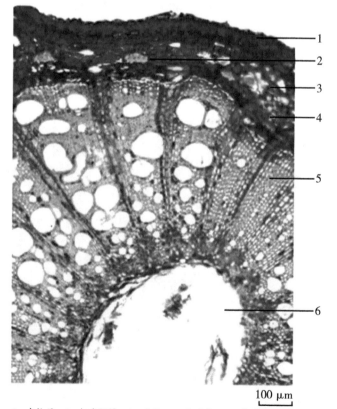

100 μm

1—木栓层；2—韧皮纤维；3—皮层；4—韧皮部；5—木质部；6—髓部。

异叶爬山虎藤茎横切面显微图

草酸钙方晶。髓部约占切面的1/3，多萎缩而中空。本品有的薄壁细胞内含草酸钙结晶。

叶横切面：上、下表皮细胞各1列。栅栏组织1列。海绵组织细胞类圆形，排列疏松。中脉维管束外韧型，维管束外中柱鞘纤维断续排列成环。木质部导管较大；韧皮部较窄。有的细胞之间有裂隙。上、下表皮主脉处凸起。本品有的薄壁细胞内含草酸钙方晶。

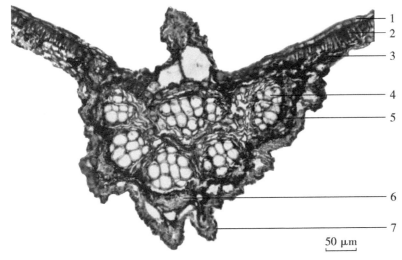

1—上表皮；2—栅栏组织；3—海绵组织；4—木质部；5—韧皮部；6—中柱鞘纤维；7—下表皮。

异叶爬山虎叶横切面显微图

（2）粉末显微鉴定。粉末棕黄色。纤维多见，单个或成束，先端渐尖或平截，"人"字形或"一"字形纹孔，直径16～30 μm。导管多为螺纹导管或梯纹导管，直径46～113 μm。叶下表皮细胞多边形，垂周壁微波状弯曲；叶上表皮细胞不规则形，垂周壁稍平直；气孔多为不定式。草酸钙针晶束多见，散在或存在于黏液细胞内；草酸钙方晶直径5～33 μm；草酸钙簇晶直径21～42 μm。

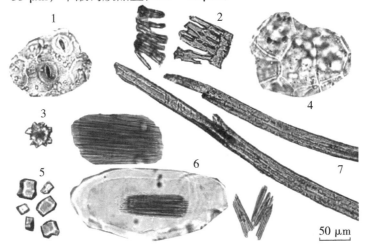

1—叶上表皮细胞；2—导管；3—草酸钙簇晶；4—叶下表皮细胞；5—草酸钙方晶；6—草酸钙针晶；7—纤维。

异叶爬山虎粉末显微图

3. 薄层色谱鉴定

取本品粉末2 g，加甲醇20 mL，超声提取30 min，滤过，滤液蒸干，残渣加甲醇1 mL使溶解，作为供试品溶液。另取异叶爬山虎对照药材2 g，同法制成对照药材溶液。照薄层色谱法（《中华人民共和国药典：2020年版　四部》通则0502）试验，先后吸取上述两种溶液各5～10 μL，分别点于同一硅胶G薄层板上，以石油醚（60～90 ℃）–乙酸乙酯（6∶1）为展开剂，展开，取出，晾干，置于紫外光灯（365 nm）下检视。供试品色谱中，在与对照药材色谱相应的位置上，显相同颜色的斑点。

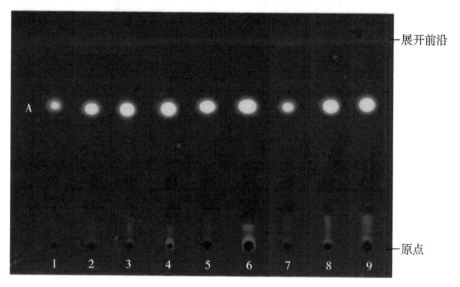

1～8—药材样品；9—异叶爬山虎对照药材。

异叶爬山虎薄层鉴别色谱图

【性味与功用】

（1）中医。微辛、涩，温。归肝、肾经。祛风除湿，散瘀止痛，解毒消肿。用于风湿痹痛，胃脘痛，偏头痛，产后瘀滞腹痛，跌打损伤，痈疮肿毒。

（2）壮医。苦，温。通龙路、火路，止血，解毒。用于发旺（痹病），偏头痛，呗脓（痈疮），林得叮相（跌打损伤），夺扼（骨折）。

（3）瑶医。酸、涩，温。祛风活络，活血散瘀，消肿止痛，止血，接骨。用于崩闭闷（风湿、类风湿性关节炎），播冲（跌打损伤），碰脑（骨折），锥碰江闷（坐骨神经痛），别带病（带下病），囊暗（蛇虫咬伤），眸名肿毒（无名肿毒、痈疮肿毒）。

【用法与用量】内服：水煎服，15～30 g。外用：水煎洗或鲜品捣敷，适量。

红云草

Hongyuncao

【壮名】刚亮来（Gangliengjraiz）。

【瑶名】走马风（Yangh maz buerng）。

【别名】达祥劳、小叶马胎、小马胎、铺地走马、红铺地毯。

【植物来源】为报春花科植物心叶紫金牛（*Ardisia maclurei* Merr.）的全株。

【植物形态】小灌木。具匍匐茎；直立茎高不超过10 cm，幼时密被锈色长柔毛。叶互生，稀近轮生，坚纸质，长圆状椭圆形或椭圆状倒卵形，长3～10 cm，宽2～5 cm，顶端急尖或钝，基部心形，边缘具不整齐的粗锯齿及缘毛，两面均被疏柔毛，尾端直达齿尖；叶柄被锈色疏柔毛。亚伞形花序，被锈色长柔毛，有花3～6朵；花萼仅基部连合，被锈色长柔毛，萼片披针形，顶端渐尖，具缘毛；花瓣淡紫色或红色，卵形，顶端渐尖；雄蕊较花瓣略短，花药卵形；雌蕊与花瓣几等长，子房球形。果球形，暗红色。

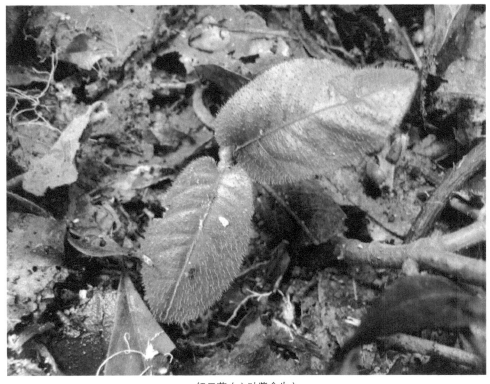

红云草（心叶紫金牛）

【采收加工】全年均可采收，洗净，切段，干燥。

【药材鉴定】

1. 性状鉴定

本品根茎圆柱形，疏生须根，表面红棕色或棕褐色，直径1～3 mm。茎圆柱形，长15～25 cm，直径2～7 mm，纤细，棕褐色，密被锈色长柔毛；断面皮部宽，灰黄色，木部黄白色，有棕红色小点。叶片灰绿色或灰黄色，略卷曲，完整者展开呈长圆状卵形或椭圆状倒卵形，长3～8 cm，宽2～4 cm，边缘具粗锯齿，有腺点，两面均被疏柔毛；叶柄长0.5～2 cm。气微，味淡。

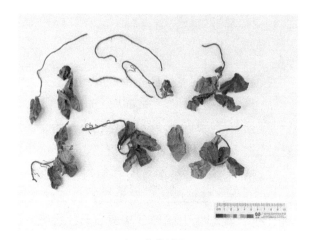

红云草药材图

2. 显微鉴定

（1）组织显微鉴定。茎横切面：木栓层细胞为3～6列，类方形，棕黄色。皮层宽广，细胞类圆形或多角形，有的细胞内含草酸钙方晶；有分泌细胞散在，内含棕黄色分泌物。内皮层明显，淡黄色。韧皮部狭窄。木质部不发达，导管较小，常多个纵向相连。髓部宽广。薄壁细胞内含淀粉粒。

叶横切面：上、下表皮细胞各1列，类方形，外被非腺毛，细胞2～5个。栅栏组织细胞1～2列。海绵组织不发达。中脉维管束宽心形；韧皮部较窄；维管束外有2～6列中柱鞘纤维环绕。上、下表皮中脉处明显突出。薄壁

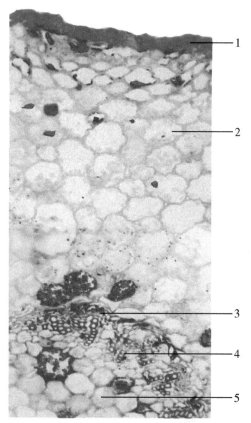

100 μm

1—表皮；2—皮层；3—韧皮部；4—木质部；5—髓部。

红云草茎横切面显微图

细胞中有的含棕红色分泌物。

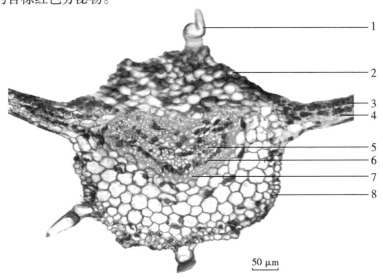

1—非腺毛；2—上表皮；3—栅栏组织；4—海绵组织；5—木质部；6—韧皮部；7—纤维；8—下表皮。

红云草叶横切面显微图

（2）粉末显微鉴定。粉末灰绿色或灰褐色。淀粉粒单粒或2～3粒组成复粒，脐点点状、"人"字状或马蹄状，直径8～30 μm。非腺毛黄色或棕黄色，粗大，1～10个细胞，有的中间细胞皱缩，直径20～70 μm。叶表皮细胞波状弯曲，气孔不定式。叶肉组织分布腺点，内容物棕红色，直径35～60 μm。纤维周围薄壁细胞中含草酸钙方晶，形成晶纤维。草酸钙方晶存在于薄壁细胞中或散在，直径15～50 μm。

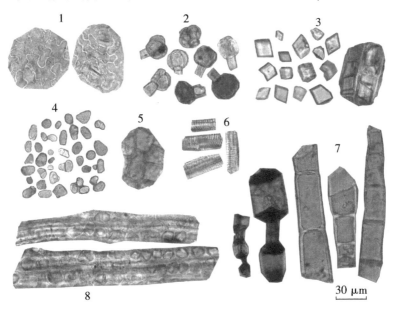

1—叶表皮细胞；2—腺毛；3—草酸钙方晶；4—淀粉粒；5—木栓细胞；6—导管；7—非腺毛；8—纤维。

红云草粉末显微图

3. 薄层色谱鉴定

取本品粉末1 g，加甲醇10 mL，超声处理30 min，滤过，滤液作为供试品溶液。另取红云草对照药材0.5 g，同法制成对照药材溶液。另取岩白菜素对照品适量，加甲醇制成每毫升含0.4 mg的溶液，作为对照品溶液。照薄层色谱法（《中华人民共和国药典：2020年版　四部》通则0502）试验，先后吸取供试品溶液及对照药材溶液5～10 μL，对照品溶液2～5 μL，分别点于同一硅胶G薄层板上，以三氯甲烷–乙酸乙酯–甲醇（2.5：2：1）为展开剂，展开，取出，晾干，喷以2%三氯化铁–2%铁氰化钾（1：1）试液，热风吹至斑点显色清晰。供试品色谱中，在与对照药材色谱和对照品色谱相应的位置上，显相同颜色的斑点。

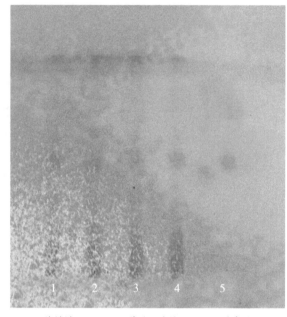

1～3—药材样品；4—红云草对照药材；5—岩白菜素对照品。

红云草薄层鉴别色谱图

【性味与功用】

（1）中医。苦，微寒。归肺、肝经。止咳化痰，凉血止血，祛风通痹，解毒消肿，利水渗湿。用于肿毒，痢疾，咯血，吐血，黄疸，淋证。

（2）壮医。辣、微苦，平。通气道，调龙路，除湿毒。用于埃病（咳嗽），比耐来（咯痰），钵痨（肺痨），陆裂（咳血），能蚌（黄疸），发旺（痹病），京瑟（闭经），林得叮相（跌打损伤）。

（3）瑶医。微苦、涩，平。属风药。活血止血，调经通络。用于哈路怒藏（肺痨咳血），哈紧（气管炎），篮虷（肝炎），辣给昧对（月经不调、闭经），昧埋荣（不孕症），崩闭闷（风湿、类风湿性关节炎），播冲（跌打损伤），荣古瓦流心黑（产后虚弱）。

【用法与用量】

（1）中医。内服：水煎服，9～12 g。

（2）壮医。内服：水煎服，9～30 g。

（3）瑶医。内服：水煎服，15～30 g。

红泡刺

Hongpaoci

【壮名】樤镇要（Mbawcaetnyauj）。

【瑶名】七爪风（Siec ngiuv buerng）。

【别名】七指风、老虎爪、拦路蛇。

【植物来源】为蔷薇科植物深裂锈毛莓（*Rubus reflexus* Ker var. *lanceolobus* Metc.）的根、茎。

【植物形态】攀缘灌木。枝被锈色绒毛，有稀疏小皮刺。单叶，叶片心状宽卵形或近圆形，长7～14 cm，宽5～11 cm，上面无毛或沿叶脉疏生柔毛，有明显皱纹，下面密被锈色绒毛，沿叶脉有长柔毛，边缘5～7深裂，裂片披针形或长圆状披针形；叶柄被绒毛并有稀疏小皮刺；托叶宽倒卵形，被长柔毛，梳齿状或不规则掌状分裂，裂片披针形或线状披针形。花数朵团集生于叶腋或成顶生短总状花序；总花梗和花梗密被锈色长柔毛；花梗很短；苞片与托叶相似；花萼外密被锈色长柔毛和绒毛；萼片卵圆形，外萼片顶端常掌状分裂，裂片披针形，内萼片常全缘；花瓣长圆形至近圆形，白色；雄蕊短；雌蕊无毛。果实近球形，深红色。

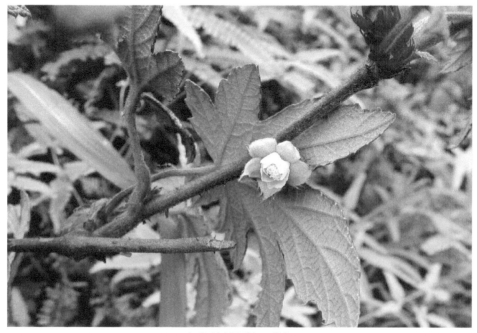

红泡刺（深裂锈毛莓）

【采收加工】全年均可采收，洗净，切段或切片，干燥。

【药材鉴定】

1. 性状鉴定

本品根呈圆柱形，稍弯曲，表面粗糙，暗褐色，有须根痕，直径0.3～3 cm；质硬，不易折断，断面皮部薄，灰褐色，木部黄褐色至棕褐色。茎圆柱形，直径0.5～4 cm，外表灰褐色，有纵皱纹和皮孔；断面皮部薄，黄褐色，木部黄白色至灰棕色，中央髓部明显，多为中空。气微，味苦、微酸。

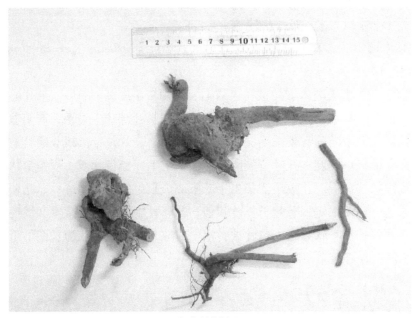

红泡刺药材图

2. 显微鉴定

（1）组织显微鉴定。根横切面：木栓层细胞数列，棕黄色，有的已脱落。皮层细胞数列，长圆形或椭圆形，有的细胞内含草酸钙簇晶；石细胞单个散在或多个聚集成群。韧皮部较宽，有的细胞内含草酸钙簇晶。木质部发达，导管单个或多个相连；木射线细胞1～8列，有的射线细胞内含草酸钙簇晶或棕黄色分泌物。

茎横切面：表皮细胞1列，类方形，棕红色，外被非腺毛。皮层细胞数列，类圆形，棕黄色，内侧的薄壁细胞排列较整齐；中柱鞘纤维5～8列，排成环状，有的与石细胞相连。韧皮部窄，细胞类方形，棕黄色。木质部导管多单个散在；木射线细胞2～7列。髓部较宽，有的细胞内含淀粉粒。有的薄壁细胞含草酸钙簇晶或草酸钙方晶。

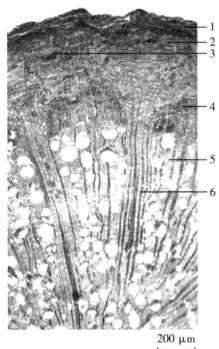

1—木栓层；2—皮层；3—石细胞；
4—韧皮部；5—木质部；6—木射线。

红泡刺根横切面显微图

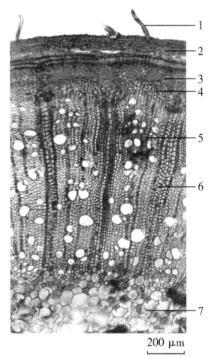

1—非腺毛；2—皮层；3—纤维；4—韧皮部；
5—木质部；6—木射线；7—髓部。

红泡刺茎横切面显微图

（2）粉末显微鉴定。粉末淡黄色。纤维单个或成束，有的细胞壁具不规则条纹，直径18～45 μm。非腺毛为单细胞，直径23～33 μm。草酸钙簇晶多见，直径12～30 μm。草酸钙方晶较少，直径25～38 μm。导管多为具缘纹孔导管，直径23～78 μm。石细胞长方形或类方形，直径16～35 μm，孔沟明显。

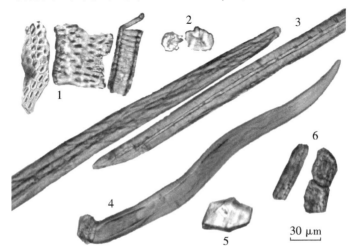

1—导管；2—草酸钙簇晶；3—纤维；4—非腺毛；5—草酸钙方晶；6—石细胞。

红泡刺粉末显微图

3. 薄层色谱鉴定

取本品粉末2 g，加甲醇25 mL，超声处理30 min，滤过，滤液浓缩至2 mL，作为供试品溶液。另取红泡刺对照药材2 g，同法制成对照药材溶液。照薄层色谱法（《中华人民共和国药典：2020年版　四部》通则0502）试验，先后吸取上述两种溶液各2 μL，分别点于同一硅胶G薄层板上，以三氯甲烷-丙酮（4∶1）为展开剂，展开，取出，晾干，喷以5%香草醛硫酸溶液，热风吹至斑点显色清晰。供试品色谱中，在与对照药材色谱相应的位置上，显相同颜色的斑点。

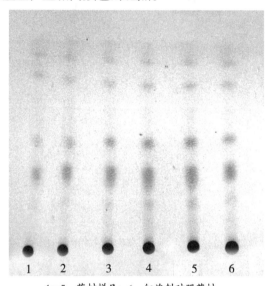

1～5—药材样品；6—红泡刺对照药材。

红泡刺薄层鉴别色谱图

【性味与功用】

（1）中医。苦、涩、酸，平。归肝、大肠经。祛风除湿，强筋骨。用于风湿性关节疼痛，四肢麻痹，中风偏瘫，痢疾。

（2）壮医。苦、涩、酸，平。调龙路、火路，消肿痛。用于发旺（痹病），麻邦（偏瘫），麻抹（肢体麻木）。

（3）瑶医。苦、酸、涩，平。属风打相兼药。祛风除湿，强筋骨，收敛止血，活血调经。用于藏紧邦（崩漏），改窟臧（痔疮出血），碰累（痢疾），崩闭闷（风湿、类风湿性关节炎），扁免崩（偏瘫）。

【用法与用量】内服：水煎服，15～30 g。

红背娘

Hongbeiniang

【壮名】棵堂宁（Godagnding）。

【瑶名】星猫丁（Singh maauh ding）。

【别名】红背叶、红罗裙、红帽顶。

【植物来源】为大戟科植物红背山麻杆［*Alchornea trewioides*（Benth.）Mull. Arg.］的全株。

【植物形态】灌木。小枝被灰色微柔毛，后变无毛。叶薄纸质，阔卵形，长8～15 cm，宽7～13 cm，顶端急尖或渐尖，基部浅心形或近截平，边缘疏生具腺小齿，上面无毛，下面浅红色，仅沿脉被微柔毛，基部具斑状腺体4个；基出脉3条；小托叶披针形；托叶钻状，具毛，凋落。雌雄异株，雄花序穗状，腋生或生于一年生小枝已落叶腋部，具微柔毛，苞片三角形，雄花簇生于苞腋；花梗中部具关节；雌花序总状，顶生，各部均被微柔毛，苞片狭三角形，基部具腺体2个，小苞片披针形。雄花：花萼花蕾时球形，萼片4枚，长圆形；雄蕊7～8枚。雌花：萼片5～6枚，披针形，被短柔毛，其中一枚的基部具1个腺体；子房球形，被短绒毛，花柱3枚，线状。蒴果球形，具3圆棱。种子扁卵状，种皮浅褐色，具瘤体。

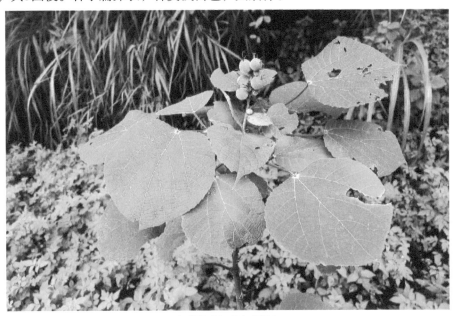

红背娘（红背山麻杆）

【采收加工】全年均可采收，切段，鲜用或晒干。

【药材鉴定】

1. 性状鉴定

本品根圆柱形，外表灰黄色，直径0.2～2 cm；质坚韧，不易折断，断面皮部薄，黄褐色，木部较大，淡黄色。茎圆柱形，灰绿色或棕黄色，有纵皱纹和皮孔，幼枝被毛；折断面皮部薄，绿褐色，木部较大，黄白色。叶薄纸质，多皱缩，完整叶片展开呈卵圆形或阔三角状卵形，长5～15 cm，宽3～12 cm，先端长渐尖，基部近平截或浅心形，边缘有不规则的细锯齿；叶柄长3～10 cm。气微，味淡。

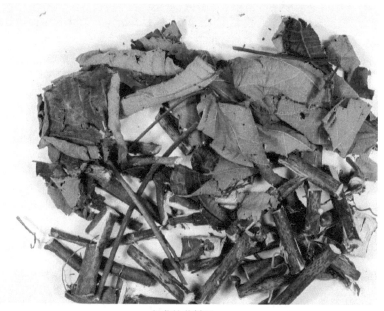

红背娘药材图

2. 显微鉴定

（1）组织显微鉴定。茎横切面：木栓层为3～8列细胞。皮层窄，中柱鞘纤维细胞3～6列，微木化。韧皮部较窄，韧皮部纤维散在分布，微木化。木质部宽广，导管单个散在或多个相连。髓部大，髓周细胞的壁较厚，有纤维和石细胞群散在分布。有的薄壁细胞内含草酸钙簇晶。

根横切面：木栓层为2～5列细胞，有的脱落。皮层窄，细胞类方形，纤维散在，微木化。韧皮部较窄，有的薄壁细胞内含草酸钙簇晶。木质部宽广，导管单个散在或多个相连。

（2）粉末显微鉴定。粉末淡黄色。纤维单个散在或成束，先端渐尖或圆钝，壁较薄，直径15～30 μm。草酸钙簇晶直径15～35 μm；草酸钙方晶较少，直径22～30 μm。非腺毛为单细胞，有的细胞壁具疣状突起，长96～260 μm，直径10～26 μm。叶表皮细胞垂周壁微弯曲，气孔为不定式。导管多为具缘纹孔导管和螺纹导管，直径35～50 μm。

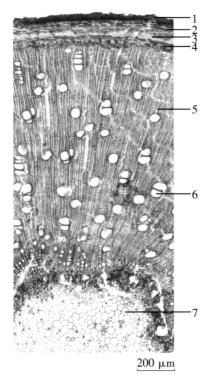

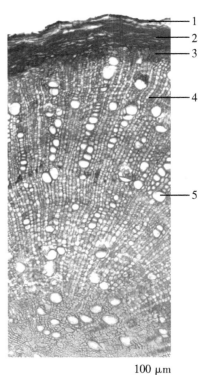

200 μm

1—木栓层；2—皮层；3—中柱鞘纤维；
4—韧皮部；5—木质部；6—导管；7—髓部。

红背娘茎横切面显微图

100 μm

1—木栓层；2—皮层；3—韧皮部；
4—木质部；5—导管。

红背娘根横切面显微图

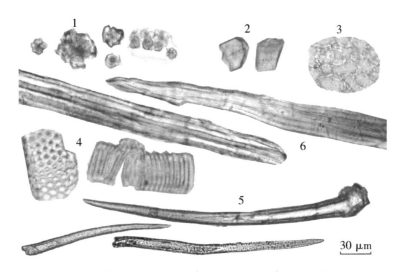

1—草酸钙簇晶；2—草酸钙方晶；3—叶表皮细胞；4—导管；5—非腺毛；6—纤维。

红背娘粉末显微图

3. 薄层色谱鉴定

取本品粉末1 g，加10%甲醇溶液60 mL，超声处理1 h，滤过，滤液蒸干，残渣加甲醇1mL使溶解，作为供试品溶液。另取红背娘对照药材1 g，同法制成对照药材溶液。再取没食子酸对照品，加甲醇制成每毫升含1 mg的溶液，作为对照品溶液。照薄层色谱法（《中华人民共和国药典：2020年版　四部》通则0502）试验，先后吸取上述

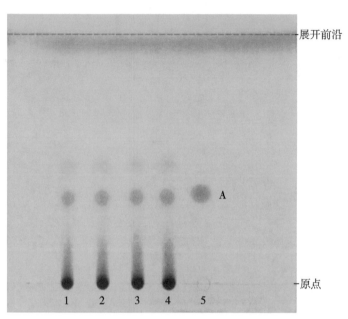

1—红背娘对照药材；2～4—药材样品；5—没食子酸对照品。

红背娘薄层鉴别色谱图

三种溶液各5～10 μL，分别点于同一硅胶GF₂₅₄薄层板上，以环己烷–乙酸乙酯–甲酸（8∶6∶1）为展开剂，展开，取出，晾干，置于紫外光灯（254 nm）下检视。供试品色谱中，在与对照药材色谱和对照品色谱相应的位置上，显相同颜色的斑点。

【性味与功用】

（1）中医。甘，凉。归肺、肝、肾经。清热利湿，凉血解毒，杀虫止痒。用于痢疾，热淋，石淋，血尿，崩漏，带下，风疹，湿疹，疥癣，龋齿痛，褥疮。

（2）壮医。甜、涩，凉。用于阿意咪（痢疾），肉卡（癃闭），兵淋勒（崩漏），隆白带（带下病），笨浮（水肿），能啥能累（湿疹），皮炎，麦蛮（风疹），喯冉（疥疮），痂（癣），豪尹（牙痛），叮相噢嘞（外伤出血），褥疮，呗脓（痈疮）。

（3）瑶医。甘，平。清热解毒，祛风除湿，散瘀止血，平喘，杀虫止痒。用于港虷（肠炎），碰累（痢疾），望胆篮虷（肝炎），泵烈竞（尿路感染、淋浊），月窖浆辣贝（结石），尼椎虷（肾炎），月藏（尿血），藏紧邦（崩漏），别带病（带下病），身谢（湿疹、皮肤瘙痒），眸名肿毒（无名肿毒、痈疮肿毒）。

【用法与用量】内服：水煎服，10～20 g。外用：水煎洗或鲜叶捣敷，适量。

走马胎

Zoumatai

【壮名】棵封勒（Gofunghlwed）。

【瑶名】血风（Nziaamh buerng）。

【别名】山鼠、山猪药、走马风、大叶紫金牛、大发药。

【植物来源】为报春花科植物走马胎（*Ardisia gigantifolia* Stapf.）的根及根茎。

【植物形态】灌木，高有时达3 m。具根茎；直立茎粗壮，常无分枝。叶常簇生于茎顶端，叶片膜质，椭圆形至倒卵状披针形，顶端钝急尖或近渐尖，基部楔形，下延至叶柄成狭翅，长25～48 cm，宽9～17 cm，边缘具密啮蚀状细齿，两面均无毛或仅下面叶脉上被细微柔毛，具疏腺点，腺点于两面隆起；叶柄长2～4 cm，具波状狭翅。由多个亚伞形花序组成总状圆锥花序，花萼仅基部连合，萼片狭三角状卵形或披针形，顶端急尖，被疏微柔毛，具腺点；花瓣白色或粉红色，卵形，具疏腺点；雄蕊为花瓣长的2/3，花药卵形；雌蕊与花瓣几等长，子房卵珠形；胚珠数枚，1轮。果球形，红色，具纵肋，多少具腺点。

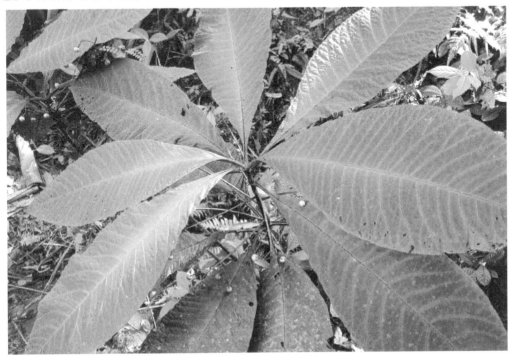

走马胎（走马胎）

【采收加工】全年均可采收，洗净，切片，鲜用或晒干。

【药材鉴定】

1. 性状鉴定

本品呈不规则圆柱形，略呈串珠状膨大，长短不一，直径0.5～4 cm。表面灰褐色或带暗紫色，具纵沟纹，习称"蛤蟆皮皱纹"，皮部厚约2 mm。质坚硬，不易折断。断面皮部淡红色，有紫红色小点，木部黄白色，可见细密放射状菊花纹。商品常切成斜片，厚约2 mm。气微，味淡、略辛。

2. 显微鉴定

（1）组织显微鉴定。根横切面：木栓层细胞数列，棕红色或棕黄色。皮层细胞类圆形，有大型分泌腔及石细胞散在，分泌腔类圆形或不规则形，内含棕黄色分泌物；内皮层细胞凯氏带明显。韧皮部狭窄。木质部约占切面的1/2，导管放射状排列，射线细胞1～3列，木薄壁细胞中常含棕黄色分泌物。有的薄壁细胞含淀粉粒。

（2）粉末显微鉴定。粉末棕红色。纤维单个散在或成束，淡黄色，先端渐尖或平截，直径16～38 μm。淀粉粒单粒或复粒，直径10～26 μm。石细胞单个散在或多个相聚，类方形、长方形

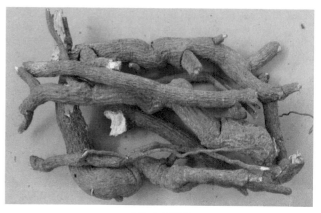

走马胎药材图

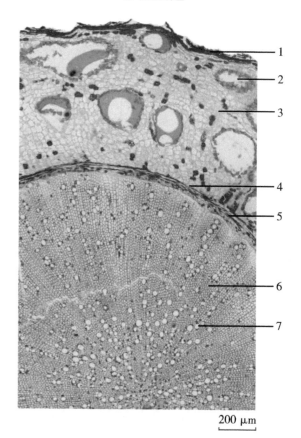

200 μm

1—木栓层；2—分泌腔；3—皮层；4—内皮层；5—韧皮部；
6—木质部；7—导管。

走马胎根横切面显微图

或不规则形，壁厚薄不一，孔沟明显，直径21～42 μm，长至96 μm。导管多为具缘纹孔导管，直径17～48 μm。木栓细胞类方形。

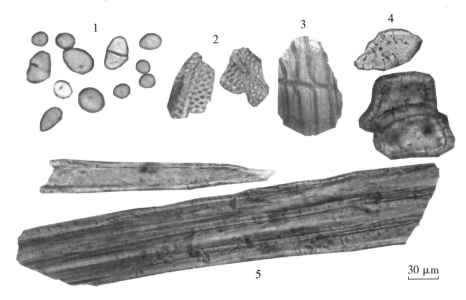

1—淀粉粒；2—导管；3—木栓细胞；4—石细胞；5—纤维。

走马胎粉末显微图

3. 薄层色谱鉴定

取本品粉末1 g，加甲醇20 mL，超声处理30 min，滤过，滤液蒸干，残渣加甲醇2 mL使溶解，作为供试品溶液。另取走马胎对照药材1 g，同法制成对照药材溶液。照薄层色谱法（《中华人民共和国药典：2020年版 四部》通则0502）试验，先后吸取供试品溶液及对照药材溶液各3～5 μL，分别点于同一硅胶G薄层板上，以环己烷-三氯甲烷-乙酸乙酯（20∶5∶8）为展开剂，展开，取出，晾干，喷以5%香草醛硫酸溶液，105 ℃加热

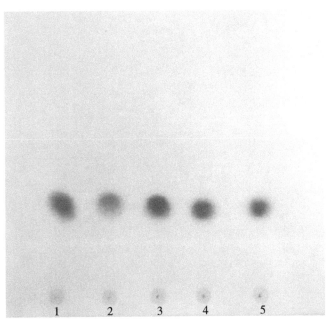

1～4—药材样品；5—走马胎对照药材。

走马胎薄层鉴别色谱图

至斑点显色清晰。供试品色谱中，在与对照药材色谱相应的位置上，显相同颜色的斑点。

【性味与功用】

（1）中医。苦、微辛，温。祛风活络，除湿消肿，散瘀止痛，止血生肌。用于风湿性关节炎，风湿痹痛，筋骨酸痛，腰腿痛，中风偏瘫，产后风，月经不调，闭经，痛经，产后腹痛，跌打损伤。

（2）壮医。辣、微苦，温。祛风毒，除湿毒，祛瘀止痛，调龙路、火路。用于发旺（痹病），麻邦（偏瘫），林得叮相（跌打损伤），呗脓（痈疮），勒爷顽瓦（小儿麻痹后遗症），约京乱（月经不调），下肢溃疡，兵淋勒（崩漏）。

（3）瑶医。苦、微辛，温。属风打相兼药。祛风活络，消肿止痛，生肌止血。用于崩闭闷（风湿、类风湿性关节炎），播冲（跌打损伤），扁免崩（偏瘫），荣古瓦崩（产后风），本藏（贫血），辣给昧对（月经不调、闭经），辣给闷（痛经），产后体弱头晕。

【用法与用量】

（1）中医。内服：水煎服，9～15 g。

（2）壮医。内服：水煎服，10～50 g。外用：水煎液加米酒调匀，擦洗患处，适量。

（3）瑶医。内服：水煎服，9～30 g。外用：浸酒擦或干品研粉敷，适量。

花脉紫金牛

Huamaizijinniu

【壮名】勾连坍（Goliengjdaem）。

【别名】假血党、血党、矮茎紫金牛。

【植物来源】为报春花科植物花脉紫金牛（*Ardisia perreticulata* C. Chen）的全株。

【植物形态】小灌木。具匍匐茎，幼嫩时密被锈色微柔毛。叶薄革质，椭圆形、倒披针形或卵状长圆形，顶端渐尖或急尖，基部楔形，长6～13 cm，宽3～7 cm，边缘具疏而浅的圆齿至近全缘，具疏边缘腺点，两面均被疏微柔毛或细鳞片，以脉上尤多，具两面均隆起的密腺点。亚伞形花序，腋生或侧生，单一，被密微柔毛，有时顶端具1～2枚退化叶或1束苞片；总梗果时长达2 cm；花萼仅基部连合，萼片卵形或长圆状卵形，顶端钝或急尖，具腺点；花瓣白色或红色，长卵形，顶端略钝，具密腺点；雄蕊较花瓣略短；雌蕊与花瓣等长，子房卵珠形。果球形，红色，具腺点，略肉质。

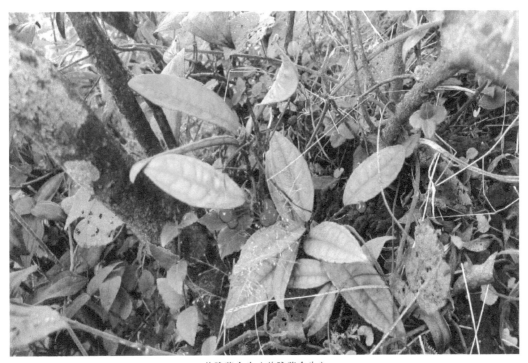

花脉紫金牛（花脉紫金牛）

【采收加工】全年均可采收，洗净，晒干。

【药材鉴定】

1. 性状鉴定

本品茎圆柱形，稍弯曲，直径0.2~0.8 cm，表面棕褐色，光滑无毛，具细纵皱纹及叶痕、枝痕；体轻，质脆，易折断，断面皮部灰褐色，木部黄白色，中心有髓。叶薄革质，质脆，皱缩，黄绿色，完整叶片展开呈卵状长圆形，长6~13 cm，宽3~5 cm，先端渐尖，基部心形或圆形，边缘具疏而浅的圆齿。气微香，味淡。

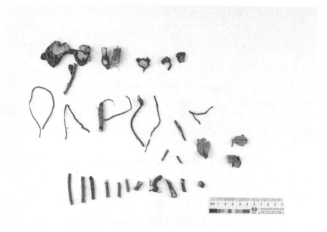

花脉紫金牛药材图

2. 显微鉴定

（1）组织显微鉴定。茎横切面：表皮细胞1列，外被角质层。皮层较宽，内侧有石细胞散在；中柱鞘纤维与薄壁细胞相间排列，断续成环。韧皮部较窄。木质部发达，导管不明显。髓部大。本品有的薄壁细胞中含草酸钙方晶。

叶横切面：上、下表皮细胞各1列，外具非腺毛。栅栏组织不明显。海绵组织较宽，约占叶肉组织的2/3。中柱鞘纤维密闭成环。中脉维管束较大，类心形。木质部导管径向排列。韧皮部较窄。上表皮中脉上方不凸起。本品有的薄壁

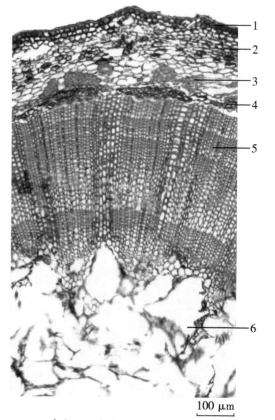

100 μm

1—表皮；2—皮层；3—纤维；4—韧皮部；
5—木质部；6—髓部。

花脉紫金牛茎横切面显微图

细胞中含草酸钙簇晶。

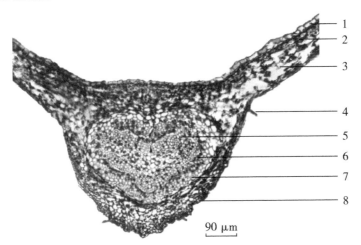

1—上表皮细胞；2—栅栏组织；3—海绵组织；4—非腺毛；5—木质部；6—韧皮部；7—纤维；8—下表皮。

花脉紫金牛叶横切面显微图

（2）粉末显微鉴定。粉末黄绿色。纤维单个或成束，直径16～25 μm。草酸钙方晶较多，直径7～26 μm；草酸钙簇晶少见，直径19～28 μm。淀粉粒单粒或复粒，直径5～13 μm。石细胞单个散在或多个相聚，类方形或不规则形，直径29～62 μm。导管多为螺纹导管或具缘纹孔导管，直径11～25 μm。叶表皮细胞垂周壁稍弯曲，气孔为不定式。非腺毛为单细胞，直径约12 μm。

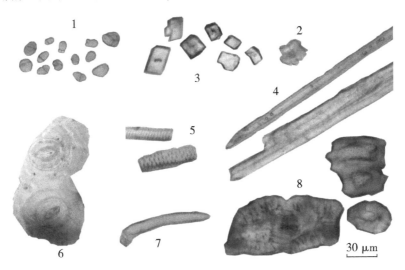

1—淀粉粒；2—草酸钙簇晶；3—草酸钙方晶；4—纤维；5—导管；6—叶表皮细胞；7—非腺毛；8—石细胞。

花脉紫金牛粉末显微图

3.薄层色谱鉴定

取本品粉末1 g，加甲醇20 mL，超声处理30 min，滤过，滤液蒸干，残渣加甲醇2 mL使溶解，作为供试品溶液。另取花脉紫金牛对照药材1 g，同法制成对照药材溶液。照薄层色谱法（《中华人民共和国药典：2020年版 四部》通则0502）试验，先后吸取供试品溶液及对照药材溶液各3～5 μL，分别点于同一硅胶G薄层板上，以三氯甲烷-乙酸乙酯-甲醇（2.5：2：1）为展开剂，展开，取出，晾干，喷以2%三氯化铁-2%铁氰化钾（1：1）试液，105 ℃吹至斑点显色清晰。供试品色谱中，在与对照药材色谱相应的位置上，显相同颜色的斑点。

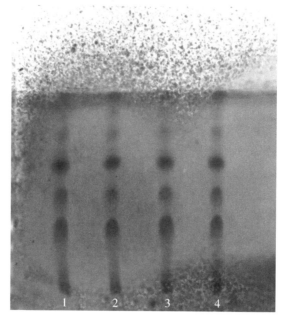

1～3—药材样品；4—花脉紫金牛对照药材。

花脉紫金牛薄层鉴别色谱图

【性味与功用】

（1）中医。淡，凉。祛风除湿，活血化瘀，化痰止咳。用于风湿痹痛，跌打损伤，肺痨。

（2）壮医。苦，凉。调龙路、火路，清热毒，消肿痛。用于钵痨（肺痨），林得叮相（跌打损伤），发旺（痹病）。

【用法与用量】内服：水煎服，10～30 g。

芦山藤

Lushanteng

【壮名】勾芦山（Gaeuluzcan）。

【瑶名】糯米风（Mbauh mbutq buerng）。

【别名】岩穴藤菊、岩穴千里光。

【植物来源】为菊科植物岩穴藤菊［*Cissampelopsis spelaeicola*（Vant.）C. Jeffrey et Y. L. Chen］的地上部分。

【植物形态】藤本。茎老时变木质，初时被白色蛛丝状绒毛。叶卵形或宽卵形，长4～11 cm，宽4～8 cm，顶端尖或渐尖，基部心形，边缘具波状细齿，纸质，上面绿色，初时疏生蛛丝状毛，后脱落，下面被黄白色蛛丝状绒毛，掌状3～5出脉；叶柄被密绒毛，基部明显增粗，旋卷；上部及在花序上的叶较小，卵形或卵状披针形，基部心形至楔形。头状花序盘状，多数，常排成复伞房花序；花序分枝叉状，被密绒毛；花序梗短，密生绒毛，常具基生苞片，苞片线形或卵形。总苞圆柱形，外层苞片6～8束，线形，不等长，被密绒毛；总苞片8束，线状长圆形，顶端尖三角形，被短柔毛，草质，具宽干膜质边缘，外被密绒毛。小花全部管状，花冠白色。花药尾部短于颈部的2倍；附片

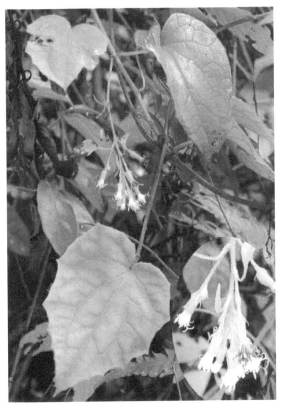

芦山藤（岩穴藤菊）

长圆状披针形，颈部向基部略扩大；花柱分枝，具流苏状较长的乳头状毛。瘦果圆柱形；冠毛白色或污白色。花期11～12月。

【采收加工】秋季采收，晒干。

【药材鉴定】

1. 性状鉴定

本品茎圆柱形，老茎木质，皮粗糙，嫩茎被白色蛛丝状绒毛。叶皱缩，完整者展平呈卵形或宽卵形，长4～11 cm，宽4～8 cm，顶端尖或渐尖，具小尖，基部心形，边缘具波状细齿，上面墨绿色，下面色浅，被黄白色蛛丝状绒毛。叶柄长3～6 cm，被密绒毛，基部明显增粗，旋卷；上部及在花序上的叶较小。气微，味淡。

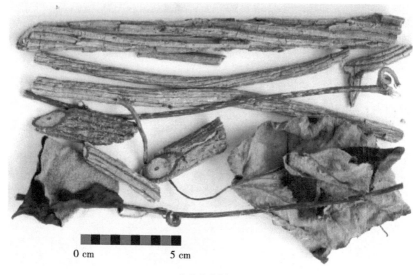

芦山藤药材图

2. 显微鉴定

（1）组织显微鉴定。茎横切面：木栓层发达，10余列至数十列细胞。皮层窄，中柱鞘纤维束与含棕黄色分泌物的大型分泌道相间排列成环。形成层不明显。木质部导管大。木射线明显，由数列射线细胞组成。中央为宽广的髓部。

（2）粉末显微鉴定。粉末墨绿色。淀粉粒类圆形，脐点点状或不明显，直径8～40 μm。非腺毛多细胞，粗大，壁薄，多碎断；另一类非腺毛多纤细扭曲。纤维成束或单个散在，壁厚，胞腔线形。石细胞近方形、长方形、多角形等，胞腔大，孔沟明显，直径65～200 μm。导管多为螺纹导管和具缘纹孔导管，直径30～200 μm。气孔不定式，保卫细胞大，副卫细胞3～5个。木栓细胞类方形，壁薄，多破碎。

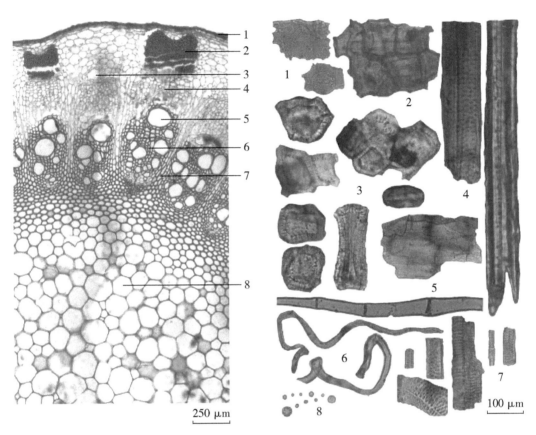

1—木栓层；2—石细胞；3—分泌道；
4—韧皮部；5—导管；6—木质部；
7—木射线；8—髓部。

芦山藤茎横切面显微图

1—气孔；2—木栓细胞；3—石细胞；
4—纤维；5—叶表皮细胞；6—非腺毛；
7—导管；8—淀粉粒。

芦山藤粉末显微图

3. 薄层色谱鉴定

取本品粉末2 g，加乙醇20 mL，加热回流提取1 h，滤过，滤液作为供试品溶液。另取芦山藤对照药材2 g，同法制成对照药材溶液。照薄层色谱法（《中华人民共和国药典：2020年版　四部》通则0502）试验，先后吸取上述两种溶液各10 μL，分别点于同一硅胶G薄层板上，以石油醚（60～90 ℃）-丙酮（3∶2）为展开剂，展开，取出，晾干，喷以5%磷钼酸溶液，105 ℃加热至斑点显色清晰。供试品色谱中，在与对照药材色谱相应的位置上，显相同颜色的斑点。

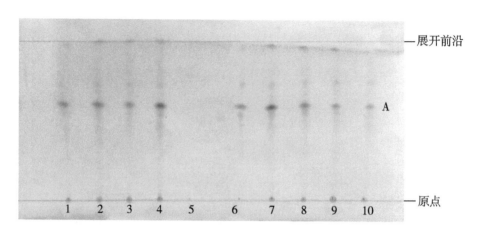

1～9—药材样品；10—芦山藤对照药材。

芦山藤薄层鉴别色谱图

【性味与功用】

（1）中医。辛、微苦，微温。归肾、肝、膀胱经。祛风除湿，通经活络。用于风湿骨痛，肌腱痉挛，小儿慢惊风，小儿麻痹后遗症，跌打损伤。

（2）壮医。辣、微苦，微温。祛风毒，清热毒，消肿痛。用于发旺（痹病），勒爷狠风（小儿惊风），林得叮相（跌打损伤）。

（3）瑶医。辛、微苦，微温。属风打相兼药。祛风除湿，通经活络。用于崩闭闷（风湿、类风湿性关节炎），肌腱痉挛，满经崩（小儿高热抽搐），谷阿照拍（小儿麻痹后遗症），播冲（跌打损伤）。

【用法与用量】内服：水煎服，15～30 g。外用：水煎洗，适量。

两面针

Liangmianzhen

【壮名】棵剩咯（Gocaengloj）。

【别名】双面针、两背针。

【植物来源】为芸香科植物两面针［*Zanthoxylum nitidum*（Roxb.）DC.］的根。

【植物形态】木质藤本。根皮淡黄色，表面具淡黄色点状皮孔。茎、枝、叶轴均具刺，小叶中脉通常有钩状皮刺。奇数羽状复叶互生；小叶3～11片，对生，具短柄，叶片革质，卵形或卵状矩圆形，长3～12 cm，宽2～6 cm，先端短尾状，基部圆形或宽楔形。春季开淡黄绿色小花，伞房状圆锥花序腋生。花单性，萼片4枚，宽卵形；花瓣4枚，卵状长圆形；雄花的雄蕊4枚，开花时伸出花瓣外，退化心皮先端常为4叉裂；雌花的退化雄蕊极短小，心皮4枚，扩展。菁葖果成熟时紫红色，有粗大腺点，顶端有短芒尖。种子圆珠状，黑色，光亮。

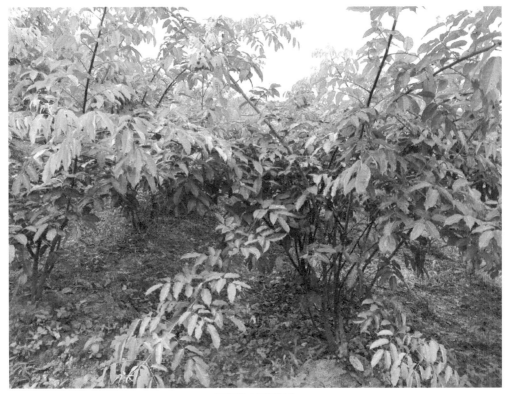

两面针（两面针）

【采收加工】全年均可采挖，洗净，晒干。

【药材鉴定】

1. 性状鉴定

本品圆柱形，长2～16 cm，直径1～5 cm或更粗，表面淡黄色至棕黄色，具黄色类圆形凸起皮孔；断面纤维性；切断面皮部棕黄色，木部淡黄色，可见同心性环纹及密集的小孔；质硬，不易折断。气微香，味辛、苦，麻舌。

2. 显微鉴定

（1）组织显微鉴定。根横切面：木栓细胞10余列至数十列；栓内层狭窄，由2～3列薄壁细胞组成。韧皮部较宽，外侧石细胞较多，常数个至10个成群，有的细胞内含草酸钙方晶。木质部发达，导管单个散在或数个径向排列，木射线细胞1～3列。本品薄壁组织中有油细胞分布。

（2）粉末显微鉴定。粉末棕黄色。木栓细胞多见，多角形。纤维单个散在或成束，多碎断；韧皮纤维木化，直径21～38 μm；木纤维壁较薄，微木化，直径18～35 μm。石细胞较多，单个散在或多个相连，类圆形、方形或不规则形，细胞壁较厚，孔沟明显，直径33～135 μm。导管多为具缘纹孔导管，直径45～95 μm。草酸钙方晶多面形，直径15～45 μm。淀粉粒单粒或2～3复粒，圆形或半圆形，脐点点状，直径5～11 μm。

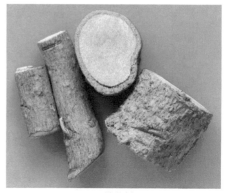

两面针药材图

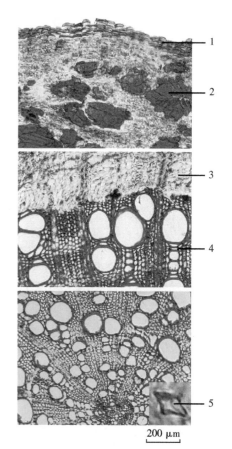

200 μm

1—木栓层；2—石细胞；3—韧皮部；
4—木质部；5—草酸钙方晶。

两面针根横切面显微图

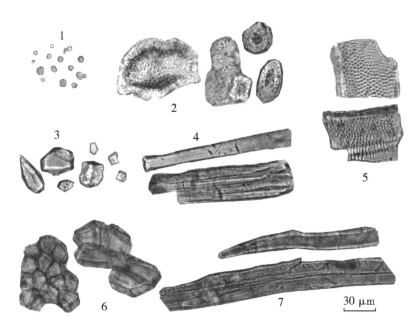

1—淀粉粒；2—石细胞；3—草酸钙方晶；4—韧皮纤维；5—导管；6—木栓细胞；7—木纤维。

两面针粉末显微图

3. 薄层色谱鉴定

取本品粉末 1 g，加乙醇 15 mL，温浸 30 min，超声处理 30 min，滤过，取续滤液 5 mL，蒸干，残渣加甲醇 1 mL 使溶解，作为供试品溶液。另取氯化两面针碱适量，加甲醇制成每毫升含 1 mg 的溶液，作为对照品溶液。照薄层色谱法（《中华人民共和国药典：2020年版　四部》通则0502）试验，先后吸取上述两种溶液各 1 μL，分别点于同一硅胶 G 薄层板上，以苯–乙酸乙酯–甲醇–异丙醇–浓氨试液（20∶5∶3∶1∶0.16）为展开剂，展开，取出，晾干，置于紫外光灯（365 nm）下检视。供试品色谱中，在与对照品色谱相应的位置上，显相同颜色的斑点。

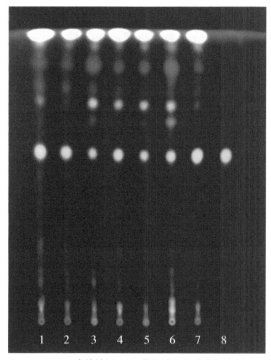

1~7—药材样品；8—氯化两面针碱对照品。

两面针薄层鉴别色谱图

【性味与功用】

（1）中医。苦、辛，平；有小毒。归肝、胃经。行气止痛，活血化瘀，祛风通络。用于气滞血瘀引起的跌打损伤，风湿痹痛，胃痛，牙痛，毒蛇咬伤，汤火烫伤。

（2）壮医。苦、辣，热；有小毒。通龙路、火路，祛风毒，清热毒，消肿止痛。用于发旺（痹病），核尹（腰痛），呗奴（瘰疬），痧病（感冒），豪尹（牙痛），货烟妈（咽喉肿痛），渗裆相（烧烫伤），兵嘿细勒（疝气），额哈（毒蛇咬伤）。

【用法与用量】内服：水煎服，5～10 g。外用：研末调敷或水煎洗，适量。

岗松油

Gangsongyou

【壮名】有皂笨（Youzsauqbaet）。

【植物来源】为桃金娘科植物岗松（*Baeckea frutescens* L.）的枝叶经水蒸气蒸馏提取的挥发油。

【植物形态】灌木，有时为小乔木；嫩枝纤细，多分枝。叶小，无柄，或有短柄，叶片狭线形或线形，长5～10 mm，宽约1 mm，先端尖，上面有沟，下面凸起，有透明油腺点，干后褐色，中脉1条，无侧脉。花小，白色，单生于叶腋内；苞片早落；花梗长1～1.5 mm；萼管钟状，长约1.5 mm，萼齿5枚，细小三角形，先端急尖；花瓣圆形，分离，长约1.5 mm，基部狭窄成短柄；雄蕊10枚或稍少，成对与萼齿对生；子房下位，3室，花柱短，宿存。蒴果小，长约2 mm。种子扁平，有角。花期夏、秋季。

【采收加工】夏、秋季采收枝叶，洗净，提取。

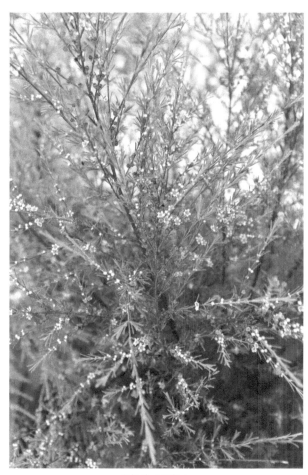

岗松油（岗松）

【药材鉴定】

1.性状鉴定

本品为淡黄色至棕红色的液体。气芳香，味辛。

2.薄层色谱鉴定

取本品0.1 mL，加石油醚（60～90 ℃）稀释至1 mL，作为供试品溶液。另取岗松油对照提取物0.1 mL，同法制成对照提取物溶液。照薄层色谱法（《中华人民共和国药典：2020年版　四部》通则0502）试验，先后吸取上述两种溶液各2 μL，分别点于同一硅胶G薄层板上，用石油醚（60～90 ℃）-甲苯-乙酸乙酯

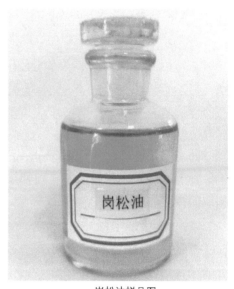

岗松油样品图

（7∶6∶1）为展开剂，展开，取出，晾干，喷以1%香草醛硫酸乙醇溶液，加热至斑点显色清晰。供试品色谱中，在与对照提取物色谱相应的位置上，显相同颜色的斑点。

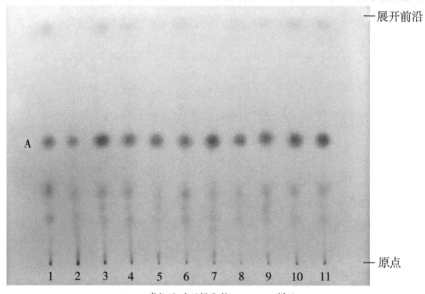

1—岗松油对照提取物；2～11—样品。

岗松油薄层鉴别色谱图

【性味与功用】

（1）中医。辛，凉。归肺、肝经。杀虫止痒，清热利湿，祛痹止痛。用于跌打损伤，风湿痛，淋病，疥疮，脚癣。

（2）壮医。辣，寒。清热毒，祛风毒，杀虫止痒。用于痧病（感冒），能啥能累（湿疹），额哈（毒蛇咬伤）。

【用法与用量】外用：涂抹患处，适量。

茉莉根

Moligen

【壮名】壤闷擂（Ragmaedleih）。

【瑶名】文同旁（Hunh dongc biangh）。

【别名】末利、香魂、莫利花、没丽、没利、抹厉、末莉。

【植物来源】为木樨科植物茉莉花 [*Jasminum sambac*（L.）Aiton] 的根及根茎。

【植物形态】直立或攀缘灌木。小枝圆柱形或稍压扁状，有时中空，疏被柔毛。单叶对生，叶片纸质，圆形、椭圆形、卵状椭圆形或倒卵形，长4～12.5 cm，宽2～7.5 cm，两端圆或钝，基部有时微心形，侧脉4～6对，在上面稍凹入或凸起，下面凸起，细脉在两面常明显，微凸起，除下面脉腋间常具簇毛外，其余无毛；叶柄长2～6 mm，被短柔毛，具关节。聚伞花序顶生，通常有花3朵，有时单花或多达5朵；花序梗长1～4.5 cm，被短柔毛；苞片微小，锥形，长4～8 mm；花梗长0.3～2 cm；花极芳香；花萼无毛或疏被短柔毛，裂片线形，长5～7 mm；花冠白色，花冠管长0.7～1.5 cm，裂片长圆形至近圆形，宽5～9 mm，先端圆或钝。果球形，径约1 cm，呈紫黑色。

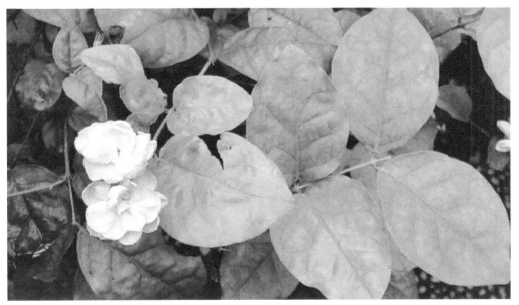

茉莉根（茉莉）

【采收加工】秋、冬季采挖，洗净，切片，鲜用或晒干。

【药材鉴定】

1. 性状鉴定

本品根茎圆柱形，呈不规则结节状，长10～18 cm，直径1.5～2.5 cm，节部膨大，表面黄褐色。木部黄白色。根圆柱形，长5～8 cm，直径0.5～1 cm，表面黄褐色，有众多侧根及须根，并具纵向细皱纹。质坚硬，不易折断，断面不平坦，黄白色。气微，味涩、微苦。

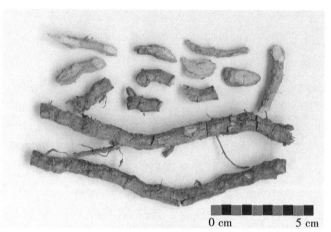

茉莉根药材图

2. 显微鉴定

（1）组织显微鉴定。根横切面：木栓层由3～6列细胞组成，细胞类长方形，排列紧密。皮层宽广，可见石细胞散在。中柱鞘由1～3列石细胞组成，断续排列成环。韧皮部由数列细胞组成，可见形成层。木质部可见初生木质部，次生木质部射线明显。

（2）粉末显微鉴定。粉末灰白色。淀粉粒大量存在，多为复粒，由2～8个分粒组成；单粒淀粉粒类圆形，直径5～35 μm，脐点点状。纤维多见，常单个，短梭形，常一端圆钝，胞腔显著，可见纹孔，沟纹明显，直径28～70 μm，长

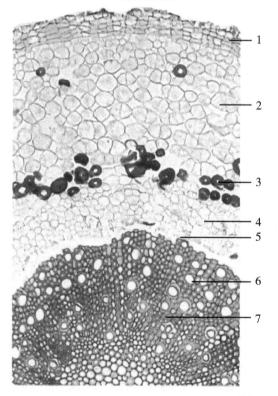

1—木栓层；2—皮层；3—石细胞；4—韧皮部；
5—形成层；6—导管；7—木质部。

茉莉根横切面显微图

165～800 μm。石细胞散在或聚集，类方形或长方形，壁厚，可见纹孔及沟纹，直径60～140 μm。导管多为具缘纹孔导管，可见螺纹导管，直径15～55 μm。木栓层细胞灰褐色，顶面观垂周壁微波状加厚。

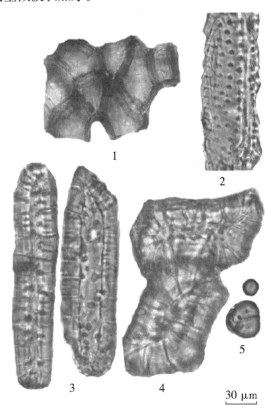

1—木栓细胞；2—导管；3—纤维；4—石细胞；5—淀粉粒。

茉莉根粉末显微图

3. 薄层色谱鉴定

取本品粉末1 g，加甲醇25 mL，超声提取30 min，滤过，滤液浓缩至约1 mL，离心，取上清液，作为供试品溶液。另取茉莉根对照药材1 g，同法制成对照药材溶液。作为对照品溶液。照薄层色谱法（《中华人民共和国药典：2020年版　四部》通则0502）试验，先后吸取上述两种溶液各5 μL，分别点于同一硅胶G薄层板上，以三氯甲烷–甲醇–甲酸（15：1：0.5）为展开剂，展开，取出，晾干，置于紫外光灯（365 nm）下检视，并喷以5%磷钼酸试液，105 ℃加热至斑点显色清晰。供试品色谱中，在与对照药材色谱相应的位置上，显相同颜色的斑点。

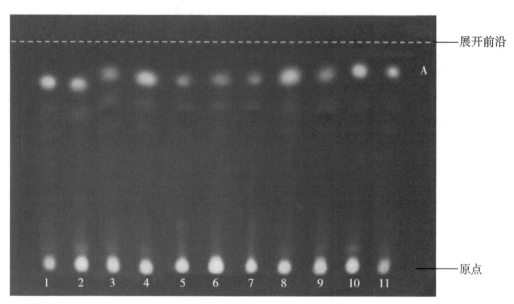

1～5、7～11—药材样品；6—茉莉根对照药材。

茉莉根薄层鉴别色谱图

【性味与功用】

（1）中医。苦，热；有小毒。归肝经。麻醉，止痛。用于头痛，失眠，跌打损伤，龋齿疼痛。

（2）壮医。苦，热；有小毒。通火路，解寒毒，散瘀止痛。用于巧尹（头痛），豪尹（牙痛），年闹诺（失眠），林得叮相（跌打损伤）。

（3）瑶医。苦，温；有小毒。止痛，续筋接骨。用于伯公闷（头痛），失眠，播冲（跌打损伤），碰脑（骨折），龋齿疼痛。

【用法与用量】内服：干品研末或鲜品磨汁服，1～1.5 g。外用：捣碎外敷或塞龋洞，适量。

构树根

Goushugen

【壮名】壤棵沙（Raggosa）。

【瑶名】谷沙亮（Guh sa ndiangx）。

【别名】谷纱树、楮实子树、榖木蒗、沙纸树、木沙树。

【植物来源】为桑科植物构树［*Broussonetia papyrifera*（Linn.）Vent.］的根。

【植物形态】乔木。树皮暗灰色；小枝密生柔毛。叶螺旋状排列，广卵形至长椭圆状卵形，长6～18 cm，宽5～9 cm，先端渐尖，基部心形，两侧常不相等，边缘具粗锯齿，不分裂或3～5裂，小树之叶常有明显分裂，上面粗糙，疏生糙毛，下面密被绒毛，基生叶脉三出，侧脉6～7对；叶柄密被糙毛；托叶大，卵形，狭渐尖。花雌雄异株；雄花序为柔荑花序，粗壮，苞片披针形，被毛，花被4裂，裂片三角状卵形，被毛，雄蕊4枚，花药近球形，退化雌蕊小；雌花序球形头状，苞片棍棒状，顶端被毛，花被管状，顶端与花柱紧贴，子房卵圆形，柱头线形，被毛。聚花果直径1.5～3 cm，成熟时橙红色，肉质；瘦果具与之等长的柄，表面有小瘤，龙骨双层，外果皮壳质。

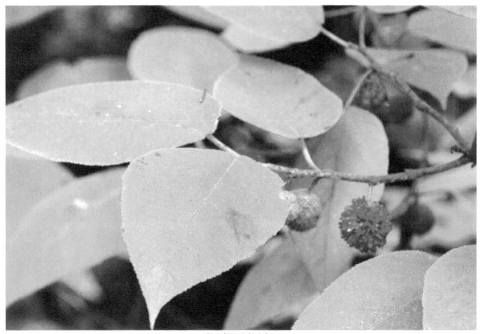

构树根（构树）

【采收加工】全年均可采挖，洗净，鲜用或晒干。

【药材鉴定】

1. 性状鉴定

本品呈长圆柱形，或有分枝及须根，直径0.5～4 cm，表面黄褐色或土黄色，较粗糙，具纵向细皱纹，外皮易脱落。质稍坚硬，不易折断，断面皮部薄，灰黄色，纤维性强；木部宽，类白色或淡黄色。气微涩，味淡。

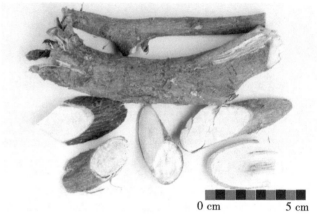

构树根药材图

2. 显微鉴定

（1）组织显微鉴定。根横切面：类圆形。木栓层由数列长方形木栓细胞组成，排列紧密，外缘常破碎。皮层薄。韧皮部宽广，散在有乳汁管，薄壁细胞含淀粉粒，有的薄壁细胞含有草酸钙结晶。形成层不显著。中央为木质部，导管大。

（2）粉末显微鉴定。粉末黄白色。淀粉粒众多，单粒多为类圆形，直径4～18 μm，脐点点状；复粒多为2～10个分粒组成。纤维多见，单个散在或成束，直径20～50 μm，多断裂，壁厚，胞腔线形，孔沟不明显。导管多为具缘纹孔导管，直径600 μm。草酸钙簇晶多见，直径21～50 μm，

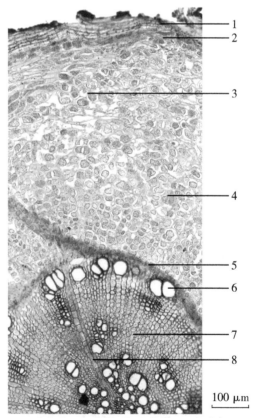

1—木栓层；2—皮层；3—乳汁管；4—韧皮部；
5—形成层；6—导管；7—木质部；8—木射线。

构树根横切面显微图

棱角钝；草酸钙方晶常散在。乳汁管多破碎，常见有黄棕色颗粒状分泌物。石细胞少见，长圆形或类方形，直径26～70 μm，壁薄，胞腔大，孔沟明显。

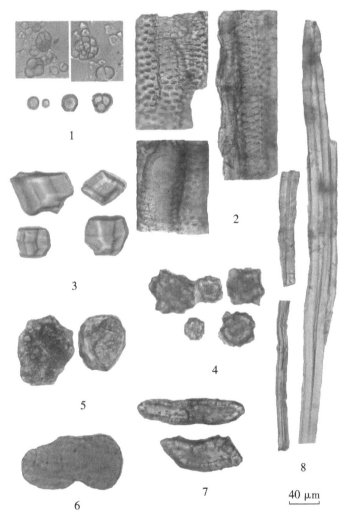

1—淀粉粒；2—导管；3—草酸钙方晶；4—草酸钙簇晶；5—分泌物；6—棕色体；7—石细胞；8—纤维。

构树根粉末显微图

3. 薄层色谱鉴定

取本品粉末1 g，加稀乙醇10 mL，超声处理20 min，滤过，滤液作为供试品溶液。另取构树根对照药材1 g，同法制成对照药材溶液。照薄层色谱法（《中华人民共和国药典：2020年版　四部》通则0502）试验，先后吸取上述两种溶液各6 μL，分别点于同一硅胶GF$_{254}$薄层板上，以三氯甲烷-甲醇-乙酸（9∶0.5∶0.2）为展开剂，展开，取出，晾干，喷以5%三氯化铝乙醇溶液，105 ℃加热至斑点显色清晰，置于紫外光灯（365 nm）下检视。供试品色谱中，在与对照药材色谱相应的位置上，显相同颜色的荧光斑点。

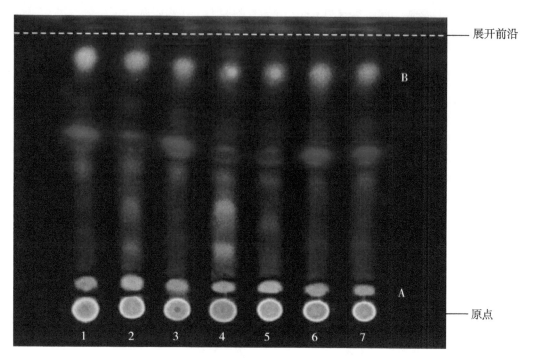

　　　　　　展开前沿

　　　　　　　　　　B

　　　　　　　　　　A

　　　　　　原点

1　2　3　4　5　6　7

1～6—药材样品；7—构树根对照药材。

构树根薄层鉴别色谱图

【性味与功用】

（1）中医。甘，微寒。归肺、脾经。凉血散瘀，清热利尿，化痰止咳。用于咳嗽，吐血，崩漏，水肿，跌打损伤。

（2）壮医。甜，微凉。清热毒，通气道，散瘀肿。用于埃病（咳嗽），笨浮（水肿），渗裂（吐血），兵淋勒（崩漏），林得叮相（跌打损伤）。

（3）瑶医。甘、淡，凉。清热解毒，消肿止痛，镇静，滋阴。用于哈轮（感冒），怒哈（咳嗽），伯公梦（头晕、眩晕），关节炎，盖昧严（阳痿），播冲（跌打损伤），眸名肿毒（无名肿毒、痈疮肿毒）。

【用法与用量】内服：水煎服，30～60 g。

虎舌红

Hushehong

【壮名】骨凛红（Guklinxhoengz）。

【瑶名】吓烈使（Hah ndieh siv）。

【别名】红毛毡、红马走马胎、毛虎舌、红毡草、铺地草、老虎舌。

【植物来源】为报春花科植物虎舌红（*Ardisia mamillata* Hance.）的全株。

【植物形态】矮小灌木。具匍匐的木质根茎，幼时密被锈色卷曲长柔毛。叶互生或簇生于茎顶端，叶片坚纸质，倒卵形至长圆状倒披针形，顶端急尖或钝，基部楔形或狭圆形，长7～14 cm，宽3～5 cm，边缘具不明显的疏圆齿，边缘具腺点，两面均绿色或暗紫红色，被锈色或有时为紫红色的糙伏毛，毛基部隆起如小瘤，具腺点，下面尤为明显；叶柄几无，被毛。伞形花序，单一，着生于侧生特殊花枝顶端；花枝有花约10朵，花梗被毛；花萼基部连合，萼片披针形或狭长圆状披针形，顶端渐尖，与花瓣等长或略短，具腺点，两面均被长柔毛或里面近无毛；花瓣粉红色，稀近白色，卵形，顶端急尖，具腺点；雄蕊与花瓣近等长；雌蕊与花瓣等长，子房球形。果球形，鲜红色，多少具腺点。

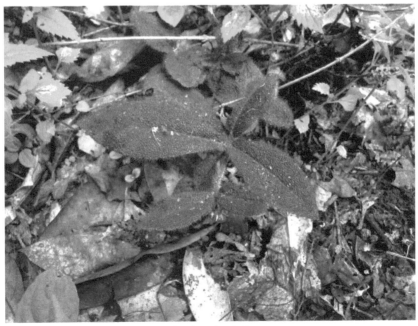

虎舌红（虎舌红）

【采收加工】全年均可采收，洗净，鲜用或晒干。

【药材鉴定】

1. 性状鉴定

本品具根茎，茎圆柱形，灰黄色，表面有纵皱纹，具柔毛，直径0.3～1 cm。叶坚纸质，完整叶片展开呈倒卵形至长圆状倒披针形，顶端急尖或钝，边缘有不明显的疏圆齿，两面均灰绿色或暗红色，密生锈色或紫红色糙伏毛，毛基部隆起如小瘤；具腺点，侧脉6～8对，质脆。果球形，紫黑色。气微香，味淡。

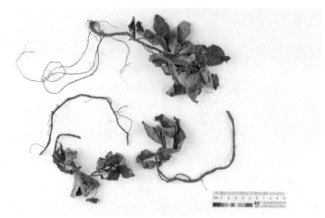

虎舌红药材图

2. 显微鉴定

（1）组织显微鉴定。叶横切面：上、下表皮细胞各1列，类圆形，可见非腺毛。栅栏组织细胞类圆形。海绵组织约占叶肉组织的2/3。中柱鞘纤维排列成环。中脉维管束宽心形，木质部不发达，韧皮部薄。本品有的薄壁细胞中含草酸钙簇晶或草酸钙方晶。

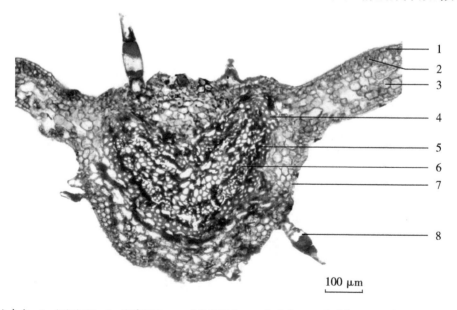

100 μm

1—上表皮；2—栅栏组织；3—海绵组织；4—中柱鞘纤维；5—韧皮部；6—木质部；7—下表皮；8—非腺毛。

虎舌红叶横切面显微图

茎横切面：木栓层细胞2～5列，扁方形，常见非腺毛脱落的残基。皮层较宽。内皮层不明显。韧皮部较薄，韧皮纤维单个散在或成束。木质部约占切面的1/3，导管不发达。髓部较宽。本品有的薄壁细胞中含草酸钙簇晶或淀粉粒。

（2）粉末显微鉴定。粉末灰绿色。纤维单个散在或成束，木纤维壁较薄，先端平截或钝尖，直径18～28 μm；韧皮纤维壁较厚，稍弯曲，先端渐尖，直径12～23 μm。淀粉粒单粒直径8～26 μm，复粒由2～3个单粒组成。非腺毛由3～12个细胞组成，直径13～27 μm，有的细胞缢缩。草酸钙簇晶直径11～36 μm。草酸钙方晶直径23～42 μm。叶表皮细胞垂周壁波状弯曲，气孔为不定式。导管多为具缘纹孔导管和螺纹导管，直径22～65 μm。

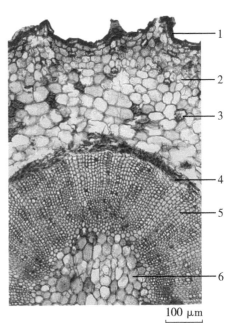

100 μm

1—木栓层；2—皮层；3—分泌腔；4—韧皮部；
5—木质部；6—髓部。

虎舌红茎横切面显微图

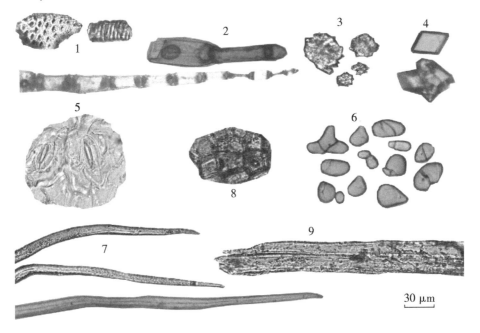

30 μm

1—导管；2—非腺毛；3—草酸钙簇晶；4—草酸钙方晶；5—叶表皮细胞；
6—淀粉粒；7—韧皮纤维；8—木栓细胞；9—木纤维。

虎舌红粉末显微图

3. 薄层色谱鉴定

取本品粉末1 g，加甲醇20 mL，超声处理30 min，滤过，滤液蒸干，残渣加甲醇2 mL使溶解，作为供试品溶液。另取虎舌红对照药材1 g，同法制成对照药材溶液。照薄层色谱法（《中华人民共和国药典：2020年版 四部》通则0502）试验，先后吸取上述两种溶液各3～5 μL，分别点于同一聚酰胺薄膜上，以乙酸乙酯−冰乙酸（4∶2）为展开剂，展开，取出，晾干，喷以2%三氯化铁试液，热风吹至斑点显色清晰。供试品色谱中，在与对照药材色谱相应的位置上，显相同颜色的斑点。

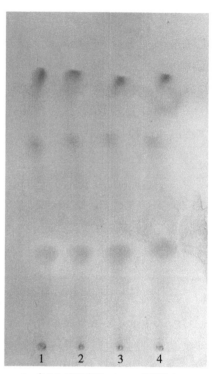

1—虎舌红对照药材；2～4—药材样品。

虎舌红薄层鉴别色谱图

【性味与功用】

（1）中医。淡，凉。清热解毒，祛风除湿，润肺止咳，止血调经。用于风湿痹痛，肝炎，痢疾，咳血，吐血，哮喘，月经不调，产后恶露不止。

（2）壮医。苦、辣，凉。调龙路、火路，驱风毒，除湿毒，清热毒，凉血止血。用于发旺（痹病），能蚌（黄疸），阿意咪（痢疾），陆裂（咳血），渗裂（咯血、吐血），阿意勒（便血），京尹（痛经），约京乱（月经不调），兵淋勒（崩漏），呗脓（痈疮），货烟妈（咽痛），林得叮相（跌打损伤）。

（3）瑶医。苦、辛，凉。清热利湿，散瘀消肿，止血，祛风除湿，润肺止咳，定喘，调经。用于哈路（肺痨），怒哈（咳嗽），哈鲁（哮喘），辣给昧对（月经不调、闭经），藏紧邦（崩漏），港虷（肠炎），碰累（痢疾）。

【用法与用量】内服：水煎服，9～15 g。外用：水煎洗或鲜品捣敷，适量。

罗汉茶

Luohancha

【壮名】茶罗汉（Cazlozhan）。

【别名】黄杞、甜茶、桂平甜茶、土厚朴。

【植物来源】为胡桃科植物黄杞（*Engelhardia roxburghiana* Wall.）的叶。

【植物形态】半常绿乔木。全体被有橙黄色盾状着生的圆形腺体；枝条细瘦。偶数羽状复叶，小叶3～5对，稀同一枝条上亦有少数2对，近对生，小叶革质，长6～14 cm，宽2～5 mm，长椭圆状披针形至长椭圆形，全缘，顶端渐尖或短渐尖，基部歪斜，两面均具光泽。雌雄同株或稀异株。雌花序1条，雄花序数条，长而俯垂，生疏散的花，常形成一顶生的圆锥状花序束，顶端为雌花序，下方为雄花序，或雌雄花序分开雌花序单独顶生。雄花花被片4枚，兜状，雄蕊10～12枚，几乎无花丝。花被片4枚，贴生于子房，子房近球形，无花柱，柱头4裂。果实坚果状，球形，外果皮膜质，内果皮骨质，3裂的苞片托于果实基部；苞片的中间裂片长约为两侧裂片长的2倍。

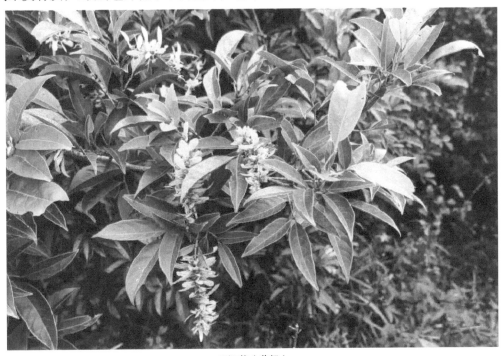

罗汉茶（黄杞）

【采收加工】全年均可采收，晒干。

【药材鉴定】

1.性状鉴定

本品呈棕黄色。完整叶片为偶数羽状复叶，近对生，小叶片长椭圆状披针形至长椭圆形，长6～13 cm，宽2～5 cm，顶端渐尖，基部歪斜，革质，全缘，两面均无毛，侧脉8～13对，主脉于下表皮显著凸起；叶轴和小叶柄可见细小点状腺体。气微，味微苦、回味甘。

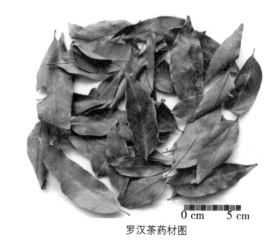

0 cm　　5 cm

罗汉茶药材图

2.显微鉴定

（1）组织显微鉴定。叶横切面：上表皮细胞类方形，外被角质层，中脉处明显凸出；下表皮细胞较小。栅栏组织细胞2～3列。海绵组织约占叶肉的1/2。中柱鞘纤维为数列厚壁细胞；主脉维管束由上、下两束组成，上面较小；木质部导管呈放射状排列，韧皮部薄壁细胞中多含黄棕色物质。叶肉和中脉薄壁细胞内偶见草酸钙簇晶。

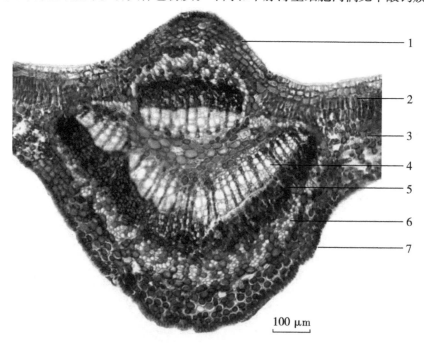

100 μm

1—上表皮；2—栅栏组织；3—海绵组织；4—木质部；5—韧皮部；6—中柱鞘纤维；7—下表皮。

罗汉茶叶横切面显微图

（2）粉末显微鉴定。粉末黄褐色至绿褐色。纤维细胞壁薄，单个散在或成束，多碎断，直径12～25 μm。导管多为螺纹导管，直径6～16 μm。叶表皮细胞垂周壁波状弯曲，气孔为不定式。腺鳞棕黄色，基部类圆形，具放射状纹理，直径15～70 μm。草酸钙簇晶少见，直径6～18 μm。

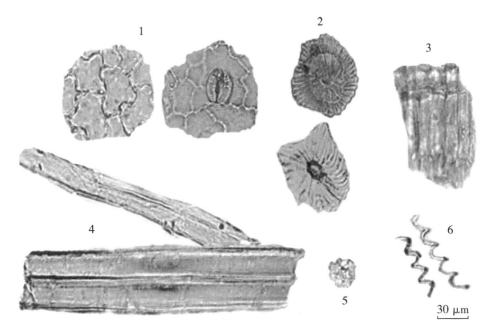

1—叶表皮细胞；2—腺鳞；3—叶组织碎片；4—纤维；5—草酸钙簇晶；6—导管。

罗汉茶粉末显微图

3. 薄层色谱鉴定

取本品粉末1 g，加乙醇20 mL，加热回流1 h，滤过，滤液蒸干，残渣加水20 mL使溶解，滤过，滤液用乙酸乙酯萃取两次，每次20 mL，合并乙酸乙酯液，蒸干，残渣加甲醇1 mL使溶解，作为供试品溶液。另取罗汉茶对照药材1 g，同法制成对照药材溶液。照薄层色谱法（《中华人民共和国药典：2020年版　四部》通则0502）试验，分别吸取上述两种溶液各5～10 μL，分别点于同一硅胶G薄层板上，以三氯甲烷-甲醇-冰乙酸（4∶1∶0.3）为展开剂，展开，取出，晾干，喷以3%三氯化铝乙醇溶液，置于紫外光灯（365 nm）下检视。供试品色谱中，在与对照药材色谱相应的位置上，显相同颜色的斑点。

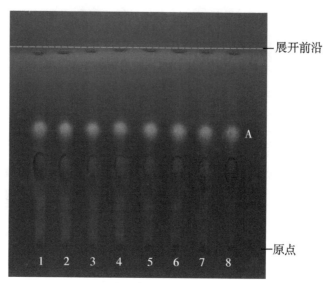

1—罗汉茶对照药材；2～8—药材样品。

罗汉茶薄层鉴别色谱图

【性味与功用】

（1）中医。甘，凉。归肺、脾经。清热解毒，生津解渴，解暑利湿。用于脾胃湿热，胸腹胀闷，感冒发热，湿热泄泻，疝气腹痛。

（2）壮医。微甜，凉。清热毒，除湿毒，调气道、谷道。用于痧病（感冒），发得（发热），东郎（食滞），货烟妈（咽炎）。

【用法与用量】内服：水煎服，12～15 g。

金花茶叶

Jinhuachaye

【壮名】茶花现（Cazvahenj）。

【别名】金茶花、大叶茶、大叶金花茶、亮叶离蕊茶、多瓣山茶。

【植物来源】为山茶科植物金花茶 [*Camellia petelotii*（Merrill）Sealy] 的叶。

【植物形态】灌木。树皮灰黄褐色，近平滑。单叶互生，革质，狭长圆形、倒卵状长圆形或披针形，长11～20 cm，宽4～8 cm，先端尾状渐尖，基部楔形，边缘有锯齿，齿端有一黑褐色小腺点，上面深绿色，有光泽，下面淡绿色，散生黄棕色或黄褐色小腺点。花金黄色，单生于叶腋；花梗全为苞片覆盖，苞片5～6枚，多少张开，宽卵形，先端近圆形；萼片5枚，卵形，先端近圆形，无毛，边缘具小睫毛；花瓣7～10枚，带蜡质，近圆形，先端圆形，边缘具睫毛；雄蕊多数，外面的数轮与花瓣基部合生，内轮的离生；子房近球形，3室；花柱3枚。蒴果扁球形或三角状扁球形，成熟时黄绿色或带淡紫色，基部具宿存萼片。种子6～8颗，近球形。

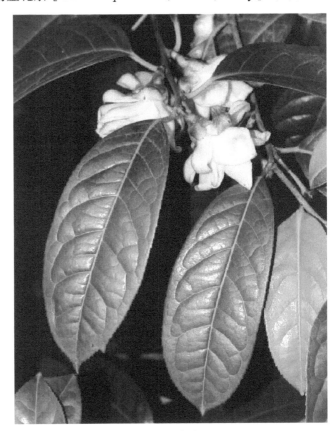

金花茶叶（金花茶）

【采收加工】全年均可采收，鲜用或晒干。

【药材鉴定】

1. 性状鉴定

本品叶革质，多皱缩，表面黄褐色，完整者展开呈狭长圆形、倒卵状长圆形或披针形，长11～16 cm，宽2.5～7.5 cm，先端尾状渐尖，基部楔形，边缘有锯齿，齿端有一棕褐色或黑褐色小腺点，下面散生黄棕色或黄褐色小腺点，侧脉在上面略凹陷，在下面凸起，叶柄长7～11 mm。气微，味微苦。

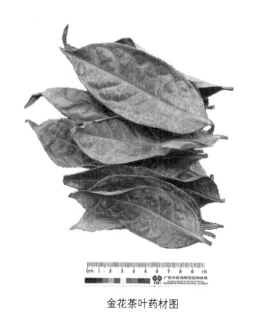

金花茶叶药材图

2. 显微鉴定

（1）组织显微鉴定。叶横切面：上、下表皮细胞各1列，外被厚角质层，下表皮可见气孔；主脉上、下表皮内侧具厚角组织。栅栏组织较窄，由2列细胞组成。海绵组织发达，有石细胞和草酸钙簇晶分布。主脉维管束肾形，中柱鞘纤维束密闭成环。木质部细胞多单个排列成行，上方为数列木化厚壁细胞。韧皮部较宽。

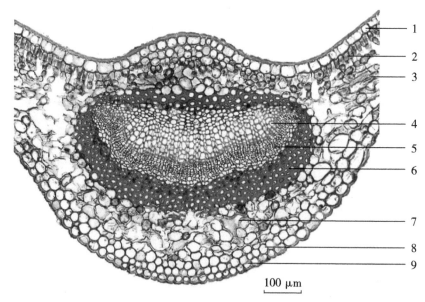

100 μm

1—上表皮；2—栅栏组织；3—海绵组织；4—木质部；5—韧皮部；
6—中柱鞘纤维；7—石细胞（支柱细胞）；8—厚角组织；9—下表皮。

金花茶叶横切面显微图

（2）粉末显微鉴定。粉末黄绿色。叶表皮细胞垂周壁波状弯曲，气孔为不定式。叶组织碎片黄绿色。纤维多数成束，先端渐尖或圆钝，直径20～38 μm。草酸钙簇晶直径15～29 μm。导管多为螺纹导管，直径15～26 μm。石细胞分枝状，孔沟明显，长70～165 μm，直径18～52 μm。

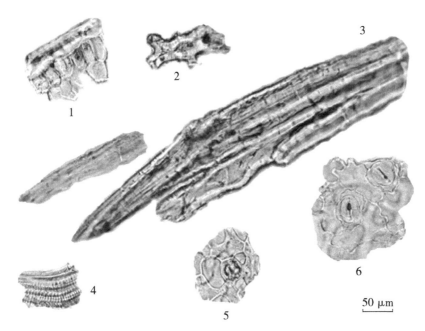

1—叶组织碎片；2—石细胞；3—纤维；4—导管；5—草酸钙簇晶；6—叶表皮细胞。

金花茶叶粉末图

3. 薄层色谱鉴定

取本品粉末0.3 g，加甲醇10 mL，超声处理30 min，滤过，滤液作为供试品溶液。另取金花茶对照药材0.3 g，同法制成对照药材溶液。照薄层色谱法（《中华人民共和国药典：2020年版　四部》通则0502）试验，分别吸取上述两种溶液各0.5～1 μL，分别点于同一聚酰胺薄膜上，以甲醇-冰乙酸-水（5∶0.2∶0.2）为展开剂，展开，取出，晾干，喷以3%三氯化铝乙醇溶液，105 ℃加热数分钟，置于紫外光灯（365 nm）下检视。供试品色谱中，在与对照药材色谱相应的位置上，显相同颜色的斑点。

1—金花茶叶对照药材；2～8—药材样品。

金花茶叶薄层鉴别色谱图

【性味与功用】

（1）中医。微苦、涩，平。归肝、肾经。清热解毒，利尿消肿，止痢。用于咽喉疼痛，臌胀，水肿，小便不利，疮疡，泄泻，痢疾。

（2）壮医。苦、涩，平。清热毒，除湿毒，通水道。用于货烟妈（咽炎），阿意咪（痢疾），笨浮（水肿），肉扭（淋证），能蚌（黄疸），血压嗓（高血压），呗脓（痈疮），水盅（肝硬化腹水），预防癌症。

【用法与用量】内服：水煎服或冲开水代茶饮，9～15 g。外用：鲜品捣敷，适量。

金沙藤

Jinshateng

【壮名】溶随滇（Rumseidiet）。

【瑶名】金沙藤（Qingv waiv lorngh）。

【别名】苦藤、海金沙、左转藤、蛤蟆藤、铁线藤、鼎擦藤、猛古藤。

【植物来源】为海金沙科植物海金沙［*Lygodium japonicum*（Thunb.）Sw.］的地上部分。

【植物形态】攀缘草本。根茎细而匍匐，被细柔毛。茎细弱，呈干草色，有白色微毛。叶为一至二回羽状复叶，纸质，两面均被细柔毛；能育羽片卵状三角形，长12～20 cm，宽10～16 cm，小叶卵状披针形，边缘有细齿或不规则分裂，上部小叶无柄，羽状或戟形，下部小叶有柄；不育羽片尖三角形，通常与能育羽片相似，但有时为一回羽状复叶，小叶阔线形，或基部分裂成不规则的小片。孢子囊生于能育羽片的背面，在二回小叶的齿及裂片顶端成穗状排列，穗长2～4 mm，孢子囊盖鳞片状，卵形，每盖下生一横卵形的孢子囊，环带侧生，聚集于一处。

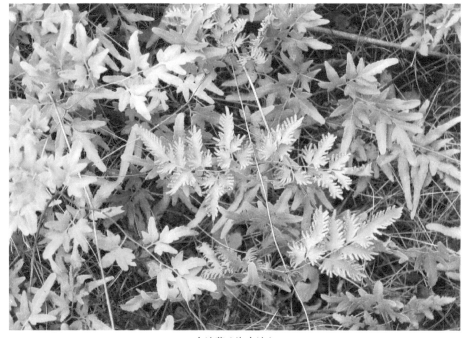

金沙藤（海金沙）

【采收加工】夏、秋季采收，除去杂质，鲜用或晒干。

【药材鉴定】

1. 性状鉴定

本品茎纤细，缠绕扭曲，黄褐色。叶对生于短枝两侧，二型，叶片纸质，皱缩。展开能育羽片卵状三角形，长12～20 cm，宽10～16 cm，小叶卵状披针形，边缘有细齿或不规则分裂，上部小叶无柄，羽状或戟形，下部小叶有柄；不育羽片尖三角形；通常与能育羽片相似，但有时为一回羽状复叶，小叶阔线形，或基部分裂成不规则的小片。羽片下面边缘有流苏状孢子囊穗，黑褐色。体轻，质脆，易折断。气微，味淡。

2. 显微鉴定

（1）组织显微鉴定。茎横切面：类圆形。表皮细胞1列，壁稍增厚木化；皮层宽广，皮层外层为4～6列厚壁组织，厚壁细胞多角形、壁厚。维管束周韧型，韧皮部狭窄，细胞较少，多角形。木质部呈三叉状，由多数大型管胞组成，壁厚。

（2）粉末显微鉴定。粉末棕色。孢子有时可见，为四面体、三角状圆锥形，顶面观三面锥形，可见三叉

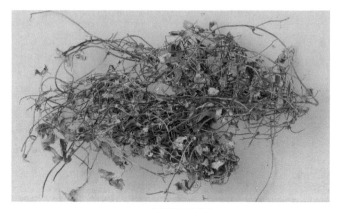

金沙藤药材图

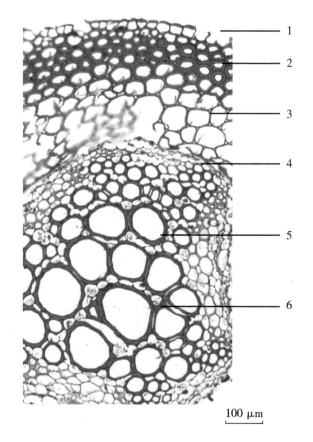

100 μm

1—表皮；2—厚壁组织；3—皮层；4—韧皮部；
5—木质部；6—管胞。

金沙藤茎横切图显微图

状裂隙，侧面观类三角形，底面观类圆形，直径30～150 μm，外壁有颗粒状雕纹。纤维多见，壁厚，纹孔与孔沟明显，胞腔内含棕色物。表皮细胞排列紧密，长梭形，壁厚；气孔圆形或长圆形，直轴式或不定式，副卫细胞2～4个。管胞多为螺纹管胞、梯纹管胞，直径15～110 μm。非腺毛为多细胞，常破碎，多弯曲，有的胞腔内含棕色物。淀粉粒单粒，脐点点状，直径5～10 μm。

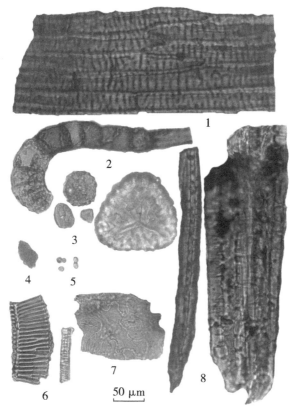

1—表皮细胞；2—非腺毛；3—孢子；4—棕色体；5—淀粉粒；6—管胞；7—气孔；8—纤维。

金沙藤粉末显微图

3. 薄层色谱鉴定

取本品粉末15 g，加70%乙醇300 mL，加热回流1 h，滤过，滤液蒸干，残渣加水30 mL使溶解，滤过，滤液用石油醚（60～90 ℃）30 mL萃取，弃去石油醚层，水层加2.4 mL盐酸，置水浴水解30 min，用乙酸乙酯萃取两次，每次25 mL，合并乙酸乙酯液，加水50 mL洗涤，取乙酸乙酯层，蒸干，残渣加甲醇2 mL使溶解，取上清液作为供试品溶液。另取金沙藤对照药材15 g，同法制成对照药材溶液。再分别取槲皮素对照品、山奈素对照品适量，加甲醇制成每毫升含1 mg的溶液，作为对照品溶液。照薄层色谱法（《中华人民共和国药典：2020年版　四部》通则0502）试验，分别吸取上述四种溶液各3 μL，分别点于同一硅胶G薄层板上，以环己烷-乙酸乙酯-甲酸

（8∶5∶1）为展开剂，展开，取出，晾干，喷以5%三氯化铝乙醇试液，立即置于紫外光灯（365 nm）下检视。供试品色谱中，在与对照药材色谱和对照品色谱相应的位置上，显相同颜色的斑点。

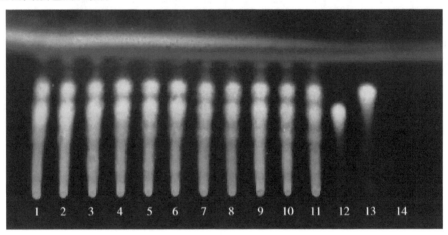

1～10—样品药材；11—金沙藤对照药材；12—槲皮素对照品；13—山柰素对照品；14—空白对照。

金沙藤薄层鉴别色谱图

【性味与功用】

（1）中医。甘，寒。归小肠、膀胱、肝经。清热解毒，利水通淋，活血通络。用于热淋，石淋，血淋，小便不利，水肿，白浊，带下，肝炎，泄泻，痢疾，感冒发热，咳喘，咽喉肿痛，口疮，目赤肿痛，痄腮，乳痈，丹毒，带状疱疹，水火烫伤，皮肤瘙痒，跌打伤肿，风湿痹痛，外伤出血。

（2）壮医。甜、咸，寒。调谷道，利水道，清热毒，除湿毒。用于幽扭（热淋），阿意咪（痢疾），发旺（痹病）。

（3）瑶医。苦、涩，平。属风药。利尿通淋，散结，解毒，凉血止血。用于泵烈竞（尿路感染、淋浊），月窖浆辣贝（结石），尼椎虾（肾炎），谷阿泵虾怒哈（小儿肺炎），碰脑（骨折），冲翠臧（外伤出血），等等。

【用法与用量】

（1）中医。内服：水煎服，干品9～30 g或鲜品30～90 g。外用：水煎洗或鲜品捣敷，适量。

（2）壮医。内服：水煎服，干品10～30 g或鲜品加倍。外用：水煎洗或鲜品捣敷，适量。

（3）瑶医。内服：水煎服，干品10～30 g或鲜品加倍。外用：水煎洗或鲜品捣敷，适量。

金线莲

Jinxianlian

【壮名】兰盟画（Lanzmbawva）。

【别名】金丝线、金耳环、金钱草、小叶金耳环、麻叶菜。

【植物来源】为兰科植物金线兰［*Anoectochilus roxburghii*（Wall.）Lindl.］的全草。

【植物形态】小草本。根状茎匍匐，伸长，肉质，具节，节上生根。茎直立，肉质，圆柱形，具2～4枚叶。叶片卵圆形或宽卵形，长1.3～3.5 cm，宽0.8～3 cm，上面暗紫色或黑紫色，具金红色带有绢丝光泽的美丽网脉，下面淡紫红色，先端近急尖或稍钝，基部近截形或圆形，骤狭成柄；基部扩大成抱茎的鞘。总状花序；花序轴淡红色，和花序梗均被柔毛，花序梗具2～3枚鞘苞片；花苞片淡红色，卵状披针形或披针形，先端长渐尖；子房长圆柱形，不扭转，被柔毛；花白色或淡红色；萼片背面被柔毛，中萼片卵形，凹陷呈舟状，先端渐尖，与花瓣粘合呈兜状；侧萼片张开，偏斜的近长圆形或长圆状椭圆形，先端稍尖；花瓣质地薄，近镰刀状，与中萼片等长；唇瓣呈Y形，基部具圆锥状距，前部扩大并2裂，其裂片

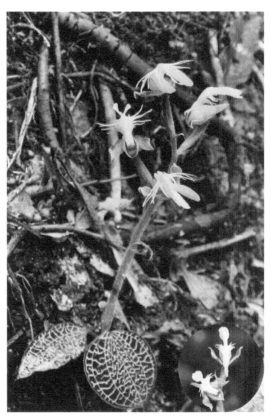

金线莲（金线兰）

近长圆形或近楔状长圆形，全缘，先端钝，中部收狭成长4～5 mm的爪，其两侧各具6～8条流苏状细裂条，距上举指向唇瓣，末端2浅裂，内侧在靠近距口处具2枚肉质的胼胝体；蕊柱短，前面两侧各具1枚宽、片状的附属物；花药卵形；蕊喙直立，叉状2裂；柱头2枚，离生，位于蕊喙基部两侧。

【采收加工】夏、秋季采收，鲜用或晒干。

【药材鉴定】

1. 性状鉴定

本品根茎圆柱形，表面棕褐色，有纵皱纹，多弯曲，茎节明显，直径1～3 mm；易折断，断面纤维性，下部2～4叶片集生，多卷缩，完整叶片展开呈宽卵形；叶柄长4～10 mm，基部扩展呈鞘状抱茎；叶片先端急尖，基部圆形，上面黑棕色，有明显的细密金黄色网脉，下面暗红色，有弧形脉5～7条。总状花序顶生，花暗棕色。蒴果矩圆形，少见。香气特异，味淡。

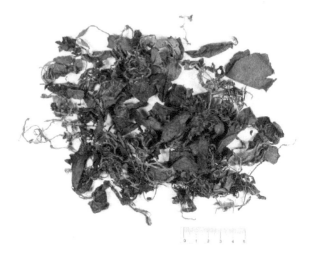

金线莲药材图

2. 显微鉴定

（1）组织显微鉴定。叶横切面：上、下表皮细胞各1列，上表皮细胞类方形，有的呈乳突状，大小不一；下表皮细胞较小。栅栏组织不明显，与海绵组织之间分界不清晰。中脉维管束较小，韧皮部与木质部均不发达。上表皮中脉处微凹，下表皮中脉处微凸。有的薄壁细胞含草酸钙针晶或草酸钙柱晶。

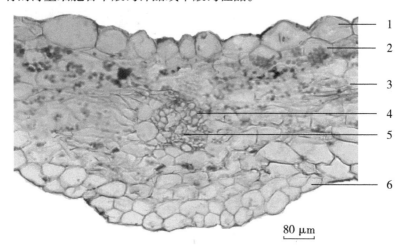

80 μm

1—上表皮；2—栅栏组织；3—海绵组织；4—木质部；5—韧皮部；6—下表皮。

金线莲叶横切面显微图

　　茎横切面：表皮细胞1列，圆形或类圆形，外有薄的角质层。基本组织细胞类圆形，靠近表皮的2～3列细胞较小，壁稍厚；近中部的数列细胞较大，有的含淀粉粒或颗粒状物。中部散生多个小形维管束。有的薄壁细胞中含草酸钙针晶。

　　（2）粉末显微鉴定。粉末淡黄色。草酸钙针晶较多，长33～150 μm。草酸钙方晶较少，多面形，直径15～60 μm。非腺毛为多细胞，长96～350 μm，直径8～15 μm。纤维单个散在或成束，壁较薄，直径15～28 μm。叶表皮细胞垂周壁微波状弯曲，气孔为不定式。导管多为螺纹导管，直径6～15 μm。淀粉粒单粒或复粒，圆形、半圆形或椭圆形，直径3～15 μm。

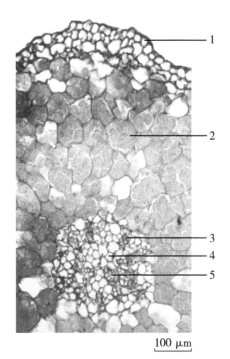

100 μm

1—表皮细胞；2—基本组织；3—韧皮部；
4—薄壁细胞；5—木质部。

金线莲茎横切面显微图

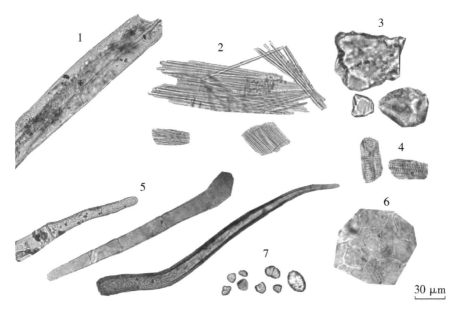

30 μm

1—纤维；2—草酸钙针晶；3—草酸钙方晶；4—导管；5—非腺毛；6—叶表皮细胞；7—淀粉粒。

金线莲粉末显微图

3. 薄层色谱鉴定

取本品粉末1 g，加甲醇50 mL，超声处理45 min，滤过，滤液蒸干，残渣加甲醇1 mL使溶解，作为供试品溶液。另取金线莲对照药材1 g，同法制成对照药材溶液。照薄层色谱法（《中华人民共和国药典：2020年版 四部》通则0502）试验，先后吸取上述两种溶液各5～10 μL，分别点于同一硅胶G薄层板上，以甲苯–乙酸乙酯–甲酸（4∶8∶0.4）为展开剂，展开，取出，晾干，置于紫外光灯（365 nm）下检视。供试品色谱中，在与对照药材色谱相应的位置上，显相同颜色的斑点。

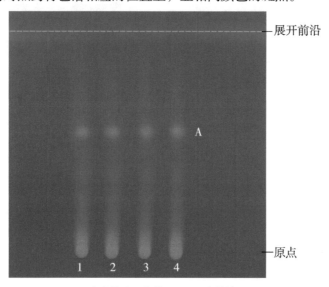

1—金线莲对照药材；2～4—药材样品。

金线莲薄层鉴别色谱图

【性味与功用】

（1）中医。甘，平。归肺、心、肾经。清热解毒，祛风除湿，凉血平肝，固肾。用于咳血，咳嗽，虚烦失眠，消渴，黄疸，痹症，遗精，水肿，淋证，白浊，癫痫。

（2）壮医。甜，凉。清热毒，补阴液，止疼痛。用于钵痨（肺痨），唉勒（咯血），阿尿甜（糖尿病），笨浮（水肿），肉扭（淋证），虚劳，漏精（遗精），发旺（痹病），勒爷狠风（小儿惊风），隆白带（带下病），额哈（毒蛇咬伤）。

【用法与用量】内服：水煎服，9～15 g。外用：鲜品捣敷，适量。

空心泡

Kongxinpao

【壮名】棵东门（Godumhmaenq）。

【瑶名】勤勾（Gaengh nqou）。

【别名】五月泡、黄牛泡、托盘子、复盆子。

【植物来源】为蔷薇科植物空心泡（*Rubus rosaefolius* Smith）的根及根茎。

【植物形态】灌木。茎直立或匍匐状；小枝幼时有短柔毛，具扁平皮刺。单数羽状复叶，小叶5～7枚，纸质，披针形或卵状披针形，长3～5 cm，宽1～2 cm，边缘具尖重锯齿，下面散生柔毛，沿中脉有皮刺。两面均有腺点，侧脉8～10对，叶柄和叶轴均散生少数皮刺和柔毛。花1～2朵，生于叶腋；花柄长1～2.5 cm，散生皮刺，有时具腺毛；花白色，直径约3 cm。聚合果矩圆形，红色，有光泽。

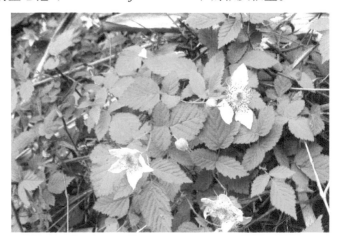

空心泡（空心泡）

【采收加工】全年均可采收，除去杂质，洗净，切段，干燥。

【药材鉴定】

1. 性状鉴定

本品根类圆柱形，稍弯曲，表面棕黄色至棕褐色，具纵皱纹，略粗糙，皮部易脱落，直径0.2～1.8 cm，质

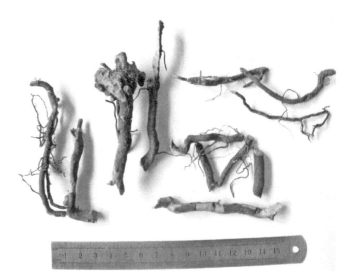

空心泡药材图

坚硬，不易折断，断面纤维性，皮部棕褐色，木部黄白色。根茎稍膨大，切面木部具放射状纹理。气微，味微苦。

2. 显微鉴定

（1）组织显微鉴定。根横切面：木栓层细胞数列，内含棕黄色物质。皮层细胞数列，有的薄壁细胞含草酸钙方晶或簇晶。韧皮部厚。形成层明显。木质部导管单个散在或多个径向排列，木射线细胞数列。薄壁细胞中淀粉粒众多。

（2）粉末显微鉴定。粉末黄棕色。纤维单个或成束，细胞壁较厚，直径12～28 μm。草酸钙方晶或草酸钙簇晶多散在，直径12～32 μm。木射线细胞壁较厚，孔沟明显。木栓细胞壁稍厚，多边形。淀粉粒单粒或复

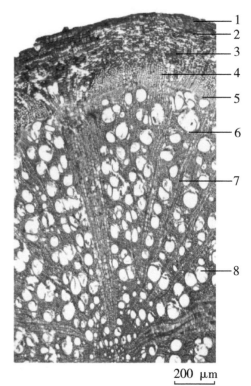

200 μm

1—木栓层；2—皮层；3—韧皮射线；4—韧皮部；
5—形成层；6—木质部；7—木射线；8—导管。

空心泡根横切面显微图

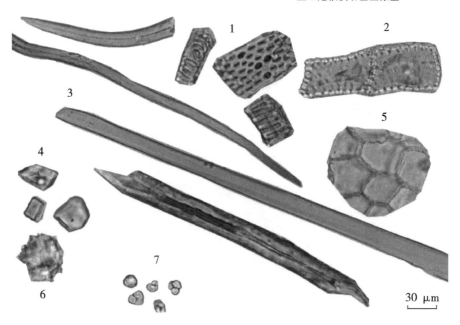

1—导管；2—木射线细胞；3—纤维；4—草酸钙方晶；5—木栓细胞；6—草酸钙簇晶；7—淀粉粒。

空心泡粉末显微图

粒，直径3～8 μm。导管多为具缘纹孔导管。

3. 薄层色谱鉴定

取本品粉末1 g，加甲醇20 mL，超声处理30 min，滤过，滤液蒸干，残渣加甲醇1 mL使溶解，作为供试品溶液。另取空心泡对照药材1 g，同法制成对照药材溶液。照薄层色谱法（《中华人民共和国药典：2020年版　四部》通则0502）试验，先后吸取上述两种溶液各10 μL，分别点于同一硅胶G薄层板上，以三氯甲烷－甲醇（85：15）为展开剂，展开，取出，晾干，喷以10%磷钼酸乙醇溶液，热风吹至斑点显色清晰。供试品色谱中，在与对照药材色谱相应的位置上，显相同颜色的斑点。

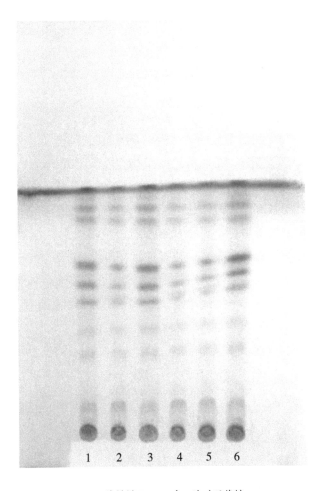

1～5—药材样品；6—空心泡对照药材。

空心泡薄层鉴别色谱图

【性味与功用】

（1）中医。苦、甘、涩，凉。归肺、膀胱经。清热、止咳，止血，祛风湿。用于肺痨咳嗽，百日咳，咯血，盗汗，牙痛，筋骨痹痛，跌打损伤，烧烫伤。

（2）壮医。苦，凉。通调龙路，止血，祛风毒，除湿毒。用于鹿勒（呕血），唉勒（咯血），仲嘿喯尹（痔疮），发旺（痹病），林得叮相（跌打损伤）。

（3）瑶医。苦、涩，凉。清热，收敛，止咳，止血，祛风湿。用于泵虾（肺炎），怒藏（咯血），牙闷（牙痛），碰累（痢疾），港脱（脱肛），崩闭闷（风湿、类风湿性关节炎），播冲（跌打损伤），碰脑（骨折），冲翠臧（外伤出血），碰租虷（骨髓炎），汪逗卜冲（烧烫伤）。

【用法与用量】内服：水煎服，15～30 g。

相思藤

Xiangsiteng

【壮名】勾相思（Gaeusenghswh）。

【别名】土甘草、相思子藤、山甘草。

【植物来源】为豆科植物相思子（*Abrus precatorius* Linn.）的茎叶。

【植物形态】藤本植物，茎细弱，多分枝，被锈疏白色糙伏毛。羽状复叶，小叶8～13对，膜质，对生，近长圆形，长1～2 cm，宽0.4～0.8 cm，先端截形，具小尖头，基部近圆形，下面被稀疏白色糙伏毛；小叶柄短。总状花序腋生；花序轴粗短；花小，密集成头状；花萼钟状，萼齿4浅裂，被白色糙毛；花冠紫色，旗瓣柄三角形，翼瓣与龙骨瓣较窄狭；雄蕊9枚；子房被毛。荚果长圆形，果瓣革质，成熟时开裂。种子椭圆形，平滑具光泽，上部约2/3为鲜红色，下部约1/3为黑色。

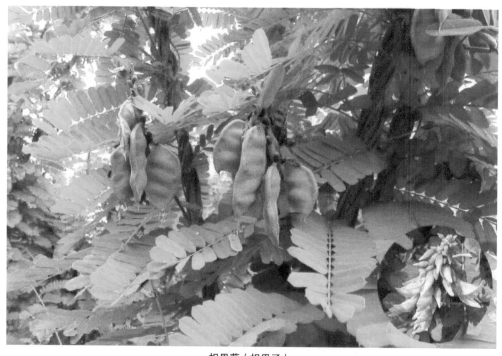

相思藤（相思子）

【采收加工】5～10月茎叶生长旺盛时，割取带叶幼藤，除净荚果，切成小段，鲜用或晒干。

【药材鉴定】

1. 性状鉴定

本品藤茎多卷曲纤细，青绿色，直径1～2 mm，质坚脆，易折断，断面纤维性，皮薄，木部黄白色，中心髓部灰色或中空。叶互生，偶数羽状复叶，小叶片长方形、长圆形或长方状倒卵形，长7～15 mm，宽3～6 mm，上面光滑，下面有稀疏的糙伏毛，易脱落。气微，味甘。

2. 显微鉴定

（1）组织显微鉴定。茎横切面：木栓层为数列扁平细胞。皮层较窄，细胞类圆形，壁较薄。中柱鞘由纤维束与石细胞群相间排列组成，断续成环。韧皮部较宽。木质部发达，约占茎切面的1/2，木射线细胞1～4列；导管单个散在或多个纵向相连。髓部细胞类圆形，细胞壁较厚，木化，有的内含淀粉粒。本品薄壁细胞中有的含草酸钙方晶。

（2）粉末显微鉴定。粉末淡黄色。纤维单个散在或成束，直径15～25 μm，有的形成晶鞘纤维。非腺毛

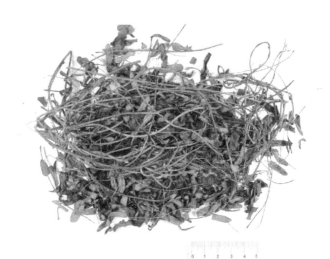

相思藤药材图

200 μm

1—木栓层；2—皮层；3—中柱鞘纤维；4—韧皮部；
5—木质部；6—导管；7—髓部。

相思藤茎横切面显微图

单细胞，长100～190 μm，直径10～15 μm。草酸钙方晶直径8～25 μm。石细胞直径24～36 μm，孔沟明显。导管多为具缘纹孔导管，直径26～45 μm。叶表皮细胞垂周壁波状弯曲，气孔为不定式。淀粉粒单粒，直径3～9 μm，复粒由2个至多个单粒组成。

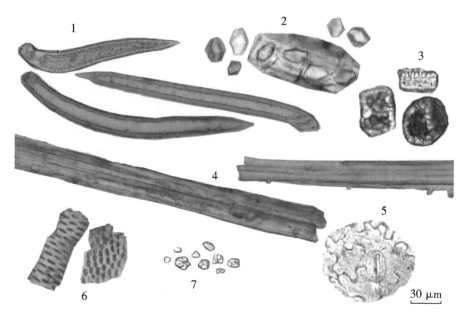

1—非腺毛；2—草酸钙方晶；3—石细胞；4—纤维；5—叶表皮细胞；6—导管碎片；7—淀粉粒。

相思藤粉末显微图

3. 薄层色谱鉴定

取本品粉末1 g，加甲醇40 mL，超声处理45 min，滤过，滤液蒸干，残渣加甲醇1 mL使溶解，作为供试品溶液。另取相思藤对照药材1 g，同法制成对照药材溶液。照薄层色谱法（《中华人民共和国药典：2020年版　四部》通则0502）试验，先后吸取上述两种溶液各5～10 μL，分别点于同一硅胶G薄层板上，以正己烷-乙酸乙酯（4∶1）为展开剂，展开，取出，晾干，喷以10%硫酸乙醇溶液，105 ℃加热约5 min，置于紫外光灯（365 nm）下检视。供试品色谱中，在与对照药材色谱相应的位置上，显相同颜色的斑点。

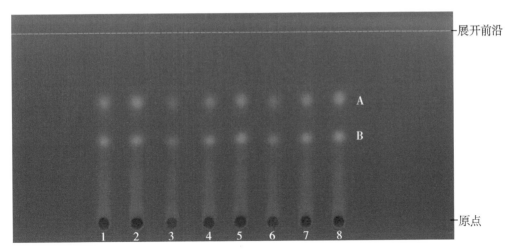

1—相思藤对照药材；2～8—药材样品。

相思藤薄层鉴别色谱图

【性味与功用】

（1）中医。甘，凉。归肝、胆、膀胱经。清热解毒，润肺，利尿。用于咽喉肿痛，咳嗽，乳痈，疮疖。

（2）壮医。甜，凉。清热毒，通气道、水道。用于痧病（感冒），货烟妈（咽炎），埃病（咳嗽），呗嘻（奶疮），呗脓（痈疮），能蚌（黄疸）。

【用法与用量】内服：水煎服，10～15 g。外用：水煎洗或鲜品捣敷，适量。

柠檬清风藤

Ningmengqingfengteng

【壮名】勾决领（Gaeugyoilingz）。

【瑶名】黑钻（Dieqv nzunx）。

【别名】毛萼清风藤、黑风藤。

【植物来源】为清风藤科植物柠檬清风藤（*Sabia limoniacea* Wall.）的藤茎。

【植物形态】攀缘木质藤本。老枝褐色，具白蜡层。叶革质，椭圆形、长圆状椭圆形或卵状椭圆形，长7～15 cm，宽4～6 cm，先端短渐尖或急尖，基部阔楔形或圆形。聚伞花序有花2～4朵，再排成狭长的圆锥花序；花淡绿色、黄绿色或淡红色；萼片5枚，卵形或长圆状卵形，背面无毛，有缘毛；花瓣5枚，倒卵形或椭圆状卵形，顶端圆，有5～7条脉纹；雄蕊5枚，花丝扁平，花药内向开裂；花盘杯状，5浅裂；子房无毛。分果爿近圆形或近肾形，红色；核中肋不明显，两边各有4～5行蜂窝状凹穴，两侧面均平凹，腹部稍尖。

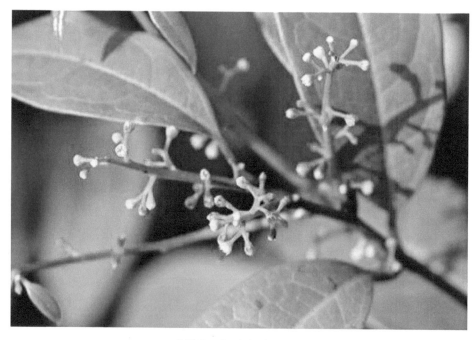

柠檬清风藤（柠檬清风藤）

【采收加工】全年均可采收，洗净，切段，鲜用或晒干。

【药材鉴定】

1. 性状鉴定

本品呈圆柱形，有的扭曲，直径1.5～5 cm；表面灰绿色或灰褐色，粗糙，具纵皱纹及纵向皮孔；体轻，质硬，不易折断；断面纤维性，皮部较厚，灰褐色或棕色，木部呈灰棕色或棕黄色，切面具放射状纹理和密集小孔。气微，味淡、微苦、微涩。

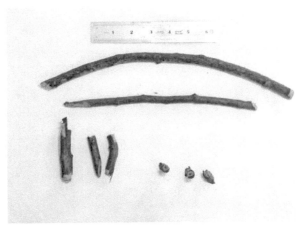

柠檬清风藤药材图

2. 显微鉴定

（1）组织显微鉴定。茎横切面：木栓层细胞数列，有的已脱落。皮层细胞数列，有的薄壁细胞内含棕黄色物质，石细胞较多，成群或单个环状排列，淡黄色，形状大小各异，壁厚薄不一，木化，孔沟明显。韧皮部较宽，韧皮射线内常有纤维和石细胞分布。木质部导管大，多单个散在；木射线细胞4～19列，有的含棕黄色分泌物。髓部较小。薄壁细胞和石细胞中含草酸钙方晶。

（2）粉末显微鉴定。粉末棕黄色。石细胞较多，单个散在或多个相聚，方形、类圆形或不规则形，孔沟明显，直径16～76 μm。纤维单个散在或成束，两端平截或渐尖，微弯曲，纹孔圆形或"一"字形，直径13～36 μm。草酸钙方晶直径10～35 μm。导管多为具缘纹孔导管或网纹导管，直径22～56 μm。木栓细胞多角形。

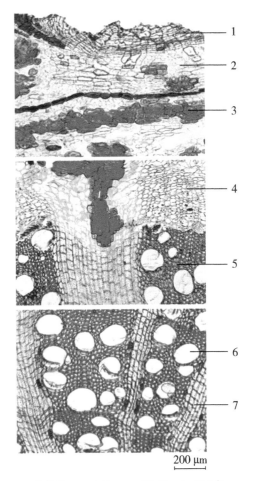

200 μm

1—木栓层；2—皮层；3—石细胞；4—韧皮部；
5—木质部；6—导管；7—木射线。

柠檬清风藤茎横切面显微图

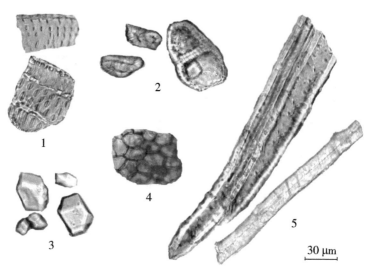

1—导管；2—石细胞；3—草酸钙方晶；4—木栓细胞；5—纤维。

柠檬清风藤粉末显微图

3. 薄层色谱鉴定

取本品粉末1 g，加甲醇20 mL，超声处理30 min，滤过，滤液蒸干，残渣加甲醇1 mL使溶解，作为供试品溶液。另取柠檬清风藤对照药材1 g，同法制成对照药材溶液。照薄层色谱法（《中华人民共和国药典：2020年版　四部》通则0502）试验，先后吸取上述两种溶液各3～5 μL，分别点于同一硅胶G薄层板上，以环己烷–乙酸乙酯（12：6）为展开剂，展开，取出，晾干，喷以5%香草醛硫酸溶液，热风吹至斑点显色清晰。供试品色谱中，在与对照药材色谱相应的位置上，显相同颜色的斑点。

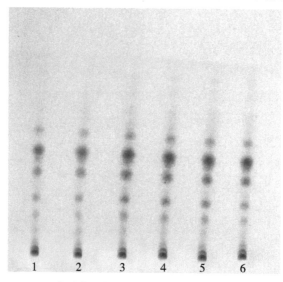

1—柠檬清风藤对照药材；2～6—药材样品。

柠檬清风藤薄层鉴别色谱图

【性味与功用】

（1）中医。淡、平。归肝经。祛风除湿，散瘀止痛。用于风湿痹痛，产后腹痛。

（2）壮医。微辣、涩，热。通龙路、火路，祛风毒，活血调经。用于发旺（痹病），肌肉萎缩，勒爷顽瓦（小儿麻痹后遗症），约京乱（月经不调），林得叮相（跌打损伤），心头痛（胃痛）。

（3）瑶医。苦、涩，平。属风打相兼药。祛风除湿，散瘀止痛，利湿消肿。用于荣古瓦泵闷（产后腹痛），布醒蕹（肾炎水肿），崩闭闷（风湿、类风湿性关节炎），播冲（跌打损伤），碰脑（骨折）。

【用法与用量】

（1）中医。内服：水煎服，15～30 g。外用：鲜品捣敷，适量。

（2）壮医。内服：水煎服，30～60 g。外用：鲜品捣敷，适量。

（3）瑶医。内服：水煎服，15～30 g。外用：鲜品捣敷，适量。

韭　菜

Jiucai

【壮名】从决（Coenggep）。

【瑶名】来仍（Laih nyaamh）。

【别名】扁菜、草钟乳、起阳草、懒人菜、长生韭、壮阳草、丰本。

【植物来源】为石蒜科植物韭（*Allium tuberosum* Rottler ex Spreng.）的全草。

【植物形态】草本，高20～45 cm。具特殊强烈气味。根茎横卧，鳞茎狭圆锥形，簇生；鳞式外皮黄褐色，网状纤维质。叶基生，条形，扁平，长15～30 cm，宽1.5～7 mm。总苞2裂，比花序短，宿存；伞形花序簇生状或球状，多花；花梗为花被的2～4倍长；具苞片；花白色或微带红色；花被片6枚，狭卵形至长圆状披针形，长4.5～7 mm；花丝基部合生并与花被贴生，长为花被片的4/5，狭三角状锥形；子房外壁具细的疣状突起。蒴果具倒心形的果瓣。

【采收加工】全年均可采收，除去泥土，鲜用或晒干。

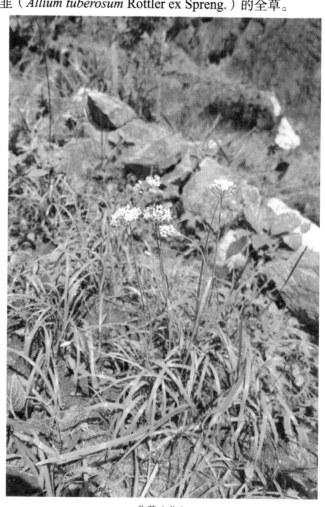

韭菜（韭）

【药材鉴定】

1. 性状鉴定

本品全草黄褐色，长10～40 cm。须根众多。根状茎短小。鳞茎簇生，近圆柱状。叶皱缩卷曲，完整者展平呈条形，扁平，边缘平滑，长10～30 cm，宽3～5 mm，表面黄绿色或黄棕色，薄纸质。气香，味辛、淡。

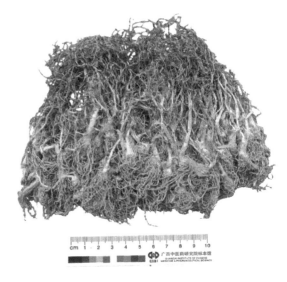

韭菜药材图

2. 显微鉴定

（1）组织显微鉴定。叶横切面：上、下表皮细胞各1列，类圆形，外被角质层；叶肉组织等边形，栅栏组织细胞1列；海绵组织较宽；侧脉维管束多个，较小。

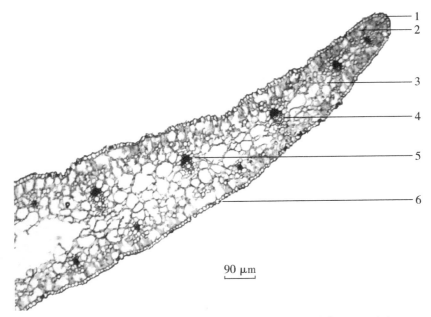

90 μm

1—上表皮；2—栅栏组织；3—海绵组织；4—木质部；5—韧皮部；6—下表皮。

韭菜叶横切面显微图

（2）粉末显微鉴定。粉末黄绿色。表皮细胞长方形，气孔为平轴式。纤维单个散在或成束，直径20～28 μm。导管多为螺纹导管，直径14～31 μm。有的薄壁细胞含淡黄色油滴。

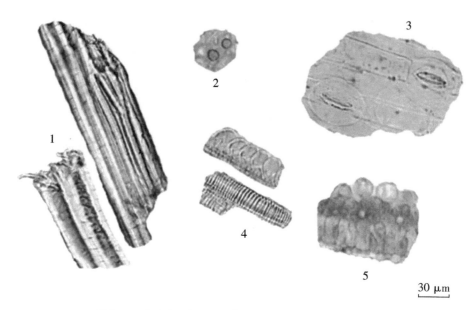

1—纤维；2—含油滴细胞；3—叶表皮细胞；4—导管；5—叶肉组织。

韭菜粉末显微图

3. 薄层色谱鉴定

取本品粉末1 g，加甲醇30 mL，超声处理45 min，滤过，滤液蒸干，残渣加甲醇1 mL使溶解，作为供试品溶液。另取韭菜对照药材1 g，同法制成对照药材溶液。照薄层色谱法（《中华人民共和国药典：2020年版　四部》通则0502）试验，先后吸取上述两种溶液2～5 μL，分别点于同一硅胶G薄层板上，以石油醚（30～60 ℃）-乙酸乙酯（8∶2）为展开剂，展开，取出，晾干，喷以10%硫酸乙醇溶液，105 ℃加热至斑点显色清晰，置于紫外光灯（365 nm）下检视。供试品色谱中，在与对照药材色谱相应的位置上，显相同颜色的斑点。

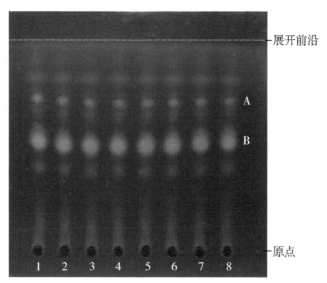

1—韭菜对照药材；2～8—药材样品。

韭菜薄层鉴别色谱图

【性味与功用】

（1）中医。辛，温。补肾，温中行气，散瘀，解毒。用于肾虚阳痿，里寒腹痛，噎膈反胃，胸痹疼痛，衄血，吐血，尿血，痢疾，痔疮，痈疮肿毒，漆疮，跌打损伤。

（2）壮医。辣、甜，温。祛寒毒，补肾虚，调谷道，调龙路。用于委哟（阳痿），漏精（遗精），食滞（消化不良），优平（汗症），乒白呆（月经过多），林得叮相（跌打损伤），邦印（痛症），渗裂（出血）。

（3）瑶医。辛、甜，温。消肿止痛，健脾提神，止血止痒，补肾固精。用于卡西闷（胃痛、腹痛），噎膈反胃，撸藏（吐血），毕藏（鼻出血），盖昧严（阳痿），荣古瓦本藏（产后贫血），别带病（带下病），勉八崩（风疹），身谢（湿疹、皮肤瘙痒），囊暗（蛇虫咬伤）。

【用法与用量】内服：水煎服，15～30 g；或鲜品捣汁饮，60～120 g；或煮粥、炒熟、作羹食用，适量。外用：水煎洗或鲜品捣敷，适量。

香　茅

Xiangmao

【壮名】棵查哈（Gocazhaz）。

【别名】柠檬草、大风茅、茅香、香巴茅、香茅草、柠檬茅、风茅。

【植物来源】为禾本科植物柠檬草［*Cymbopogon citratus*（DC.）Stapf］的全草。

【植物形态】草本。秆粗壮。含有柠檬香味。叶片长达1 m，宽1～1.5 cm，两面均呈灰白色且粗糙。佛焰苞披针形，狭窄，红色或淡黄褐色，3～5倍长于总梗；伪圆锥花序线形至长圆形，疏散，具三回分枝，基部间断，其分枝细弱而下倾或稍弯曲以至弓形弯曲。第一回分枝具5～7节，第二回或第三回分枝具2～3节。总状花序孪生，长1.5～2 cm，具4节；穗轴节间长2～3 mm，具稍长的柔毛，但其毛并不遮蔽小穗，无柄小穗两性，线形或披针状线形，无芒，锐尖；第一颖先端具2个微齿，脊上具狭翼，背面微凹而在下部凹陷；脊间无脉，第二外稃先端浅裂，具短尖头，无芒，有柄小穗暗紫色。

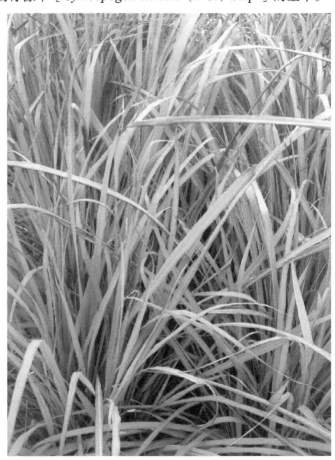

香茅（香茅）

【采收加工】全年均可采收，除去杂质，阴干。

【药材鉴定】

1. 性状鉴定

本品全草长1～1.5 m，表面灰黄色。秆粗壮，节处常被蜡粉。叶片常皱缩，展开呈长条形，长40～80 cm或更长，宽1～1.5 cm，基部抱茎；两面和边缘均粗糙，具纵纹，叶舌厚，鳞片状。质轻，纤维性。全体具柠檬香气，味辛、淡。

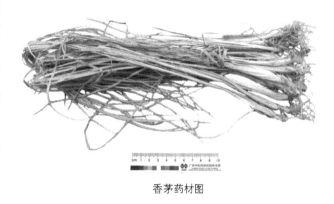

香茅药材图

2. 显微鉴定

（1）组织显微鉴定。叶横切面：上、下表皮细胞各1列，细胞类圆形，外被一薄的角质层。栅栏组织细胞1～2列，通过中脉，短圆柱形；海绵组织细胞类圆形，排列疏松。中脉维管束有中柱鞘纤维环绕，木质部导管呈放射状排列。有的薄壁细胞含草酸钙簇晶。中脉于上、下方均不凸起。

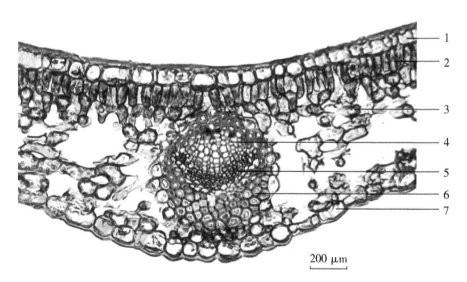

200 μm

1—上表皮；2—栅栏组织；3—海绵组织；4—木质部；5—韧皮部；6—中柱鞘纤维；7—下表皮。

香茅叶横切面显微图

（2）粉末显微鉴定。粉末黄绿色。纤维单个散在或成束，有的纤维壁较厚，胞腔有分隔，有的纤维壁较薄，直径15～35 μm。草酸钙簇晶直径13～28 μm。导管多为梯纹导管和螺纹导管，直径14～32 μm。表皮细胞长方形，壁略呈链珠状增厚，叶缘细胞外侧呈锯齿状突起；气孔为平轴式，哑铃形。分泌腔类圆形，内含黄棕色分泌物，周围有4～7个分泌细胞。

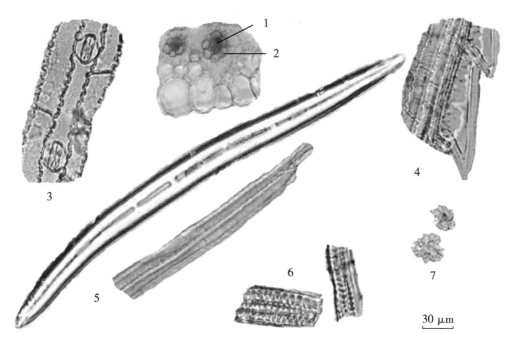

1—分泌腔；2—分泌细胞；3—叶表皮细胞；4—锯齿状细胞；5—纤维；6—导管；7—草酸钙簇晶。

香茅粉末显微图

3. 薄层色谱鉴定

取本品粉末1 g，加甲醇30 mL，超声处理30 min，滤过，滤液蒸干，残渣加甲醇1 mL使溶解，作为供试品溶液。另取香茅对照药材粉末1 g，同法制成对照药材溶液。照薄层色谱法（《中华人民共和国药典：2020年版　四部》通则0502）试验，先后吸取上述两种溶液各1～3 μL，分别点于同一硅胶G薄层板上，以石油醚（60～90 ℃）-二氯甲烷（2∶6）为展开剂，展开，取出，晾干，喷以5%香草醛硫酸溶液，105 ℃加热约5 min至斑点显色清晰。供试品色谱中，在与对照药材色谱相应的位置上，显相同颜色的斑点。

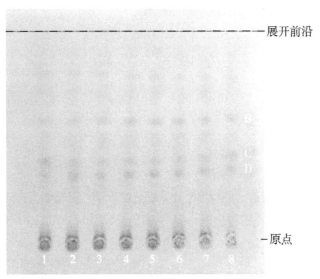

1—香茅对照药材；2～8—药材样品。

香茅薄层鉴别色谱图

【性味与功用】

（1）中医。辛、甘，温。散寒解表，祛风通络，温中止痛。用于风寒头、身疼痛，风寒湿痹，脘腹冷痛，跌打损伤，关节疼痛。

（2）壮医。微甜，凉。清热毒，除湿毒，调气道、谷道。用于痧病（感冒），发得（发热），东郎（食滞），货烟妈（咽炎）。

【用法与用量】内服：水煎服，6～15 g。外用：水煎洗，适量。

剑叶耳草

Jianye'ercao

【壮名】棵散勒（Gosanqlwed）。

【瑶名】哈敌改（hah ndieh kaiv）。

【别名】观音茶、少年红、咳嗽痨、小柴胡、山甘草、痨病草、长尾耳草、产后茶。

【植物来源】为茜草科植物剑叶耳草（*Hedyotis caudatifolia* Merr. ex Metcalf）的全草。

【植物形态】草本。基部木质；老枝干后灰色或灰白色，圆柱形，嫩枝绿色，具浅纵纹。叶对生，革质，通常披针形或长卵状披针形，上面绿色，下面灰白色，长6～13 cm，宽1.5～5 cm，顶部尾状渐尖，基部楔形或下延；托叶阔卵形，短尖，全缘或具腺齿。聚伞花序排成疏散的圆锥花序式；苞片披针形或线状披针形，短尖；花4朵，具短梗；萼管陀螺形，萼檐裂片卵状三角形，与萼等长，短尖；花冠白色或粉红色，里面被长柔毛，冠管管形，喉部略扩大，裂片披针形；花柱与花冠等长或稍长，伸出或内藏。蒴果长圆形或椭圆形，成熟时开裂为2个果爿，果爿腹部直裂，内有种子数粒。种子小，近三角形，干后黑色。

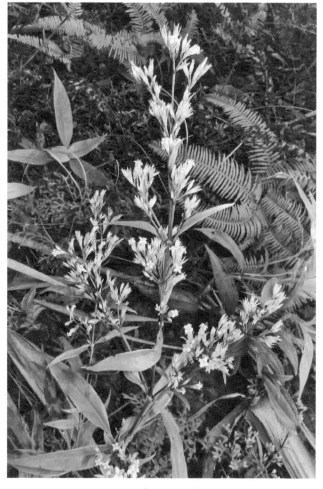

剑叶耳草（剑叶耳草）

【采收加工】夏、秋季采收，除去杂质，晒干。

【药材鉴定】

1. 性状鉴定

本品根圆柱形，直径3～10 mm，表面灰褐色，具细皱纹；质硬，不易折断，断面皮部薄，灰褐色，木部灰白色。茎类圆形，茎节处膨大，表面灰白色或黄绿色，老茎类圆形，有的四面有凹槽，有纵皱纹，直径3～9 mm；质轻，易折断，断面皮部薄，灰褐色，木部纤维状，灰白色，中心髓部多中空。叶革质，黄绿色，多皱卷，叶柄长4～10 mm，完整叶片展开呈长卵状披针形，长4～12 cm，宽1.5～5 cm，叶脉先端渐尖，基部楔形，全缘。气微，味淡。

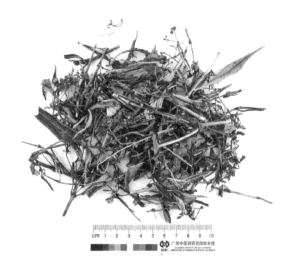

剑叶耳草药材图

2. 显微鉴定

（1）组织显微鉴定。茎横切面：木栓层细胞10列至20余列，长方形或类方形，排列较整齐。栓内层薄，细胞类圆形。韧皮部较窄。木质部发达，导管较小，散在分布，射线细胞1～2列，年轮清晰。髓部较宽，外周的细胞壁较厚，中心部位常萎缩形成中空。

叶横切面：上、下表皮细胞各1列，下表皮细胞形较小。栅栏组织1列，不通过主脉；海绵组织疏松，细胞内偶见草酸钙针晶。主脉维管束新月形，木质部导管呈放射状排列，韧皮部较窄，有时可见侧脉维管束。

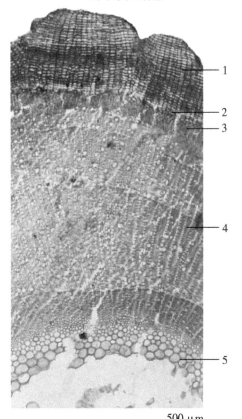

500 μm

1—木栓层；2—栓内层；3—韧皮部；
4—木质部；5—髓部。

剑叶耳草茎横切面显微图

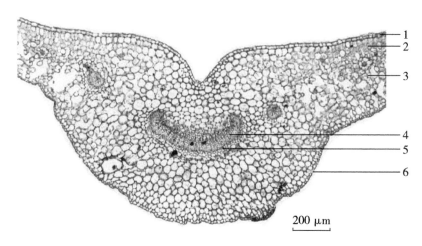

200 μm

1—上表皮；2—栅栏组织；3—海绵组织；4—木质部；5—韧皮部；6—下表皮。

剑叶耳草叶横切面显微图

（2）粉末显微鉴定。粉末灰绿色，纤维较多，单个或成束，先端平截或渐尖，纤维细胞壁厚薄不一，有的壁孔明显，直径12～25 μm。石细胞类圆形或类长方形，直径20～80 μm，长50～90 μm，细胞壁较厚，孔沟明显。导管为具缘纹孔导管、梯纹导管或螺纹导管，直径16～36 μm。草酸钙结晶直径15～60 μm。

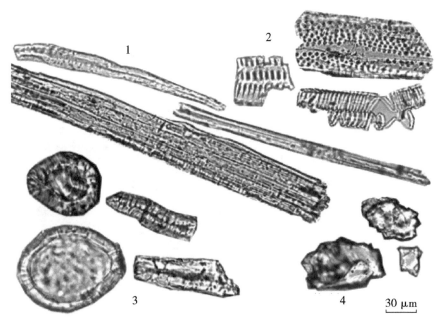

30 μm

1—纤维；2—导管；3—石细胞；4—草酸钙结晶。

剑叶耳草粉末显微图

3. 薄层色谱鉴定

取本品粉末1 g，加甲醇40 mL，超声处理1 h，滤过，滤液蒸干，残渣加甲醇1 mL使溶解，作为供试品溶液。另取剑叶耳草对照药材粉末1 g，同法制成对照药材溶液。照薄层色谱法（《中华人民共和国药典：2020年版　四部》通则0502）试验，先后吸取上述两种溶液各5～15 μL，分别点于同一硅胶G薄层板上，以石油醚（60～90 ℃）-乙酸乙酯-冰乙酸（8：2：0.2）为展开剂，展开，取出，晾干，喷以10%硫酸乙醇溶液，105 ℃加热至斑点显色清晰，置于紫外光灯（365 nm）下检视。供试品色谱中，在与对照药材色谱相应的位置上，显相同颜色的斑点。

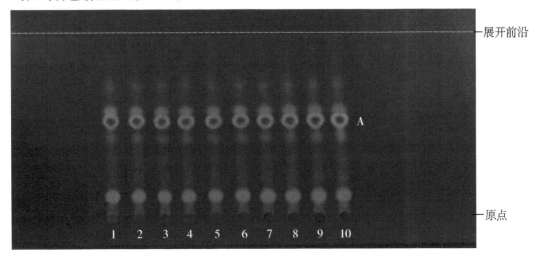

1—剑叶耳草对照药材；2～10—药材样品。

剑叶耳草薄层鉴别色谱图

【性味与功用】

（1）中医。甘，平。归肺、肝、脾经。滋阴降火，润肺止咳，健脾消积，驱风，止血。用于肺痨咳嗽，支气管哮喘，小儿疳积，产后风，刀伤出血，四肢麻木，贫血。

（2）壮医。甜，平。通气道，补肺阴，祛风毒，利谷道，消积滞。用于墨病（气喘），埃病（咳嗽），产呱发旺（产后痹病），钵痨（肺痨），喯疳（疳积），陆裂（咳血），林得叮相（跌打损伤），叮相噢嘞（外伤出血），产后抑郁症。

（3）瑶医。甘、涩，平。属风药。清热解毒，利尿消肿，活血疏风，清肺，补益，收敛，止痛。用于哈路（肺痨），哈鲁（哮喘），谷阿泵卡西众（小儿消化不良），也改昧通（大便、小便不通），荣古瓦崩（产后风），本藏（贫血），冬夷（糖尿病），更喉闷（咽喉肿痛、咽炎）。

【用法与用量】内服：水煎服，9～15 g。

穿心藤

Chuanxinteng

【壮名】勾钻心（Gaeucuensim）。

【瑶名】穿心风（Cunx fim buerng）。

【别名】穿孔藤、九十九窿。

【植物来源】为天南星科植物穿心藤［*Amydrium hainanense*（Ting et T. L. Wu ex H. Li）H. Li.］的全株。

【植物形态】攀缘藤本。茎圆柱形。叶柄长20～30 cm，顶部具鞘，基部抱茎，鞘部早落。叶片绿色，纸质，卵状披针形或镰状披针形，顶端渐尖，基部圆形或浅心形，芽时席卷，略不等侧；全缘，叶片大，长5～35 cm，宽3～12 cm，两侧沿中肋常有大小不一的长圆形或卵形空洞。花序柄于枝顶叶腋单生、圆柱形，长8～10 cm。佛焰苞黄红色，革质，短舟状，长约8.5 cm，先端具短喙。肉穗花序圆柱形，两头略狭。花两性，无花被，子房角柱状，顶平，近六边形，无花柱，柱头长圆形。雄蕊6枚，略短于子房。

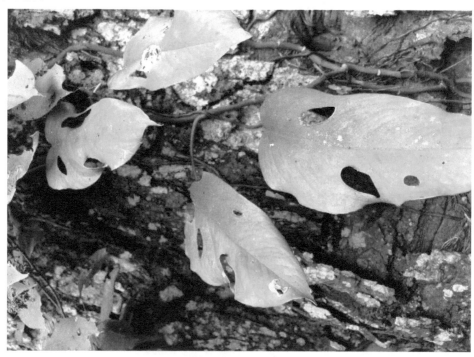

穿心藤（穿心藤）

【采收加工】全年均可采收，洗净，切碎，鲜用或晒干。

【药材鉴定】

1. 性状鉴定

本品茎圆柱形，表面灰黑色，有纵皱纹和须根，直径0.3～1.5 cm；体轻，易折断，断面皮部常粘连，灰黑色，纤维性强；木部灰褐色。叶纸质，灰黄色，多皱缩，完整叶片展开呈卵状披针形或镰状披针形，长5～25 cm，宽3～11 cm，两侧沿中肋常有大小不一的长圆形或卵形空洞，顶端渐尖，全缘。气微，味淡。

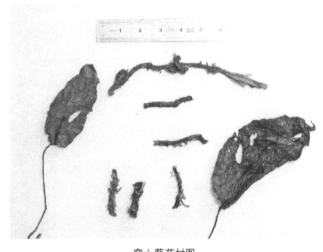

穿心藤药材图

2. 显微鉴定

（1）组织显微鉴定。叶横切面：上、下表皮细胞各1列。栅栏组织细胞2～3列，短圆柱形，棕黄色，通过主脉上方。海绵组织发达，约占叶肉组织的4/5。维管束5～16个，大小不一，维管束外有1～3列纤维环绕。木质部导管3～8个。韧皮部较小。中脉上方稍平坦，下方明显凸起，下表皮内侧有1～4列厚角组织细胞。本品薄壁细胞内含草酸钙簇晶。

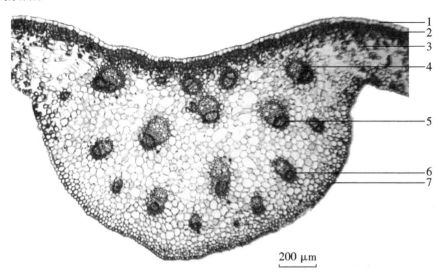

200 μm

1—上表皮；2—栅栏组织；3—海绵组织；4—木质部；5—韧皮部；6—纤维；7—下表皮。

穿心藤叶横切面显微图

茎横切面：表皮细胞1列，类圆形。皮层细胞数列，类圆形，散在有叶迹维管束，韧皮部外侧有3～10列纤维。内皮层明显，中柱鞘部位有石细胞1～3列，断续排列成环。中柱维管束多个，散在分布。韧皮部狭小，外侧有2～5列纤维。木质部常有大型导管1～3个。

（2）粉末显微鉴定。粉末灰绿色。韧皮纤维淡黄色，单个散在或成束，先端钝尖或平截，直径16～35 μm。木纤维先端渐尖。叶表皮细胞垂周壁较平直，气孔为不定式。草酸钙方晶多见，直径28～38 μm；草酸钙簇晶少见，直径15～32 μm。导管多为螺纹导管或具缘纹孔导管，直径29～78 μm。石细胞长方形或不规则形，孔沟明显，直径25～42 μm。木栓细胞类圆形或多角形。

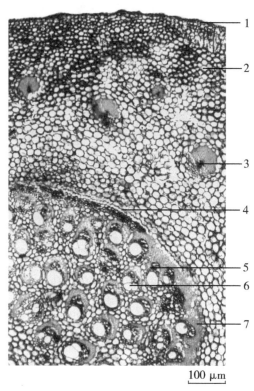

100 μm

1—表皮；2—皮层；3—叶迹维管束；4—内皮层；
5—韧皮部；6—木质部；7—纤维。

穿心藤茎横切面显微图

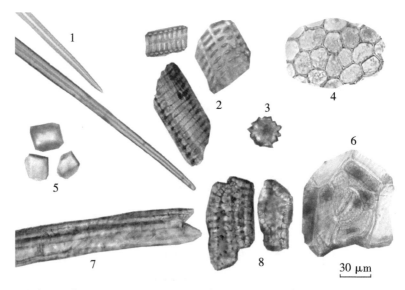

30 μm

1—木纤维；2—导管；3—草酸钙簇晶；4—木栓细胞；5—草酸钙方晶；6—叶表皮细胞；7—韧皮纤维；8—石细胞。

穿心藤粉末显微图

3. 薄层色谱鉴定

取本品粉末1 g，加甲醇20 mL，超声处理30 min，滤过，滤液蒸干，残渣加甲醇1 mL使溶解，作为供试品溶液。另取穿心藤对照药材1 g，同法制成对照药材溶液。照薄层色谱法（《中华人民共和国药典：2020年版　四部》通则0502）试验，先后吸取上述两种溶液各3～5 μL，分别点于同一硅胶G薄层板上，以石油醚（60～90 ℃）–乙酸乙酯（8：2）为展开剂，展开，取出，晾干，喷以10%磷钼酸乙醇试液，热风吹至斑点显色清晰。供试品色谱中，在与对照药材色谱相应的位置上，显相同颜色的斑点。

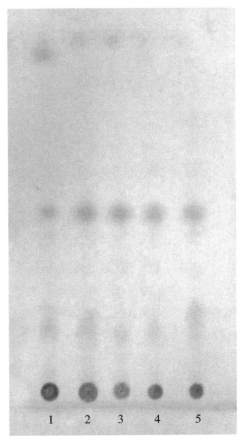

1～4—药材样品；5—穿心藤对照药材。

穿心藤薄层鉴别色谱图

【性味与功用】

（1）中医。淡，平。归胃、肝、肾经。清热解毒，消肿止痛，祛风除湿。用于胃炎，胃溃疡，胆囊炎，风湿痹痛，鹤膝风，骨髓炎，骨结核，疥疮，脉管炎，蜂窝组织炎。

（2）壮医。甜，平。调谷道，除湿毒，止痛。用于胃炎，胃溃疡，胆囊炎，肝炎，发旺（痹病），骨痛（骨髓炎），骨结核，唭冉（疥疮），脉管炎，林得叮相（跌打损伤）。

（3）瑶医。淡、涩，平；有毒。属风打相兼药。清热利湿，祛风止痛，止血。用于就港虷（急性肠胃炎），布病闷（胃溃疡），漏底风（足底溃疡、溃烂），胆纲虷（胆囊炎），篮虷（肝炎），藏窖昧通（脉管炎），碰租虷（骨髓炎），碰纪（骨结核），崩闭闷（风湿、类风湿性关节炎），播冲（跌打损伤），布锥（疮疡），疣。

【用法与用量】内服：水煎服，9～12 g。外用：水煎洗或鲜品捣敷，适量。

扁桃叶

Biantaoye

【壮名】盟芒开（Mbawmakgai）。

【别名】偏桃、唛咖、酸果、天桃木。

【植物来源】为漆树科植物天桃木（*Mangifera persiciforma* C. Y. Wu et T. L. Ming）的叶。

【植物形态】乔木。小枝圆柱形，灰褐色，具条纹。叶薄革质，狭披针形或线状披针形，长11～20 cm，宽2～4 cm，先端急尖或短渐尖，基部楔形，边缘皱波状，无毛，中脉两面均隆起，侧脉约20对，斜升，近边缘处弧形网结，侧脉和网脉两面均凸起；叶柄上面具槽，基部增粗。圆锥花序顶生，苞片小，三角形；花黄绿色，花梗中部具节；萼片4～5枚，卵形，花瓣4～5枚，长圆状披针形，里面具4～5条凸起的脉纹，汇合于近基部，花盘垫状，4～5裂，雄蕊仅1枚发育，不育雄蕊2～3枚，钻形或小齿状，无花药；子房球形，花柱近顶生，与雄蕊近等长。果桃形，略压扁，长约5 cm，宽约4 cm，果肉较薄，果核大，斜卵形或菱状卵形，压扁，长约4 cm，宽约2.5 cm，具斜向凹槽，灰白色。

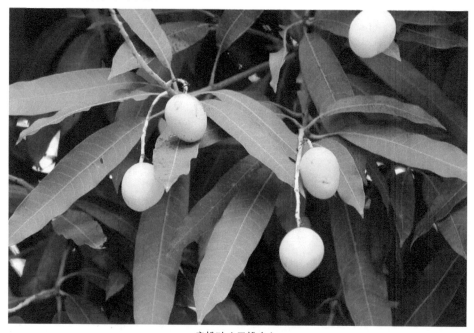

扁桃叶（天桃木）

【采收加工】全年均可采收，鲜用或晒干。

【药材鉴定】

1. 性状鉴定

本品呈狭披针形或线状披针形，无毛，薄革质，略内卷。完整叶片展开长10～30 cm，宽2～4 cm，先端骤尖，基部楔形，叶缘浅波状，羽状网脉，中脉两面均隆起，侧脉约20对，叶柄长1.5～3.5 cm，上面具槽，基部增粗。上面黄绿色至浅绿色，下面浅黄色至深绿色，叶柄稍弯曲。气微，味微涩。

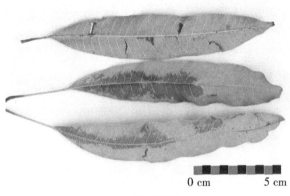

扁桃叶药材图

2. 显微鉴定

（1）组织显微鉴定。叶横切面：上、下表皮各1列细胞；栅栏组织细胞1列，不通过中脉；海绵组织细胞椭圆形或长圆形，排列疏松。中脉维管束7～10个，排列成环状；维管束为外韧型，在厚壁组织中往往具一大型树脂道；在中柱外有1圈2～3列纤维组成的中柱鞘。中柱中央具髓。中脉上、下表皮内侧为2～3列厚角组织细胞。

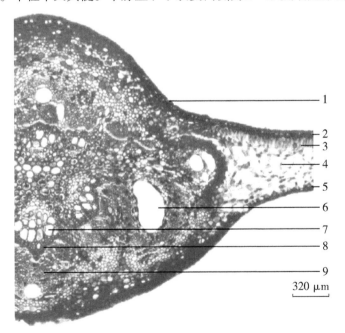

1—角质层；2—上表皮；3—栅栏组织；4—海绵组织；5—下表皮；
6—树脂道；7—木质部；8—厚壁组织；9—韧皮部。

扁桃叶横切面显微图

（2）粉末显微鉴定。粉末淡绿色。气孔为不定式，保卫细胞半圆形，副卫细胞3～4个。导管为螺纹导管或具缘纹孔导管，直径22～80 μm。木纤维常成束，直径13～40 μm，胞腔线形，纹孔明显；韧皮纤维壁厚，直径30～80 μm。草酸钙方晶散在，直径12～30 μm。棕色体常见。腺鳞，头为8个细胞，常含棕色物质。

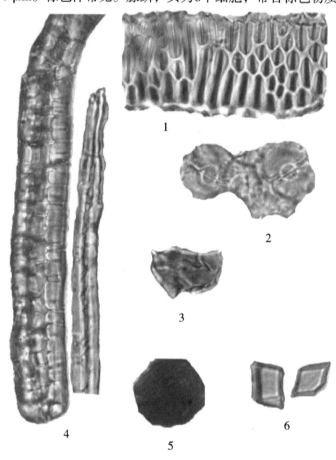

25 μm

1—导管；2—气孔；3—棕色体；4—纤维；5—腺鳞；6—草酸钙方晶。

扁桃叶粉末显微图

3. 薄层色谱鉴定

取本品粉末1 g，加40%甲醇溶液50 mL，密塞，超声提取30 min，滤过，滤液作为供试品溶液。另取扁桃叶对照药材1 g，同法制成对照药材溶液。再取芒果苷对照品适量，加甲醇制成每毫升含1 mg的溶液，作为对照品溶液。照薄层色谱法（《中华人民共和国药典：2020年版　四部》通则0502）试验，先后吸取上述三种溶液各5 μL，分别点于同一聚酰胺薄膜上，以乙醇-水（1∶1）为展开剂，展开，取出，晾干，置于紫外光灯（365 nm）下检视。供试品色谱中，在与对照药材色谱和对照品色谱相应的位置上，显相同颜色的斑点。

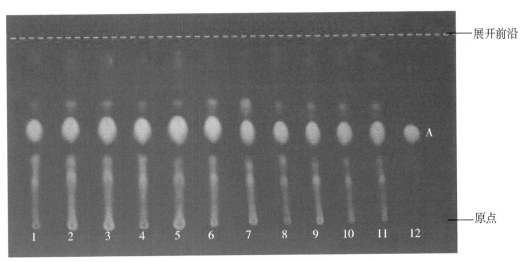

展开前沿

原点

1~10—药材样品；11—扁桃叶对照药材；12—芒果苷对照品。

扁桃叶薄层鉴别色谱图

【性味与功用】

（1）中医。甘，凉。归肺、脾经。止咳，化滞，止痒。用于咳嗽，消渴，疳积，湿疹瘙痒，疣。

（2）壮医。甜，凉。通气道、谷道，祛风毒，止痒。用于埃病（咳嗽），阿尿甜（消渴），喯疳（疳积），能啥能累（湿疹），疣。

【用法与用量】

（1）中医。内服：水煎服，15～30 g。外用：水煎洗或鲜品捣敷，适量。

（2）壮医。内服：水煎服，鲜20～50 g。外用：水煎洗或鲜品捣敷，适量。

莲座紫金牛

Lianzuozijinniu

【壮名】刚亮坍（Gangliengjdaem）。

【瑶名】铜兰楼使（Domh lanh couh siv）。

【别名】铺地罗伞、贴地空、嗽痨草、落地金牛。

【植物来源】为报春花科植物莲座紫金牛（*Ardisia primulifolia* Gardn. et Champ.）的全株。

【植物形态】矮小灌木。茎短或几无，通常被锈色长柔毛。叶互生或基生呈莲座状，叶片纸质或几膜质，椭圆形或长圆状倒卵形，顶端钝或突然急尖，基部圆形，长6～17 cm，宽3～10 cm，边缘具不明显的疏浅圆齿，具边缘腺点，两面有时紫红色，被卷曲的锈色长柔毛，具长缘毛，下面中脉隆起，侧脉约6对，明显；叶柄密被长柔毛。聚伞花序或亚伞形花序，单一，从叶腋中抽出，总梗、花梗均被密锈色长柔毛；花萼仅基部连合，萼片长圆状披针形，顶端急尖，与花瓣近等长，具腺点和缘毛，外面被锈色长柔毛；花瓣粉红色，广卵形，顶端急尖，具腺点；雄蕊较花瓣略短，花药背部具疏腺点；雌蕊较花瓣略短，子房球形，被疏微柔毛。果球形，略肉质，鲜红色，具疏腺点。

【采收加工】全年均可采收，洗净，鲜用或晒干。

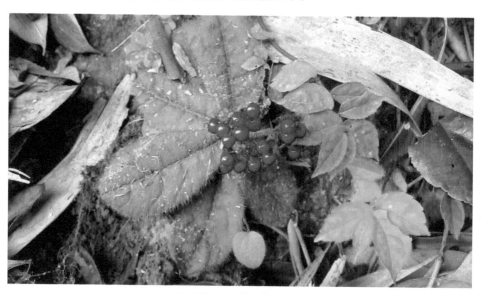

莲座紫金牛（莲座紫金牛）

【药材鉴定】

1. 性状鉴定

本品茎圆柱形，表面棕黄色，有毛，具纵皱纹及叶痕、枝痕，直径0.2～0.8 cm。体轻，易折断，断面皮部棕黄色，木部呈黄白色，中心有髓。叶纸质，质脆，黄绿色，多皱缩，有的破损，完整叶片展

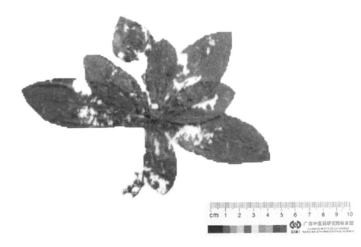

莲座紫金牛药材图

开呈椭圆形或长圆状倒卵形，长6～13 cm，宽3～5 cm，先端渐尖，基部楔形或圆形，两面均有非腺毛，上面毛较多，边缘有疏浅圆齿。气微香，味淡。

2. 显微鉴定

（1）组织显微鉴定。茎横切面：木栓细胞数列，类方形。皮层宽广，有分泌腔散在分布。内皮层较明显。韧皮部薄。木质部较发达，导管与木射线均不明显。髓部较宽。本品有的薄壁细胞中含草酸钙簇晶和淀粉粒。

叶横切面：上、下表皮细胞各1列，类方形，可见非腺毛及其脱落的残基，非腺毛直径11～15 μm。栅栏组织不明显，叶肉组织不发达。中脉维管束外韧型。木质部导管不发达。韧皮部较窄，外侧有纤维分布，断续成环。本品中脉特别宽大。

（2）粉末显微鉴定。粉末灰绿色。纤维多见，有的表面不规则凸起，直径16～33 μm。非腺毛细胞多个，中间有的细胞明显缢缩，直径约19～50 μm。淀粉粒单粒或复粒，直径12～30 μm。草酸钙簇晶直径22～

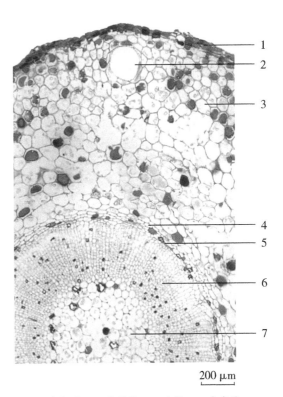

1—木栓层；2—分泌腔；3—皮层；4—内皮层；
5—韧皮部；6—木质部；7—髓部。

莲座紫金牛茎横切面显微图

48 μm，草酸钙方晶较少，直径21～51 μm。叶表皮细胞垂周壁稍弯曲，气孔为不定式。石细胞单个散在或多个相聚，长方形或不规则形，孔沟明显，直径21～52 μm。导管多为螺纹导管，直径12～18 μm。

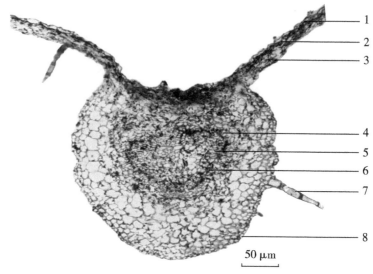

1—上表皮；2—栅栏组织；3—海绵组织；4—纤维；5—木质部；6—韧皮部；7—非腺毛；8—下表皮。

莲座紫金牛叶横切面显微图

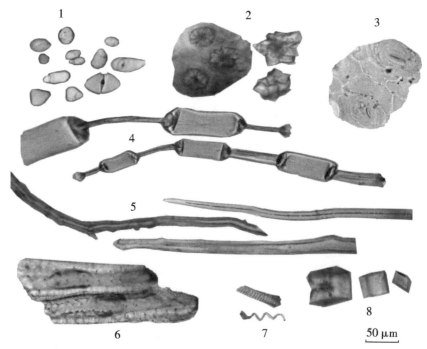

1—淀粉粒；2—草酸钙簇晶；3—叶表皮细胞；4—非腺毛；5—纤维；6—石细胞；7—导管；8—草酸钙方晶。

莲座紫金牛粉末显微图

3. 薄层色谱鉴定

取本品粉末1 g，加甲醇20 mL，超声处理30 min，滤过，滤液蒸干，残渣加甲醇2 mL使溶解，作为供试品溶液。另取莲座紫金牛对照药材1 g，同法制成对照药材溶液。照薄层色谱法（《中华人民共和国药典：2020年版　四部》通则0502）试验，先后吸取上述两种溶液各3～5 μL，分别点于同一硅胶G薄层板上，以三氯甲烷-乙酸乙酯-甲酸（5：4：1）为展开剂，展开，取出，晾

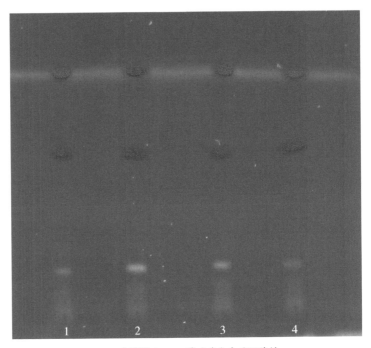

1～3—药材样品；4—莲座紫金牛对照药材。

莲座紫金牛薄层鉴别色谱图

干，喷以三氯化铝试液，105 ℃加热数分钟，置于紫外光灯（365 nm）下检视。供试品色谱中，在与对照药材色谱相应的位置上，显相同颜色的荧光斑点。

【性味与功用】

（1）中医。淡，凉。祛风通络，解毒消痈，散瘀止血，活血调经，润肺止咳。用于风湿痹痛，肺痨，咳血，吐血，月经不调，痛经，乳痈，跌打损伤，痈疮肿。

（2）壮医。微苦、辣，寒。通气道，调龙路，消肿痛，止咳嗽。用于钵痨（肺痨），兵淋勒（崩漏），埃病（咳嗽），陆裂（咳血），阿意勒（便血），京尹（痛经），阿意咪（痢疾），能蚌（黄疸），林得叮相（跌打损伤），发旺（痹病），呗脓（痈疮），狠尹（疖肿），毛虫刺伤。

（3）瑶医。苦、辛，寒。润肺止咳，凉血止血，活血调经，祛风止痛。用于哈路（肺痨），怒哈（咳嗽），怒藏（咯血），来藏（便血），辣给昧对（月经不调、闭经），辣给闷（痛经），碰累（痢疾），崩闭闷（风湿、类风湿性关节炎），播冲（跌打损伤）。

【用法与用量】内服：水煎服，9～15 g。外用：鲜品捣敷，适量。

透骨香
Touguxiang

【壮名】勾散搭（Gaeusamdab）。

【瑶名】罗美红（Ndopv ngungh hmei）。

【别名】坎香藤、藤满山香、三托莲。

【植物来源】为夹竹桃科植物筋藤（*Alyxia levinei* Merr.）的藤茎。

【植物形态】攀缘灌木。具乳汁；枝柔弱，老枝圆柱状，平滑，淡灰褐色；小枝稍具棱角和条纹。叶对生或三叶轮生，椭圆形或长圆形，长5～8 cm，宽2～3 cm，嫩时膜质，老时纸质或近革质，橄榄色，顶端钝或渐尖，基部急尖或渐尖，上面侧脉不明显，向下凹陷。聚伞花序单生于叶腋内，总花梗被微柔毛；花萼裂片长圆形，花冠白紫色，高脚碟状，花冠筒圆筒状，喉部紧缩，裂片向左覆盖；雄蕊5枚，着生于花冠筒内中部以上，花药内藏；子房由2枚离生心皮组成，花柱丝状，柱头头状。核果椭圆形。

【采收加工】全年均可采收，洗净，切段，鲜用或晒干。

【药材鉴定】

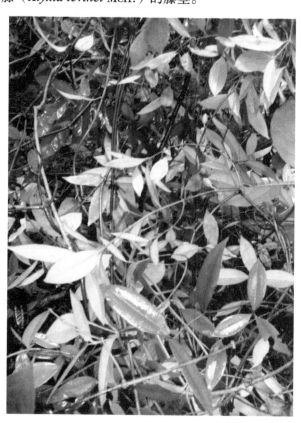

透骨香（筋藤）

1. 性状鉴定

本品茎圆柱形，表面灰棕色或灰褐色，皮孔呈点状或瘤状突起，具丛皱纹，节处稍肿大，直径0.5～2 cm。质坚硬，难折断，断面皮部薄，灰褐色，略显纤维性；木部断面不平整，灰白色或棕黄色，中央具髓。气微香，味苦、微辛。

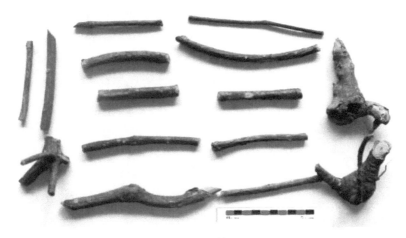

透骨香药材图

2. 显微鉴定

（1）组织显微鉴定。茎横切面：表皮细胞1列，类方形。木栓形成层明显，由2～3列细胞组成；靠内有石细胞1～3列环状分布。皮层细胞5～9列，椭圆形、长圆形或不规则形。维管束双韧型。韧皮部较薄，细胞类圆形，有的薄壁细胞中含草酸钙方晶。木质部位于内外韧皮部中间，导管单个或几个相连呈放射状分布，射线细胞1～2列。髓部细胞类圆形，细胞壁较厚。

（2）粉末显微鉴定。粉末灰棕色。纤维单个或成束，黄色或棕黄色，壁较厚，直径18～25 μm。草酸钙方晶多见，直径6～18 μm。石细胞单个散在或多个相聚，黄棕色，呈类圆形或不规则形，直径26～78 μm，孔沟明显。木栓细胞黄棕色，多边形。导管多为具缘纹孔导管，直径22～48 μm。

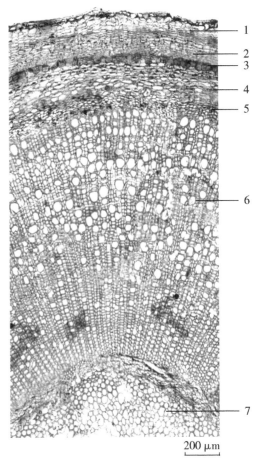

1—木栓层；2—皮层；3—石细胞；4—韧皮纤维；
5—韧皮部；6—木质部；7—髓部。

透骨香茎横切面显微图

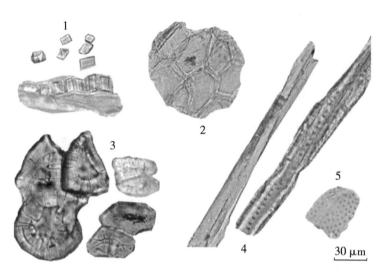

1—草酸钙方晶；2—木栓细胞；3—石细胞；4—纤维；5—导管。

透骨香粉末显微图

3. 薄层色谱鉴定

取本品粉末1 g，加甲醇20 mL，加热回流30 min，滤过，滤液蒸干，残渣加甲醇2 mL使溶解，作为供试品溶液。另取透骨香对照药材1 g，同法制成对照药材溶液。照薄层色谱法（《中华人民共和国药典：2020年版　四部》通则0502）试验，分别吸取上述两种溶液各2～5 μL，分别点于同一硅胶G薄层板上，以三氯甲烷为展开剂展开，取出，晾干，置于紫外光灯（365 nm）下检视。供试品色谱中，在与对照药材色谱相应的位置上，显相同颜色的斑点。

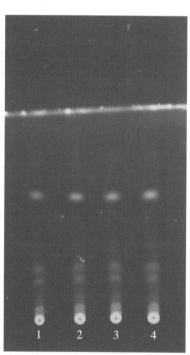

1～3—药材样品；4—透骨香对照药材。

透骨香薄层鉴别色谱图

【性味与功用】

（1）中医。辛、微苦，温。归脾、肝、肾经。祛风除湿，活血止痛。用于风湿痹痛，腰膝冷痛，四肢麻木，手足拘挛，筋骨疼痛，腰痛，胃脘痛。

（2）壮医。辣、微苦，温。祛风毒，除湿毒，通龙路，止痛。用于发旺（痹病），核尹（腰痛），胴尹（胃痛），水蛊（腹水），林得叮相（跌打损伤），豪尹（牙痛），能啥能累（湿疹）。

（3）瑶医。辛、微苦，温。舒经活络，消肿止痛，祛瘀生新。用于崩闭闷（风湿、类风湿性关节炎），改闷（腰痛、腰肌劳损），播冲（跌打损伤）。

【用法与用量】内服：水煎服，15～30 g。外用：水煎洗或鲜品捣敷，适量。

笔管草

Biguancao

【壮名】棵塔桐（Godaebdoengz）。

【瑶名】八套咪（Batc topv miev）。

【别名】木贼、节节草、笔塔草、笔头草、塔草、木贼草。

【植物来源】为木贼科植物笔管草［*Equisetum ramosissimum* subsp. *debile*（Roxb. ex Vauch.）Hauke］的地上部分。

【植物形态】大中型植物。根茎直立和横走，黑棕色，节和根密生黄棕色长毛或光滑无毛。地上枝多年生。枝一型，高可达60 cm或更高，中部直径3～7 mm，节间长3～10 cm，绿色，成熟主枝有分枝，但分枝常不多。主枝有脊10～20条，脊的背部弧形，有1行小瘤或浅色小横纹；鞘筒短，下部绿色，顶部略为黑棕色；鞘齿10～22枚，狭三角形，上部淡棕色，膜质，早落或有时宿存，下部黑棕色，革质，扁平，两侧均有明显的棱角，齿上气孔带明显或不明显。侧枝较硬，圆柱状，有脊8～12条，脊上有小瘤或横纹；鞘齿6～10枚，披针形，较短，膜质，淡棕色，早落或宿存。孢子囊穗短棒状或椭圆形，长1～2.5 cm，中部直径0.4～0.7 cm，顶端有小尖突，无柄。

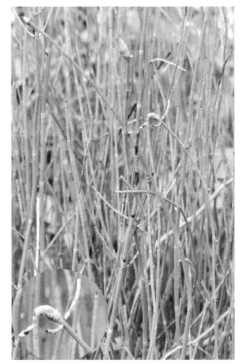

笔管草（笔管草）

【采收加工】全年均可采收，鲜用或晒干。

【药材鉴定】

1. 性状鉴定

本品长条状，呈圆柱形，长0.5～1 m，直径0.2～0.5 cm，表面粗糙，淡绿色至黄绿色，有纵沟，节间长3～8 cm，中空，节部有分枝。叶鞘呈短筒状，紧贴于茎，鞘肋背面平坦，鞘齿膜质，先端钝头，基部平截，有一黑色细圈。气微，味淡。

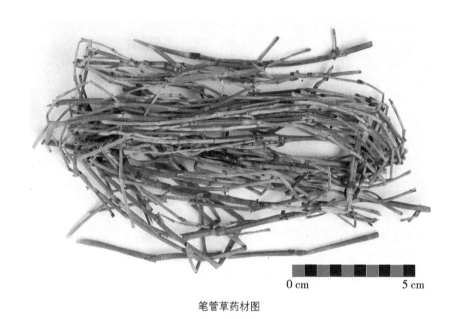

笔管草药材图

2. 显微鉴定

（1）组织显微鉴定。茎横切面：切面类圆形，呈波浪状。表皮细胞1列，外表面角质化，有疣状突起，沟内有2列凹陷的气孔。表皮内沟槽处的厚壁组织呈楔形伸入皮层薄壁组织中。每棱间有1空腔。内皮层具内外2列细胞，均可见凯氏点；2列内皮层间具皮层薄壁细胞。维管束外韧型，排列在2列内皮层之间，位于外列内皮层的波状突起

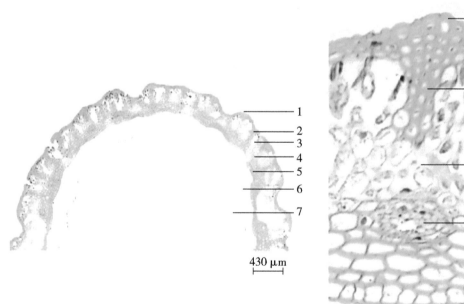

1—表皮；2—皮层；3—皮层空腔；4—内皮层；
5—维管束；6—髓部；7—髓腔。
笔管草茎横切面显微图

1—表皮；2—厚角组织；3—皮层；4—维管束。
笔管草茎横切面显微放大图

内侧，与棱角相对；维管束内侧有一内腔。内皮层内为髓薄壁细胞，细胞扁缩；中央为宽广髓腔。

（2）粉末显微鉴定。粉末灰绿色。气孔常见，成行排列，细胞径大，可达170 μm；保卫细胞长半圆形，细胞壁具放射状纹理，常含棕黄色物质。表皮细胞表面观呈长方形，细胞壁为波浪状加厚的硅质花纹；棱脊上的表皮细胞可见疣状硅质突起。管胞为梯形管胞，直径15～52 μm，纹孔大，呈哑铃形。纤维常成束，胞腔明显。棕色体多。

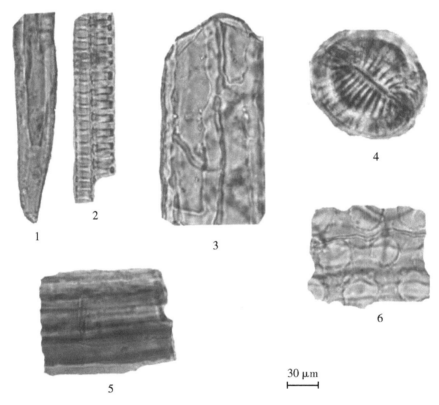

30 μm

1—纤维；2—管胞；3—硅质花纹状突起；4—气孔；5—棕色体；6—硅质疣状突起。

笔管草粉末显微图

3. 薄层色谱鉴定

取本品粉末1 g，加65%乙醇溶液25 mL、盐酸1 mL，加热水解1 h，滤过，滤液蒸干，残渣加水10 mL使溶解，用乙酸乙酯提取两次，每次10 mL，合并乙酸乙酯液，蒸干，残渣加甲醇1 mL使溶解，作为供试品溶液。另取笔管草对照药材1 g，同法制成对照药材溶液。再取山奈酚对照品，加甲醇制成每毫升含1 mg的溶液，作为对照品溶液。照薄层色谱法（《中华人民共和国药典：2020年版 四部》通则0502）试验，先后吸取上述三种溶液各5 μL，分别点于同一硅胶G薄层板上，以环己烷-乙酸乙酯-甲酸（8：4：0.4）为展开剂，展开，取出，晾干，喷以5%三氯化铝乙醇液溶液，立即置于紫外光灯（365 nm）下检视。供试品色谱中，在与对照药材色谱和对照品色谱相应的位置上，显相同颜色的斑点。

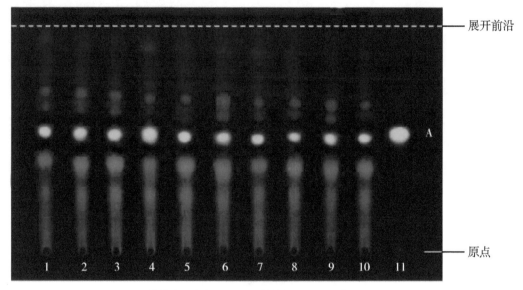

1—笔管草对照药材；2～10—药材样品；11—山柰酚对照品。

笔管草薄层鉴别色谱图

【性味与功用】

（1）中医。微苦、甘，平。归肺、肝、胆经。疏风散热，明目退翳，止血。用于风热目赤，目生云翳，迎风流泪，肠风下血，痔血，血痢，崩漏，脱肛。

（2）壮医。甜、微苦，平。清热毒，祛风毒，除湿毒，调龙路，通水道，止血，明目。用于能蚌（黄疸），火眼（急性结膜炎），肉扭（淋证），肉裂（尿血）。

（3）瑶医。甘、微苦，平。清肝明目，清热退翳，凉血止血，利水通淋，祛风除湿。用于补经仲闷（目赤肿痛），角膜云翳，望胆篮虷（肝炎），泵卡西（腹泻），来藏（便血），改窟臧（痔疮出血），藏紧邦（崩漏），月窖桨辣贝（结石），泵烈竞（尿路感染、淋浊），尼椎虷（肾炎），脚气浮肿。

【用法与用量】内服：水煎服，干品9～15 g或鲜品15～30 g。

臭尿藤

Chouniaoteng

【壮名】勾银勒（Gaeunginzlwed）。

【瑶名】吾藤卡（Uoh dangh kav）。

【别名】昆明鸡血藤、血筋藤、鸡血藤、三月黄、网络崖豆藤、白骨藤、马下消。

【植物来源】为豆科植物网络鸡血藤（*Callerya reticulata* Benth.）的根。

【植物形态】藤本。小枝圆柱形，具细棱，初被黄褐色细柔毛，后秃净，老枝褐色。羽状复叶；叶柄无毛，上面有狭沟；托叶锥刺形，基部向下凸起成一对短而硬的距；叶腋有多数钻形的芽苞叶，宿存；小叶3～4对，硬纸质，卵状长椭圆形或长圆形，长3～8 cm，宽1.5～4 cm，先端钝，基部圆形，两面均无毛或被稀疏柔毛，侧脉6～7对，两面均隆起；小叶柄具毛；小托叶针刺状，宿存。圆锥花序长10～20 cm，花序轴被黄褐色柔毛；花密集，单生于分枝上，苞片与托叶同形，早落，小苞片卵形，

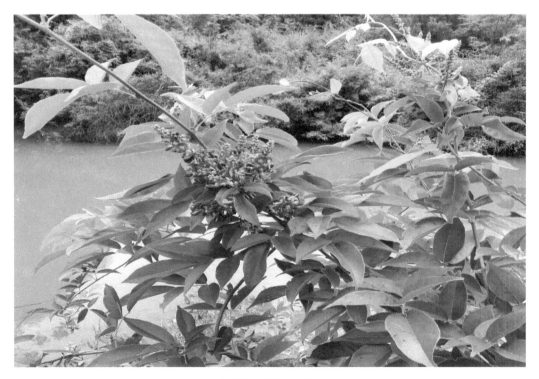

臭尿藤（网络鸡血藤）

贴萼生；花萼阔钟状至杯状，萼齿短而钝圆，边缘有黄色绢毛，花冠红紫色。荚果线形，狭长，扁平，瓣裂，果瓣薄而硬，近木质。种子长圆形。

【采收加工】全年均可采收，洗净，切片，晒干。

【药材鉴定】

1. 性状鉴定

本品根呈圆柱形，表面灰褐色，具细皱纹及栓皮脱落痕，直径0.5～5 cm。质硬，难折断，断面颗粒状，皮部薄，灰褐色，木部黄白色，有细密的放射状纹理。气微，味淡。

2. 显微鉴定

（1）组织显微鉴。根横切面：木栓层为数列细胞。皮层窄，石细胞数个一群呈断续环状分布，细胞壁较厚，孔沟明显。韧皮部较宽，细胞类圆形或不规则形，韧皮纤维数个一群散在分布，纤维壁较薄，非木化或微木化，有的纤维周围的薄壁细胞含有草酸钙方晶形成的晶鞘纤维。木质部较宽，由导管、木纤维和木薄壁细胞组成，木纤维和木薄壁细胞相间排列，导管单个或多个相连，木射线细胞2～8列。薄壁细胞中有的含草酸钙方晶和淀粉粒。

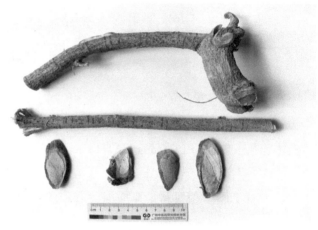

臭尿藤药材图

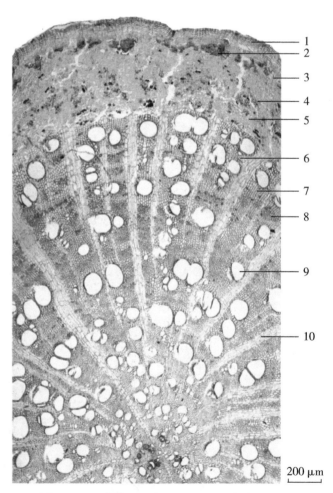

1—木栓层；2—石细胞；3—皮层；4—韧皮纤维；5—韧皮部；
6—木质部；7—木薄壁细胞；8—木纤维；9—导管；10—木射线。

臭尿藤根横切面显微图

（2）粉末显微鉴定。粉末棕黄色。纤维成束或分离，先端圆钝或折断，有的纤维周围的薄壁细胞含有草酸钙方晶形成的晶鞘纤维，直径12～33 μm。石细胞单个或数个相连，孔沟明显，直径20～55 μm。草酸钙方晶直径9～35 μm。淀粉粒散在或存在于薄壁细胞中，单粒或复粒，圆形或半圆形，脐点点状或裂缝状，直径5～15 μm。导管多为具缘纹孔导管，直径22～118 μm。木栓细胞类方形或多角形，细胞壁较厚。

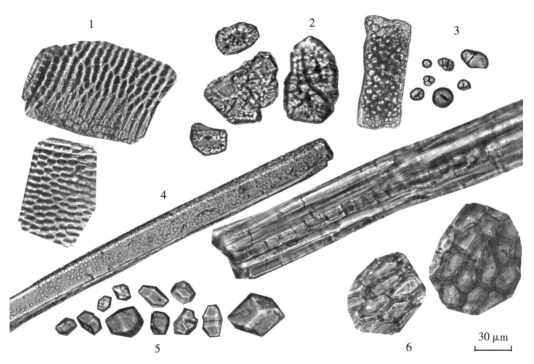

1—导管；2—石细胞；3—淀粉粒；4—纤维；5—草酸钙方晶；6—木栓细胞。

臭尿藤粉末显微图

3. 薄层色谱鉴定

取本品粉末2 g，加甲醇30 mL，超声提取30 min，滤过，滤液蒸干，残渣加甲醇1 mL使溶解，作为供试品溶液。另取臭尿藤对照药材2 g，同法制成对照药材溶液。照薄层色谱法（《中华人民共和国药典：2020年版　四部》通则0502）试验，先后吸取上述两种溶液各2 μL，分别点于同一硅胶G薄层板上，以三氯甲烷-丙酮-甲醇-氨水（6：3：0.5：0.1）为展开剂，展开，取出，晾干，置于紫外光灯（254 nm）下检视。供试品色谱中，在与对照药材色谱相应的位置上，显相同颜色的斑点。

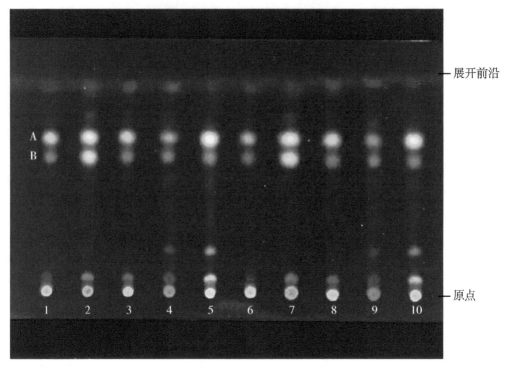

展开前沿

原点

1—臭尿藤对照药材；2～10—药材样品。

臭尿藤薄层鉴别色谱图

【性味与功用】

（1）中医。苦，温。祛风除湿，通经活络，化石消肿，强筋骨，镇静。用于风湿筋骨痛，四肢麻木，泌尿系统结石，瘫痪，贫血，遗精，盗汗，月经不调，闭经，跌打损伤。

（2）壮医。苦，温。调龙路、火路，补血虚，养神。用于核尹（腰痛），兵吟（筋病），漏精（遗精），勒内（血虚），约京乱（月经不调），发北（精神分裂症），林得叮相（跌打损伤）。

（3）瑶医。苦，温。祛风除湿，通经活络，强筋骨，镇静。用于崩闭闷（风湿、类风湿性关节炎），本藏（贫血），辣给昧对（月经不调、闭经），播冲（跌打损伤）。

【用法与用量】内服：水煎服，10～30 g。

臭茉莉

Choumoli

【壮名】棵宾侯（Gobidhaeu）。

【瑶名】过墙风（Guiex zingh buerng）。

【别名】臭矢茉莉、蜻蜓叶、小将军、冬地梅、白花臭牡丹、白龙船花。

【植物来源】为唇形科植物臭茉莉 [*Clerodendrum chinense* var. *simplex* （Moldenke）S. L. Chen] 的全株。

【植物形态】落叶灌木，高50～120 cm。植株被较密的毛。小枝近四棱形或近圆柱形，幼时被柔毛。单叶对生，叶柄长3～17 cm，被短柔毛；叶片宽卵形、三角状卵形或近心形，长10～22 cm，宽8～21 cm，边缘疏生粗齿，上面密被刚伏毛，下面密被柔毛，叶片揉之有臭味；叶柄长3～17 cm，被短柔毛。伞房状聚伞花序顶生，较密集，花及苞片均较多，花较大，单瓣；花萼长1.5～2.5 cm，5裂，裂片披针形；花冠白色或淡红色，花冠管长2～3 cm，裂片椭圆形，长约1 cm。核果近球形，成熟时蓝黑色，直径8～10 mm，萼缩存，结果时增大而包于果外。

【采收加工】全年均可采收，洗净，切片，鲜用或晒干。

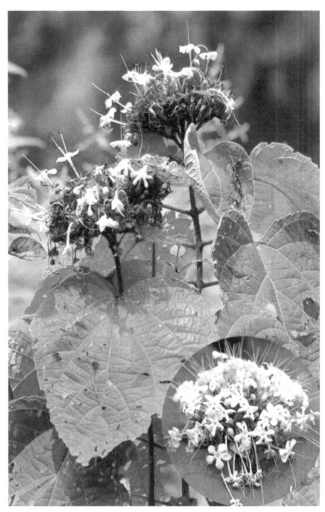

臭茉莉（臭茉莉）

【药材鉴定】

1. 性状鉴定

本品根圆柱形，表面土黄色，具纵皱纹，有分枝或凸起侧根痕。茎表面棕褐色，有细纵皱纹及多数黄褐色点状皮孔。叶多皱缩破碎，完整者展平呈宽卵形，长9~20 cm，宽8~18 cm，边缘有粗齿，表面棕褐色或棕绿色，疏被短柔毛，质脆，易碎；叶柄细长。气浓烈，味微苦。

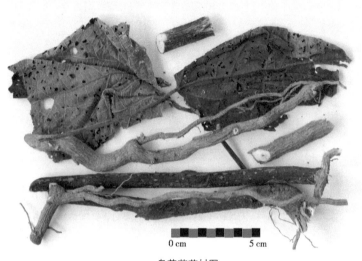

臭茉莉药材图

2. 显微鉴定

（1）组织显微鉴定。茎横切面：四棱形。表皮为1列类椭圆形细胞，表面常可见非腺毛。表皮内侧为数列椭圆形厚角组织细胞，排列紧密。皮层窄，为数列薄壁细胞。维管束鞘部位有石细胞群分布并断续排列成环。韧皮部窄，薄壁细胞内含草酸钙方晶。形成层明显。木质部窄，在四个角隅处均发达；导管主要集中在四个角隅处。中央为宽广的髓部。

（2）粉末显微鉴定。粉末灰绿色。非腺毛多为2~4个细胞组成，长140~570 μm，表面具疣点状突起。腺毛单柄，腺头由4~8个细胞组成，直径50~75 μm。草酸钙方晶直径10~50 μm。纤维多成

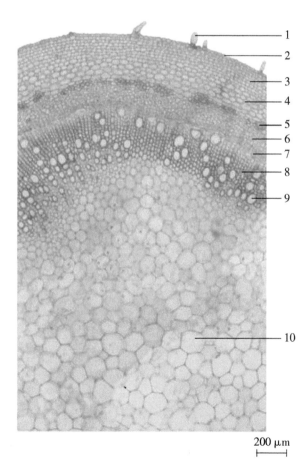

1—非腺毛；2—表皮；3—厚角组织；4—皮层；5—石细胞；
6—韧皮部；7—形成层；8—木质部；9—导管；10—髓部。

臭茉莉茎横切面显微图

束存在，胞腔大，可见晶鞘纤维。石细胞直径70～125 μm，有的含黄色物质。导管多为螺纹导管，直径15～110 μm。气孔为不定式。

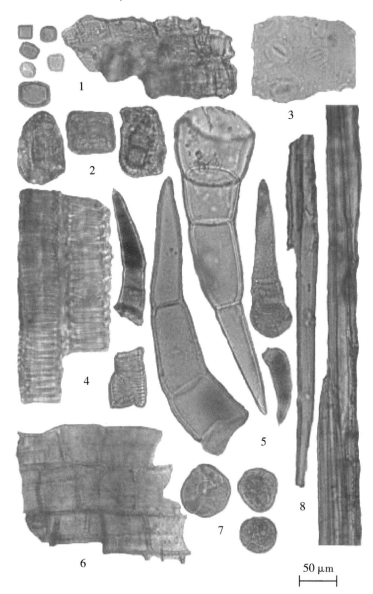

1—草酸钙方晶；2—石细胞；3—气孔；4—导管；5—非腺毛；6—木薄壁细胞；7—腺毛；8—纤维。

臭茉莉粉末显微图

3. 薄层色谱鉴定

取本品粉末2 g，加甲醇30 mL，超声处理30 min，滤过，滤液蒸干，残渣加甲醇1 mL使溶解，作为供试品溶液。另取臭茉莉对照药材2 g，同法制成对照药材溶液。照薄层色谱法（《中华人民共和国药典：2020年版　四部》通则0502）试验，先后吸取上述两种溶液各10～15 μL，分别点于同一硅胶G薄层板上，以环己烷-乙酸乙酯-甲醇（9：6：2）为展开剂，展开，取出，晾干，喷以10%硫酸乙醇溶液，105 ℃加热至斑点显色清晰，立即检视。供试品色谱中，在与对照药材色谱相应的位置上，显相同颜色的主斑点。

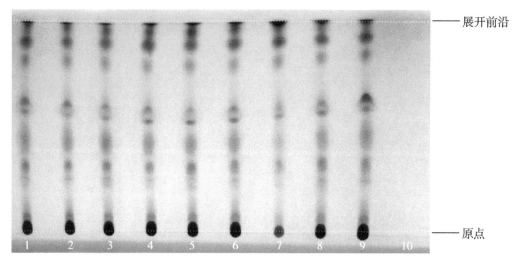

1～8—药材样品；9—臭茉莉对照药材；10—空白溶剂。

臭茉莉薄层鉴别色谱图

【性味与功用】

（1）中医。苦、辛，温。归心、脾、肾经。祛风湿，强筋骨，活血消肿。用于风湿痹痛，脚气水肿，跌打扭伤，血瘀肿痛，痔疮，脱肛，痒疹疥疮，慢性骨髓炎。

（2）壮医。苦，凉。调龙路，通水道，祛风毒，除湿毒，消肿痛。用于发旺（痹病），林得叮相（跌打损伤），呗嘻（奶疮），笨浮（水肿），委哟（阳痿），血压嗓（高血压），能啥能累（湿疹），麦蛮（风疹）。

（3）瑶医。苦、辛，凉。属打药。祛风除湿，活血止痛，清热解毒。用于崩闭闷（风湿、类风湿性关节炎），改布闷（腰腿痛），播冲（跌打损伤），碰脑（骨折），望胆篮虷（肝炎），哈紧（气管炎），肺脓疡，样琅病（高血压病），谷瓦卜断（子宫脱垂），辣给昧对（月经不调、闭经），荣古瓦崩（产后风），布标（甲状腺肿大），改窟闷（痔疮），汪逗卜冲（烧烫伤）。

【用法与用量】内服：水煎服，15～30 g。外用：水煎洗或熏洗，适量。

消瘤藤

Xiaoliuteng

【瑶名】崩敌汪（Buerng deic wiangh）。

【别名】肿瘤藤。

【植物来源】为绣球花科植物星毛冠盖藤（*Pileostegia tomentella* Hand. -Mazz.）的藤茎。

【植物形态】攀缘灌木。嫩枝、叶下面和花序均密被淡褐色或锈色星状柔毛；老枝圆柱形，灰褐色。叶革质，长圆形或倒卵状长圆形，长5～18 cm，宽2.5～8 cm，先端急尖或阔急尖，尖头凸出，基部圆形或近叶柄处稍凹入呈心形，边近全缘或近顶端具三角形粗齿或不规则波状，背卷，嫩叶上面疏被星状毛，下面密被毛，脉上被毛较密。伞房状圆锥花序顶生；苞片线形或钻形，被星状毛；花白色；萼筒杯状，裂片三角形，疏被星状毛；花瓣卵形，早落，无毛；雄蕊8～10枚，花丝长5～6 mm；花柱

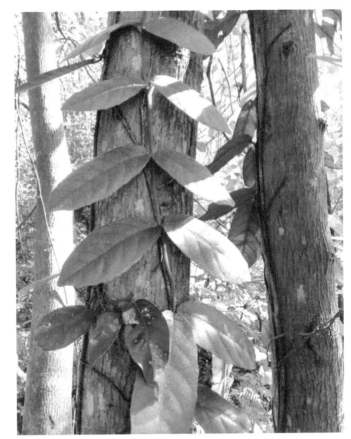

消瘤藤（星毛冠盖藤）

长约1.5 mm，柱头圆锥状，被毛。蒴果陀螺状，平顶，被稀疏星状毛，具宿存花柱和柱头，具棱，暗褐色。种子细小，棕色。

【采收加工】全年均可采收，除去杂质，洗净，切段，鲜用或晒干。

【药材鉴定】

1. 性状鉴定

本品茎为圆柱形，表面灰褐色，具纵皱纹及细小的气根痕，老茎栓皮龟裂，直径0.6～5 cm；质硬，难折断，断面皮部灰褐色，木部黄白色，有细密的放射状纹理，中央髓部灰黄色，或中空。气微，味微苦。

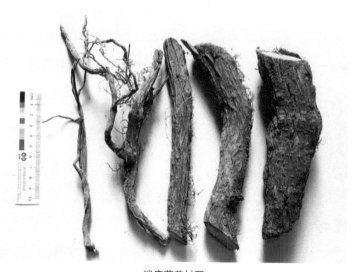

消瘤藤药材图

2. 显微鉴定

（1）组织显微鉴定。茎横切面：木栓层细胞数列。皮层较宽，石细胞群断续成环。韧皮部较窄。木质部发达，导管多单个散在；木射线细胞1～3列，髓部较宽，有的中空。薄壁细胞中常含分泌细胞、草酸钙针晶及棕黄色分泌物。

（2）粉末显微鉴定。粉末棕黄色。纤维单个散在或成束，先端圆钝或折断，直径13～36 μm。石细胞较多，单个散在或多个相聚，直径15～55 μm。草酸钙针晶较多。草酸钙方晶较少，直径8～16 μm。淀粉粒复粒由2～5个单粒组成，单粒直径4～13 μm。导管多为梯纹导管，直径18～31 μm。

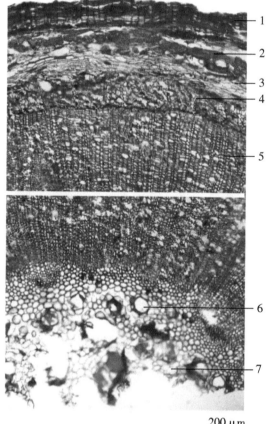

200 μm

1—木栓层；2—石细胞；3—皮层；4—韧皮部；
5—木质部；6—分泌细胞；7—髓部。

消瘤藤茎横切面显微图

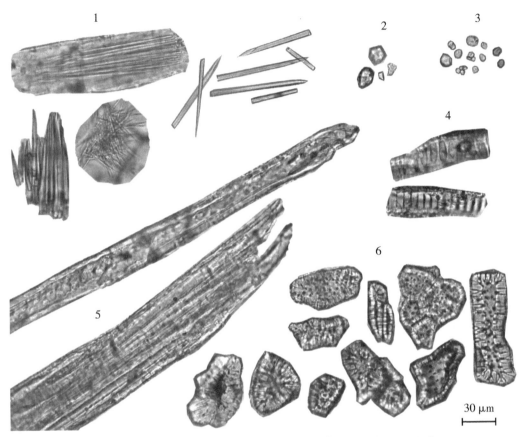

1—草酸钙针晶；2—草酸钙方晶；3—淀粉粒；4—导管；5—纤维；6—石细胞。

消瘤藤粉末显微图

3. 薄层色谱鉴定

取本品粉末2 g，加乙醇50 mL，回流提取1.5 h，滤过，滤液蒸干，残渣加甲醇2 mL使溶解，作为供试品溶液。另取消瘤藤对照药材2 g，同法制成对照药材溶液。再取7-羟基香豆素对照品，加甲醇制成每毫升含1 mg的溶液，作为对照品溶液。照薄层色谱法（《中华人民共和国药典：2020年版　四部》通则0502）试验，先后吸取上述三种溶液各5～10 μL，分别点于同一硅胶G薄层板上，以正己烷-正丙醇（9∶1）为展开剂，取出，晾干，置于紫外光灯（365 nm）下检视。供试品色谱中，在与对照药材色谱和对照品色谱相应的位置上，显相同颜色的荧光斑点。

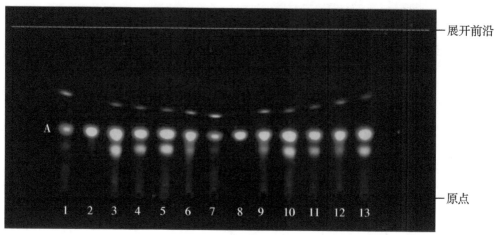

1、7—消瘤藤对照药材；2、8—7-羟基香豆素对照品；3～6、9～13—药材样品。

消瘤藤薄层鉴别色谱图

【性味与功用】

（1）中医。辛、微苦，温。祛风除湿，散瘀止痛，消肿解毒。用于腰腿酸痛，风湿麻木，跌打损伤，骨折，外伤出血，痈肿疮毒。

（2）瑶医。涩，寒。散结，活血，消肿，拮抗肿瘤。用于尼椎改闷（肾虚腰痛），崩闭闷（风湿、类风湿性关节炎），播冲（跌打损伤），碰脑（骨折），冲翠臧（外伤出血），眸名肿毒（无名肿毒、痈疮肿毒），虎累（癌肿）。

【用法与用量】内服：水煎服或浸酒服，15～30 g。外用：鲜品捣敷或干品研末撒，适量。

海金子

Haijinzi

【壮名】棵海桐（Gohaijdoengz）。

【瑶名】上山虎（Faaux gemh ndomh maauh）。

【别名】来了亮、满山香、五月上树风。

【植物来源】为海桐科植物少花海桐（*Pittosporum pauciflorum* Hook. et Arn.）的茎、枝。

【植物形态】灌木。老枝有皮孔。叶散布于嫩枝上，有时呈假轮生状，革质，狭窄矩圆形或狭窄倒披针形，长5～8 cm，宽1.5～2.5 cm，先端急锐尖，基部楔形，上面深绿色，发亮，下面在幼嫩时有微毛，以后变秃净，叶柄初时有微毛，以后变秃净。花3～5朵生于枝顶叶腋内，呈假伞形状；苞片线状披针形；萼片窄披针形，有

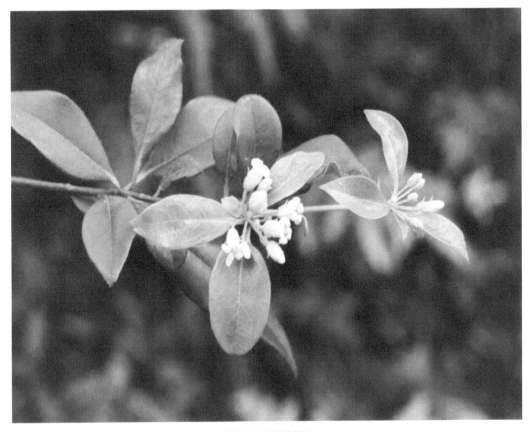

海金子（少花海桐）

微毛，边缘有睫毛；花瓣长8～10 mm；雄蕊长6～7 mm；子房长卵形，被灰绒毛，子房柄短，花柱长2～3 mm。蒴果椭圆形或卵形，被疏毛，3爿裂开，果爿阔椭圆形，木质，胎座位于果爿中部，各有种子5～6粒。种子红色。

【采收加工】全年均可采收，切段，晒干。

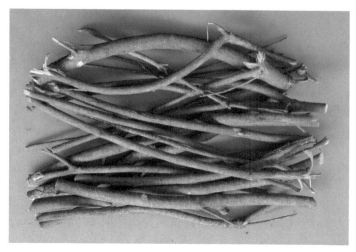

海金子药材图

【药材鉴定】

1. 性状鉴定

本品茎呈圆柱形，表面灰棕色，光滑，直径0.5～1 cm。体轻，不易折断，断面皮部常粘连，纤维性，木部白色，中心髓部小或不明显。气微，味淡。

2. 显微鉴定

（1）组织显微鉴定。茎横切面：表皮细胞1列，类圆形，细胞壁较厚。皮层细胞数列，外侧1列细胞较大，壁厚；有分泌腔散在，大小不一。韧皮部较宽。形成层不明显。木质部发达，导管多单个散在，射线细胞1列。髓部大，细胞类圆形或多角形，髓周细胞的壁较厚。

（2）粉末显微鉴定。粉末灰黄色。纤维较多，单个散在或成束，先端钝尖或平截，细胞壁较平直，直径16～31 μm。导管多为螺纹导管和具缘纹孔导管，直径19～43 μm。草酸钙簇晶多见，直径15～22 μm。草酸钙方晶直径20～28 μm。

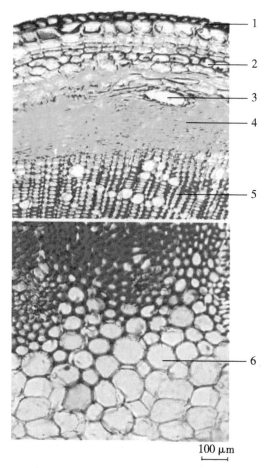

100 μm

1—表皮；2—皮层；3—分泌腔；4—韧皮部；
5—木质部；6—髓部。

海金子茎横切面显微图

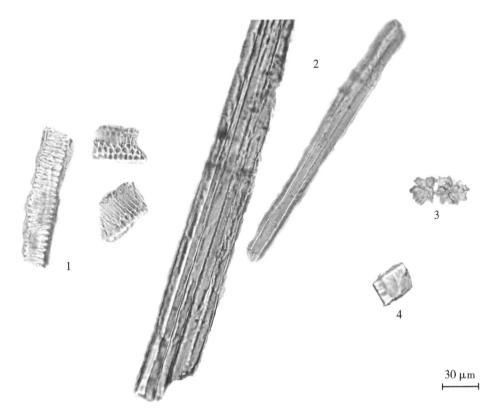

1—导管；2—纤维；3—草酸钙簇晶；4—草酸钙方晶。

海金子粉末显微图

3. 薄层色谱鉴定

取本品粉末1 g，加正己烷20 mL，超声处理30 min，滤过，滤液蒸干，残渣加正己烷1 mL使溶解，作为供试品溶液。另取海金子对照药材1 g，同法制成对照药材溶液。照薄层色谱法（《中华人民共和国药典：2020年版　四部》通则0502）试验，先后吸取上述两种溶液各10 μL，分别点于同一硅胶G薄层板上，以三氯甲烷–甲醇（9.8∶0.2）为展开剂，展开，取出，晾干，喷以磷钼酸试液，热风吹至斑点显色清晰。供试品色谱中，在与对照药材色谱相应的位置上，显相同颜色的斑点。

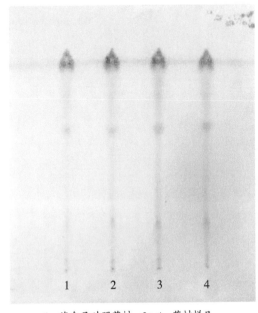

1—海金子对照药材；2~4—药材样品。

海金子薄层鉴别色谱图

【性味与功用】

（1）中医。甘、苦、辛，凉。归肾经。祛风活络，散寒止痛，镇静。用于腰腿疼痛，牙痛，胃痛，神经衰弱，遗精，早泄，毒蛇咬伤。

（2）壮医。甜、辣，凉。祛风毒，散寒毒，调巧坞，止疼痛。用于发旺（痹病），邦印（痛症），胴尹（胃痛），年闹诺（失眠），额哈（毒蛇咬伤）。

（3）瑶医。辛、苦，温；有小毒。属打药。清热解毒，消肿止痛，活血散瘀，杀虫止痒。用于崩闭闷（风湿、类风湿性关节炎），锥碰江闷（坐骨神经痛），卡西闷（胃痛、腹痛），牙闷（牙痛），更喉闷（咽喉肿痛、咽炎），桨蛾（乳蛾、扁桃腺炎），播冲（跌打损伤），囊暗（蛇虫咬伤）。

【用法与用量】

（1）中医。内服：水煎服，10～30 g。

（2）壮医。内服：水煎服，10～30 g。

（3）瑶医。内服：水煎服，6～15 g。外用：水煎洗，适量。

黄杜鹃根

Huangdujuangen

【壮名】三钱三（Samcienzsam）。

【瑶名】毛老虎（Bei ndomh maauh）。

【别名】羊踯躅、黄杜鹃、闹羊花。

【植物来源】为杜鹃花科植物羊踯躅（*Rhododendron molle* G. Don）的根。

【植物形态】落叶灌木。茎有分枝，老枝光滑，棕褐色，嫩枝绿色，被短柔毛，并有刚毛。单叶互生，长椭圆形或长圆状披针形，长6～15 cm，宽3～6 cm，先端钝而具短尖，基部楔形，全缘，边缘有睫毛，嫩时下面密被灰白色短柔毛，叶脉凸起；叶柄短，被毛。花数朵至十数朵组成顶生伞形花序；花萼甚小，5裂，宿存；花金黄色，花冠短漏斗状，先端5裂，裂片椭圆状至卵形，反曲，端钝或微凹，上面一片较大，有绿色斑点；雄蕊5枚，花药顶孔开裂，花丝与花冠等长或稍伸出花冠外；雌蕊1枚，子房上位，外被灰色长毛，花柱长于雄蕊。蒴果长椭圆形，熟时深褐色，具疏硬毛，胞

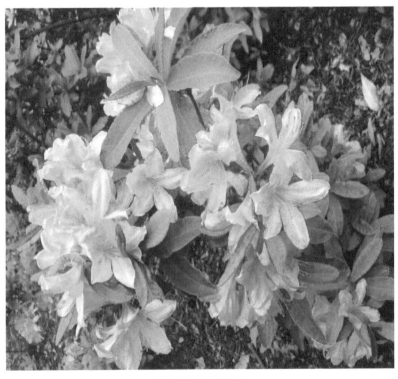

黄杜鹃根（羊踯躅）

间裂开。种子多数，细小。

【采收加工】秋、冬季采挖，洗净，切片，晒干。

【药材鉴定】

1. 性状鉴定

本品为不规则块片，厚5～10 mm，外皮薄，棕褐色，略粗糙，脱落处呈黄棕色，有细密的纵纹。质坚硬，不易折断，断面黄棕色或浅棕色。气微香，味微辛。

2. 显微鉴定

（1）组织显微鉴定。根横切面：木栓层细胞数列，类方形，棕黄色，易脱落。皮层细胞数列，圆形或椭圆形，棕黄色。韧皮部较窄。木质部宽广，导管单个散在或多个相连，呈径向排列，木射线细胞1～3列，有的含棕黄色物质。具明显年轮。

（2）粉末显微鉴定。粉末浅棕色，纤维较多，单个散在或成束，淡黄色，壁厚，边缘凹凸不平，末端钝圆或渐尖，直径15～38 μm。木射线细胞长方形、类方形或不规则形，直径21～36 μm。薄壁细胞类圆形，有的含棕黄色分泌物。导管多为网纹导管，直径8～21 μm。

3. 薄层色谱鉴定

取本品粉末5 g，加水100 mL，加热回流1 h，收集滤液，滤渣加水100 mL使溶解，加热回流1 h，滤过，

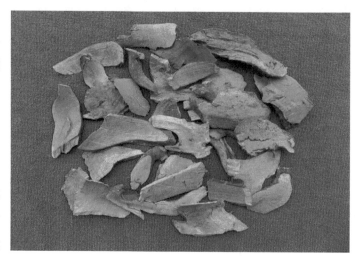

黄杜鹃根药材图

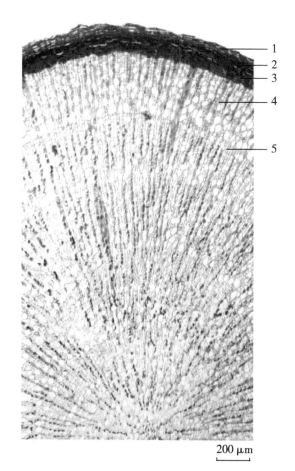

200 μm

1—木栓层；2—皮层；3—韧皮部；
4—木射线；5—木质部。

黄杜鹃根横切面显微图

合并滤液，浓缩至10 mL，用正丁醇振摇提取三次，每次10 mL，合并正丁醇液，蒸干，残渣加甲醇1 mL使溶解，作为供试品溶液。另取黄杜鹃根对照药材5 g，同法制成对照药材溶液。照薄层色谱法（《中华人民共和国药典：2020年版　四部》通则0502）试验，先后吸取上述两种溶液各5 μL，分别点于同一硅胶G薄层板上，以三氯甲烷-丙酮-甲醇（7∶1∶1.5）为展开剂，展开，取出，晾干，喷以10%硫酸乙醇溶液，105 ℃加热至斑点显色清晰。供试品色谱中，在与对照药材色谱相应的位置上，显相同颜色的斑点。

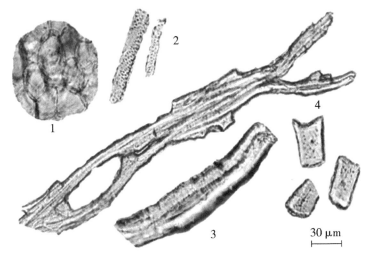

1—薄壁细胞；2—导管；3—纤维；4—木射线细胞。

黄杜鹃根粉末图

【性味与功用】

（1）中医。辛，温；有毒。祛风，除湿，消肿，止痛。用于风寒湿痹，跌打损伤。

（2）壮医。辣，温；有大毒。除湿毒，调火路。用于发旺（痹病），林得叮相（跌打损伤）。

（3）瑶医。辛，温；有大毒。属打药。祛风除湿，消肿止痛。用于崩闭闷（风湿、类风湿性关节炎），碰见康（腰椎增生、腰椎间盘突出），播冲（跌打损伤），补癣（皮肤顽癣）。

【用法与用量】内服：水煎服，1～3 g。外用：浸酒擦，适量。

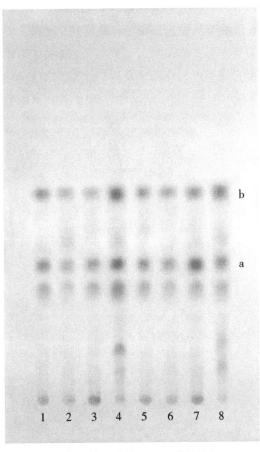

1—黄杜鹃根照药材；2～8—药材样品。

黄杜鹃根薄层鉴别色谱图

黄瑞香

Huangruixiang

【壮名】棵衣巴（Goyihbya）。

【瑶名】保暖风（Buv gorm buerng）。

【别名】梦花、蒙花、一身保暖、蒙雪花皮。

【植物来源】为瑞香科植物结香（*Edgeworthia chrysantha* Lindl.）的花蕾。

【植物形态】灌木。小枝粗壮，褐色，常作三叉分枝，幼枝常被短柔毛，韧皮极坚韧，叶痕大。叶在花前凋落，长圆形、披针形至倒披针形，先端短尖，基部楔形或渐狭，长8～20 cm，宽2.5～5.5 cm，两面均被银灰色绢状毛，下面较多，侧脉纤细，弧形，被柔毛。头状花序具花30～50朵成绒球状，外围约10枚被长毛而早落的总苞；花序梗被灰白色长硬毛；花芳香，无梗，花萼外面密被白色丝状毛，黄色，顶端4裂，裂片卵形；雄蕊8枚，2列，上列4枚与花萼裂片对生，下列4枚与花萼裂片互生，花丝短，花药近卵形；子房卵形，顶端被丝状毛，花柱线形，柱头棒状，具乳突，花盘浅杯状，膜质，边缘不整齐。果椭圆形，绿色，顶端被毛。

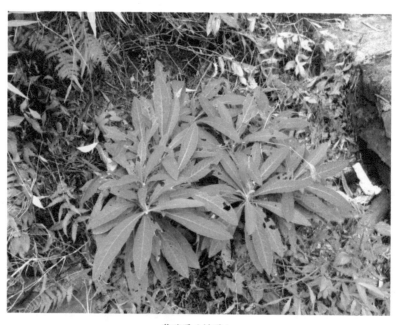

黄瑞香（结香）

【采收加工】冬末或初春花未开时采收花序，干燥。

【药材鉴定】

1. 性状鉴定

本品多为头状花序或单个花蕾。花序半球形，总苞片6～9枚，总花梗钩状，全体被淡黄色绒毛。单个花蕾呈短棒状，长6～8 mm，直径3～5 mm，表面被浅黄色或灰白色有光泽的绢丝状绒毛。气微，味淡。

2. 显微鉴定

粉末显微鉴定。粉末黄白色。非腺毛较多，单细胞，先端渐尖、圆钝或偶有

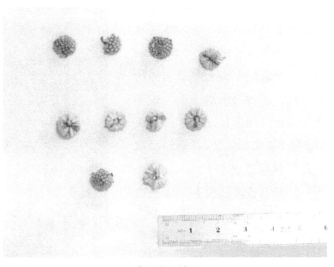

黄瑞香药材图

分叉，胞腔宽窄不一，外壁平滑或有突起，直径15～48 μm。草酸钙簇晶多散在，直径16～33 μm。花粉粒圆形，直径38～55 μm，表面有网状雕纹，具大小不一的散孔。花粉囊内壁细胞类圆形或不规则形，淡黄色。

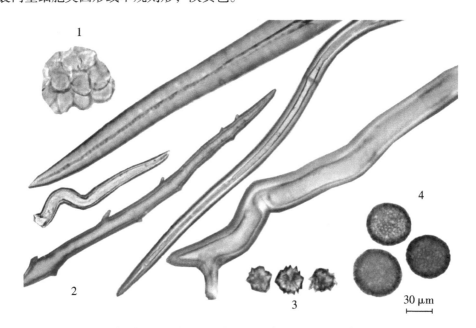

30 μm

1—花粉囊内壁细胞；2—非腺毛；3—草酸钙簇晶；4—花粉粒。

黄瑞香粉末显微图

3. 薄层色谱鉴定

取本品粉末1 g，加甲醇20 mL，超声处理30 min，滤过，滤液蒸干，残渣加甲醇1 mL使溶解，作为供试品溶液。另取黄瑞香对照药材1 g，同法制成对照药材溶液。照薄层色谱法（《中华人民共和国药典：2020年版　四部》通则0502）试验，先后吸取上述两种溶液各3～5 μL分别点于同一硅胶G薄层板上，以三氯甲烷–甲醇（4∶1）为展开剂，展开，取出，晾干，喷以10%硫酸乙醇试液，热风吹至斑点显色清晰，置于紫外光灯（365 nm）下检视。供试品色谱中，在与对照药材色谱相应的位置上，显相同颜色的斑点。

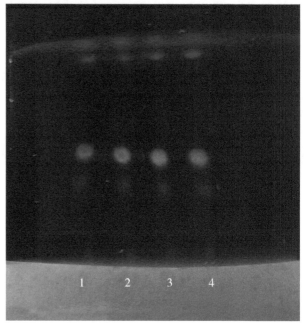

1～3—药材样品；4—黄瑞香对照药材。

黄瑞香薄层鉴别色谱图

【性味与功用】

（1）中医。甘，温。归肾、肝经。舒筋络，益肝肾。用于跌打损伤，风湿痹痛，夜盲症，小儿抽筋。

（2）壮医。甜，温。补肝肾，舒筋络。用于约京乱（月经不调），产后忍勒卟叮（产后恶露不尽），夜盲症，尊寸（脱肛），脱白。

（3）瑶医。甘、辛，温。属风药。舒筋活络，益肝补肾，健脾补血，消肿散寒。用于崩闭闷（风湿、类风湿性关节炎），望胆篮虷（肝炎），娄精（遗精），辣给闷（痛经），藏紧邦（崩漏），辣给昧对（月经不调、闭经），荣古瓦阿惊崩（产后恶露过多），荣古瓦流心黑（产后虚弱），本藏（贫血），醒蕹（水肿），哈鲁（哮喘），谷阿惊崩（小儿惊风），扁免崩（偏瘫），播冲（跌打损伤），碰脑（骨折）。

【用法与用量】内服：水煎服，3～15 g。

常春卫矛

Changchunweimao

【壮名】勾咬（Gaeundaux）。

【别名】爬地卫矛、藤本万年青、长春卫矛、常春卫茅、常绿卫矛。

【植物来源】为卫矛科植物扶芳藤［*Euonymus fortunei*（Turcz.）Hand. -Mazz.］的地上部分。

【植物形态】藤本灌木。小枝常有随生根。叶革质或薄革质，卵形、阔卵形或窄卵形，有时为椭圆形，长2～10 cm，宽2～4.5 cm，先端钝或极短渐尖，基部近圆形或阔楔形，侧脉4～5对，细而明显，小脉通常不显；叶柄多细长，长5～12 mm。聚伞花序通常少花而较短，1～2次分枝，花序梗长1～2 cm，细圆；花4朵，淡白色带绿色，直径8～10 mm；小花梗长约5 mm；苞片及小苞片脱落；花盘近方形，雄蕊着生于花盘边缘，花丝长约2 mm；子房稍扁。蒴果熟时紫红色，圆球状，直径8～10 mm；果序梗细，长1～2 cm；小果梗长达10 mm。种子具红色全包假种皮。

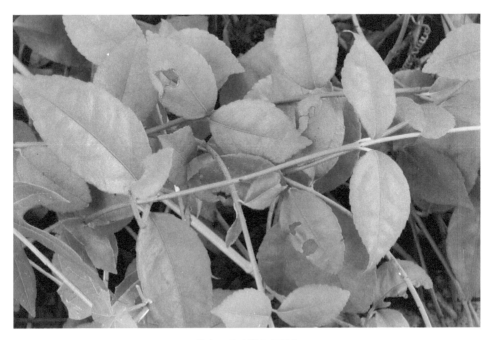

常春卫矛（常春卫矛）

【采收加工】全年均可采收，切段，晒干。

【药材鉴定】

1. 性状鉴定

本品茎枝常有不定根，茎呈圆柱状，具纵皱纹，直径3～10 mm，表面粗糙，棕褐色，有较大且凸起的皮孔；枝灰褐色，有细疣状密集皮孔，质脆，易折断，断面不整齐，呈纤维状，浅黄色。单叶对生，叶柄长5～10 mm；叶片灰绿色或黄绿色，薄革质，完整叶片展开呈长椭圆形或椭圆形，长2～10 cm，宽2～4 cm，先端渐尖，边缘有圆锯齿，基部楔形或近圆形，叶脉两面均隆起。气微，味微苦。

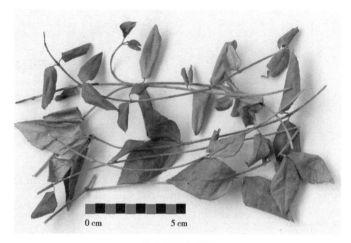

常春卫矛药材图

2. 显微鉴定

（1）组织显微鉴定。茎横切面：表皮细胞1列，表皮下有2～3列厚角组织。皮层薄，由数列椭圆形薄壁细胞组成。韧皮部窄。形成层环明显。木质部较宽，导管多角形，排列不整齐。髓部较宽，薄壁细胞大，类多边形，薄壁细胞可见草酸钙簇晶或棕色体。

（2）粉末显微鉴定。粉末黄绿色。淀粉粒类圆形，脐点点状，直径8～27 μm；复粒由2～8分粒组成。叶表皮细胞为多角形，排列紧密，细胞壁加厚；木栓细胞壁明显加厚。气孔近环式，副卫细胞4个。纤维成束，具缘纹孔明显。导管多为螺纹导管，直径约101 μm。草酸

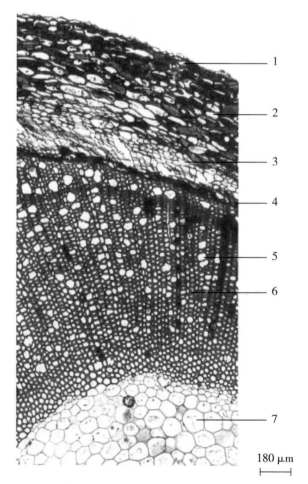

180 μm

1—表皮；2—皮层；3—韧皮部；4—形成层；
5—导管；6—木质部；7—髓部。

常春卫矛茎横切面显微图

钙簇晶多存在于薄壁细胞中，直径35～100 μm。有棕色体散在。

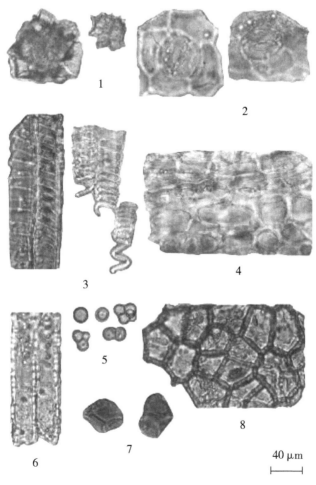

1—草酸钙簇晶；2—气孔；3—导管；4—木栓细胞；5—淀粉粒；6—纤维；7—棕色体；8—表皮细胞。

常春卫矛粉末显微图

3. 薄层色谱鉴定

取本品粉末2 g，加50%甲醇溶液25 mL，超声处理30 min，滤过，滤液蒸干，残渣加50%甲醇溶液4 mL使溶解，作为供试品溶液。另取常春卫矛对照药材2 g，同法制成对照药材溶液。再取卫矛醇对照品，加甲醇制成每毫升含1 mg的溶液，作为对照品溶液。照薄层色谱法（《中华人民共和国药典：2020年版　四部》通则0502）试验，先后吸取上述三种溶液各5 μL，分别点于同一硅胶G薄层板上，以水饱和正丁醇–丙酮–水–冰乙酸（8：10：1.6：0.4）为展开剂，展开，取出，晾干，先喷0.1%高碘酸钠水溶液，晾干后再喷以苯胺试液。供试品色谱中，在与对照药材色谱和对照品色谱相应的位置上，显相同颜色的斑点。

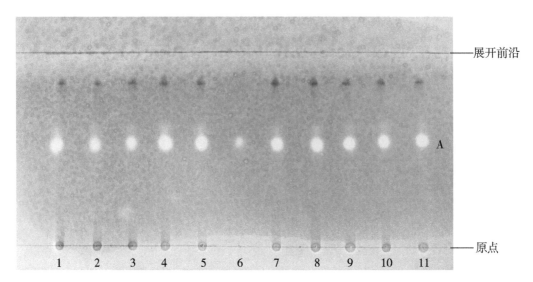

1～5、7～10—药材样品；6—卫矛醇对照品；11—常春卫矛对照药材。

常春卫矛薄层鉴别色谱图

【性味与功用】

（1）中医。苦，平。归肝、脾、肾经。补肝肾，强筋骨，活血调经。用于肾虚腰痛，久泻，风湿痹痛，月经不调，跌打损伤。

（2）壮医。苦，平。补虚，强筋骨，通龙路，调谷道。用于肾虚引起的核尹（腰痛），日久白冻（久泻），发旺（痹病），辣给昧对（月经不调、闭经），林得叮相（跌打损伤）。

【用法与用量】

（1）中医。内服：水煎服或浸酒服，15～30 g。

（2）壮医。内服：水煎服，10～15 g。

野绿麻

Yelüma

【瑶名】刺手风（Baqv buoz buerng）。

【别名】零余子荨麻、铁秤铊、珠芽螫麻、顶花螫麻、华艾麻草。

【植物来源】为荨麻科植物珠芽艾麻 ［*Laportea bulbifera*（Sieb. et Zucc.）Wedd.］的全草。

【植物形态】草本。根纺锤状，红褐色。茎高50～150 cm，在上部常呈"之"字形弯曲，具5条纵棱，有稀疏短柔毛和刺毛，偶见珠芽1～3个，球形，多数植株无珠芽。叶卵形至披针形，长6～16 cm，宽2～8 cm，先端渐尖，基部宽楔形或圆形，边缘自基部以上有牙齿或锯齿，上面生糙伏毛和稀疏的刺毛，下面脉上生短柔毛和稀疏的刺毛，基出脉3条；叶柄毛被同茎上部；托叶长圆状披针形，先端2浅裂。花序雌雄同株，稀异株，圆锥状，轴上生短柔毛和稀疏的刺毛；雄花序的雄花花被片5枚，长圆状卵形，内凹，雄蕊5枚，退化雌蕊倒梨形；小苞片三角状卵形；雌花具梗，花被片4枚，侧生的2枚较大，紧包被着子房，长圆状卵形或狭倒卵形，以后增大，背生的1枚圆卵形，兜状，腹生的1枚最短，三角状卵形。瘦果圆状倒卵形或近半圆形，偏斜，扁平，光滑，有紫褐色细斑点；宿存花被片侧生的2枚伸达瘦果的近中部；花梗在两侧面均扁化成膜质翅，有时果序枝也扁化成翅，匙形，顶端有深的凹缺。

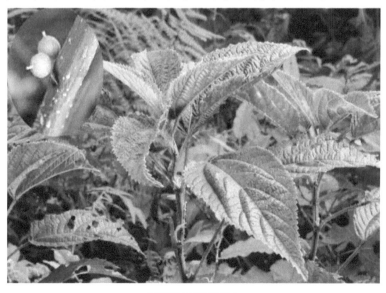

野绿麻（珠芽艾麻）

【采收加工】全年均可采收，晒干。

【药材鉴定】

1. 性状鉴定

本品根茎基部密集成束，大小不等，灰棕色或棕褐色，上面有多数茎的残基和孔洞。根簇生于根茎周围，呈长圆锥形或细长纺锤形，长6～20 cm，直径3～6 mm；表面灰棕色至红棕色，具细纵皱纹，有纤细的须根或须根痕；质坚硬，不易折断，断面纤维性，浅红棕色。茎具5条纵棱，有稀疏短柔毛和刺毛。珠芽1～3个，木质化，易脱落；叶多卷缩，完整叶片展开呈卵形至披针形，先端渐尖，基部宽楔形或圆形，有稀疏的刺毛。有的可见花序，花序轴上生短柔毛和稀疏的刺毛。气微，味微苦、涩。

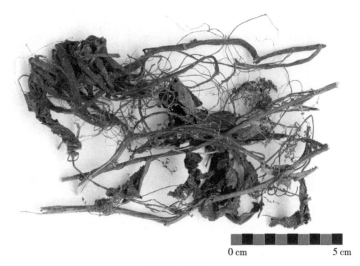

野绿麻药材图

2. 显微鉴定

（1）组织显微鉴定。茎横切面：类圆形，具5纵棱，有刺毛。表皮细胞1列，位于棱角处的细胞壁明显加厚；表皮内侧为数列厚角组织细胞，排列紧密。皮层窄，薄壁细胞数列。韧皮部较窄；维管束大小不一；射线宽，细胞2列至20余列；射线与皮层连接处常有分泌细胞散在。髓部宽广。

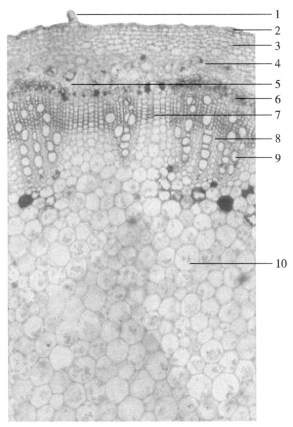

1—刺毛；2—表皮；3—厚角组织；4—皮层；5—分泌细胞；6—韧皮部；7—射线；8—木质部；9—导管；10—髓部。

野绿麻茎横切面显微图

（2）粉末显微鉴定。粉末褐色。淀粉粒多，脐点点状，层纹明显，常聚集或存于薄壁细胞中，直径5～40 μm；可见有半复粒淀粉粒。刺毛单细胞，含黄色物质，具疣状突起，基部膨大，长150～180 μm。纤维成束，胞腔大，纹孔明显；或单个散在，胞腔线形。导管为螺纹导管、具缘纹孔导管和梯纹导管，直径15～100 μm。分泌细胞类圆形，直径110～180 μm。表皮细胞长梭形，镶嵌排列，壁稍加厚。

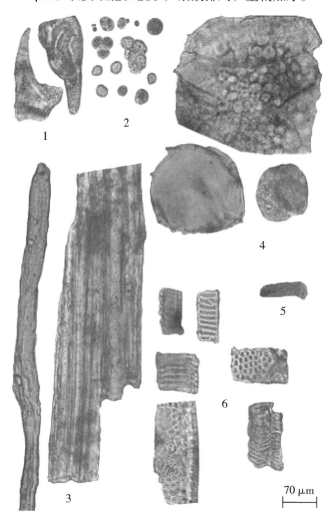

70 μm

1—刺毛；2—淀粉粒；3—纤维；4—分泌细胞；5—棕色体；6—导管。

野绿麻粉末显微图

3. 薄层色谱鉴定

取本品粉末2 g，加乙醇20 mL，加热回流提取1 h，滤过，滤液作为供试品溶液。另取野绿麻对照药材2 g，同法制成对照药材溶液。照薄层色谱法（《中华人民共和国药典：2020年版　四部》通则0502）试验，先后吸取上述两种溶液各10 μL，分别点于同一硅胶G薄层板上，以石油醚（60～90 ℃）–丙酮（2：1）为展开剂，展开，取出，晾干，喷以5%磷钼酸溶液，105 ℃加热至斑点显色清晰。供试品色谱中，在与对照药材色谱相应的位置上，显相同颜色的斑点。

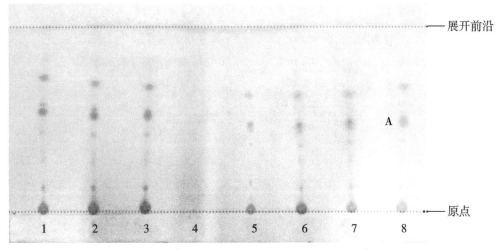

1～3、6～8—药材样品；4—空白溶剂；5—野绿麻对照药材。

野绿麻薄层鉴别色谱图

【性味与功用】

（1）中医。辛，温。归肾、肝、膀胱经。祛风除湿，活血止痛。用于风湿痹痛，肢体麻木，跌打损伤，骨折疼痛，月经不调，劳伤乏力，肾炎水肿。

（2）瑶医。甘、辛，温。属风药。祛风除湿，健胃镇静，活血调经，利水化石。用于卡西闷（胃痛、腹痛），崩闭闷（风湿、类风湿性关节炎），月窖浆辣贝（结石），谷阿强拱（小儿疳积），辣给昧对（月经不调、闭经），身谢（湿疹、皮肤瘙痒）。

【用法与用量】内服：水煎服，9～15 g。

甜叶冷水花

Tianyelengshuihua

【壮名】盟耐忍（Mbawndaijraemx）。

【别名】紫绿麻、紫绿草、水麻叶、扇花冷水花、水甘草、大茴香。

【植物来源】为荨麻科植物粗齿冷水花（*Pilea sinofasciata* C. J. Chen）的地上部分。

【植物形态】草本。茎肉质，有时上部有短柔毛，几不分枝。叶椭圆形、卵形，长2～17 cm，宽1～7 cm，先端常长尾状渐尖，稀锐尖或渐尖，基部楔形或钝圆形，边缘在基部以上有粗齿，两面均疏生短星状毛或螯毛；下部的叶倒卵形或扇形，先端锐尖或近圆形，有数枚粗钝齿，上面沿着中脉常有2条白斑带，疏生透明短毛，钟乳体蠕虫形，基出脉3条，侧脉下部的数对不明显，上部的3～4对明显增粗结成网状；叶柄常有短毛；托叶小，膜质，三角形，宿存。花雌雄异株或同株；花序聚伞圆锥状，具短梗。雄花具短梗，花被片4枚，合生至中下部，椭圆形，内凹，先端钝圆，雄蕊4枚；雌花小，花被片3枚。退化雄蕊长圆形；退化雌蕊小，圆锥状。瘦果圆卵形，顶端歪斜，熟时外面常有细疣点，宿存花被片在下部合生，宽卵形，先端钝圆，边缘膜质。

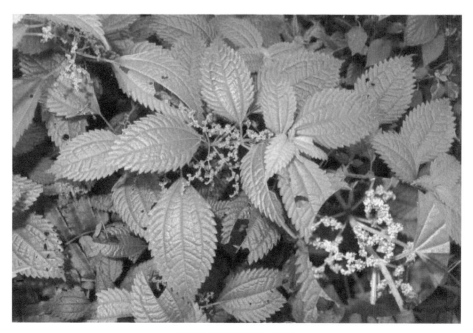

甜叶冷水花（粗齿冷水花）

【采收加工】夏、秋季采收，鲜用或晒干。

【药材鉴定】

1. 性状鉴定

本品茎草质，灰绿色，有纵棱，具少数毛，直径0.2～0.5 cm，体轻，质脆，易折断，断面皮部薄，纤维性，木部黄白色。叶纸质，质脆，多皱缩破损，完整叶片展开呈椭圆形、卵形或长圆状披针形，长2～11 cm，宽1～6 cm，先端常尾状渐尖，基部楔形或钝圆形，边缘在基部以上有粗齿，两面均疏生短星状毛或螫毛；托叶小，膜质，具柄；上面灰绿色，下面黄绿色。气微香，味淡。

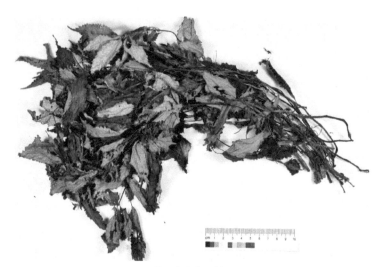

甜叶冷水花药材图

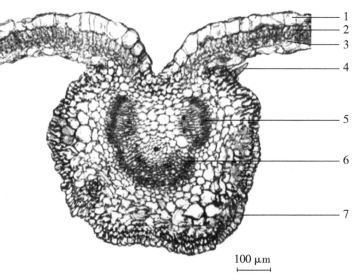

1—上表皮；2—栅栏组织；3—海绵组织；4—非腺毛；
5—木质部；6—韧皮部；7—下表皮。

甜叶冷水花叶横切面显微图

2. 显微鉴定

（1）组织显微鉴定。叶横切面：上、下表皮细胞各1列，类方形，上表皮细胞宽大，非腺毛单细胞。栅栏组织细胞1列，圆柱形。海绵组织细胞不规则形，排列疏松。中脉维管束外韧型。木质部导管径向排列。韧皮部薄。本品薄壁细胞中含草酸钙簇晶。

茎横切面：具明显四棱，表面有波状突起。表皮细胞1列，类方形。皮层窄，细胞类圆形，外侧数列细胞壁较厚，排列紧密；异型维管束16～20个，散在分布。韧皮部较窄。木质部较宽，导管多单个散在。髓部不明显。本品薄壁细胞中含草酸钙簇晶。

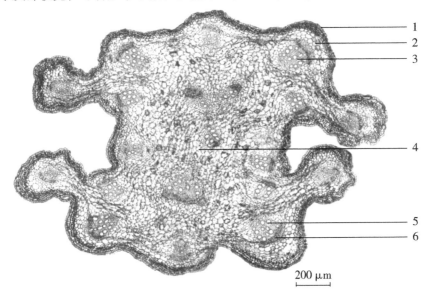

1—表皮；2—皮层；3—维管束；4—髓部；5—木质部；6—韧皮部。

甜叶冷水花茎横切面显微图

（2）粉末显微鉴定。粉末灰绿色。纤维单个散在或成束，纤维壁较薄，平滑，直径15～26 μm。非腺毛为单细胞毛或星状毛，有的碎断；细胞壁较薄，直径15～31 μm。叶表皮细胞垂周壁微波状弯曲，气孔为不定式，直径约25 μm。油滴类圆

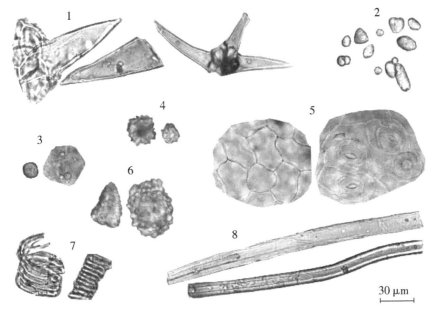

1—非腺毛；2—淀粉粒；3—油滴；4—草酸钙簇晶；5—叶表皮细胞；6—钟乳体；7—导管；8—纤维。

甜叶冷水花粉末显微图

形，直径约3～13 μm。淀粉粒单粒或复粒，圆形或类圆形，直径3～12 μm。导管多为螺纹导管，直径24～55 μm。草酸钙簇晶多见，直径15～28 μm。钟乳体灰白色，表面有小瘤状突起，直径30～51 μm。

3. 薄层色谱鉴定

取本品粉末3 g，加乙醇20 mL，超声处理30 min，滤过，滤液蒸干，残渣加乙醇1 mL作为供试品溶液。另取甜叶冷水花对照药材，同法制成对照药材溶液。照薄层色谱法（《中华人民共和国药典：2020年版 四部》通则0502）试验，先后吸取上述两种溶液各5～10 μL，分别点于同一硅胶GF$_{254}$薄层板上，以石油醚（60～90 ℃）–三氯甲烷–丙酮（10∶1∶1）为展开剂，展开，取出，晾干，置于紫外光灯（254 nm）下检视。供试品色谱中，在与对照药材色谱相应的位置上，显相同颜色的荧光斑点。

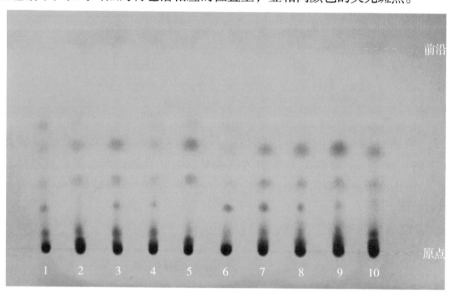

1—甜叶冷水花对照药材；2～10—药材样品。

甜叶冷水花薄层鉴别色谱图

【性味与功用】

（1）中医。淡、微苦，凉。归肝经。清热利湿，退黄，消肿散结，健脾和胃。用于湿热黄疸，赤白带下，淋浊，尿血，小儿发热，疟疾，消化不良，跌打损伤，外伤。

（2）壮医。淡、微苦，凉。清热毒，除湿毒，消肿痛，调谷道。用于能蚌（黄疸），隆白带（带下病），肉扭（淋证），肉裂（尿血），勒也发得（小儿发热），瘴病（疟疾），东郎（食滞），林得叮相（跌打损伤）。

【用法与用量】内服：水煎服或浸酒服，15～30 g。外用：鲜品捣敷，适量。

假鹰爪

Jiayingzhua

【壮名】棵漏挪（Golaeujndo）。

【瑶名】鸡爪风（Jaih ngiuv buerng）。

【别名】假酒饼叶、鸡爪风、酒饼叶、鸡爪香、鸡爪珠、五爪龙。

【植物来源】为番荔枝科植物假鹰爪（*Desmos chinensis* Lour.）的叶。

【植物形态】直立或攀缘灌木。有时上枝蔓延，除花外，全株无毛；枝皮粗糙，有纵条纹及灰白色凸起的皮孔。叶薄纸质或膜质，长圆形或椭圆形，少数为阔卵形，长4～13 cm，宽2～5 cm，顶端钝或急尖，基部圆形或稍偏斜，上面有光泽，下面粉绿色。花黄白色，单朵与叶对生或互生；萼片卵圆形，外面被微柔毛，外轮花瓣比内轮花瓣大，长圆形或长圆状披针形，顶端钝，两面均被微柔毛，内轮花瓣长圆状披针形，两面均被微毛，花托凸起，顶端平坦或略凹陷；雄蕊长圆形，药隔顶端截形；心皮长圆形，被长柔毛，柱头近头状，向外弯，顶端2裂。果有柄，念珠状，长2～5 cm，内有种子1～7粒。种子球状。

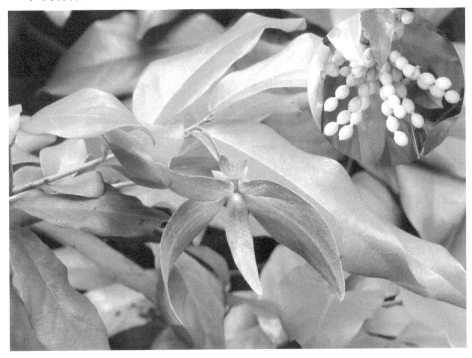

假鹰爪（假鹰爪）

【采收加工】夏、秋季采收，鲜用或晒干。

【药材鉴定】

1. 性状鉴定

本品叶薄纸质，质脆，稍卷曲或破碎，上面灰绿色至灰黄色，下面灰白色。完整叶片展开呈长圆形至椭圆形，长4～13 cm，宽2～5 cm，顶端钝或急尖，基部圆形或稍偏斜，全缘；叶柄长约5 mm。气微，味苦。

2. 显微鉴定

（1）组织显微鉴定。叶横切面：上表皮细胞1列，细胞长方形、类方形或类圆形，间隔有大型细胞，内含草酸钙簇晶或草酸钙方晶。中脉上表皮下方有纤维束散在；下表皮细胞1列，细胞较小，多呈类圆形。栅栏组织1～2列，不通过中脉，上列为长柱状，下列为短柱状；海绵组织常含草酸钙簇晶。分泌细胞常含草酸钙簇晶，分布于主脉薄壁细胞和叶肉组织中。中脉维管束略呈心形，由1～3列纤维包围。

（2）粉末显微鉴定。粉末青绿色。气孔为平轴式。导管为螺纹导管，直径22～80 μm。草酸钙簇晶多见，直径10～56 μm；草酸钙方晶近菱形。棕色体常见。

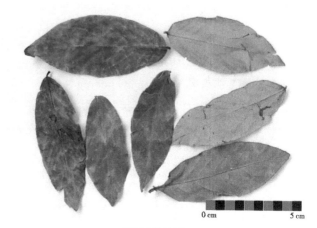

假鹰爪药材图

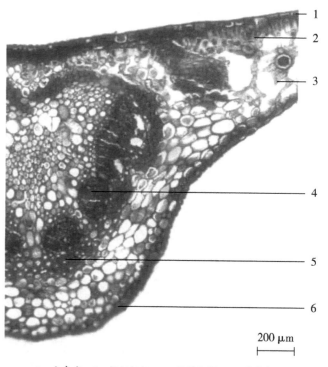

1—上表皮；2—栅栏组织；3—海绵组织；4—维管束；
5—纤维束鞘；6—下表皮。

假鹰爪叶横切面显微图

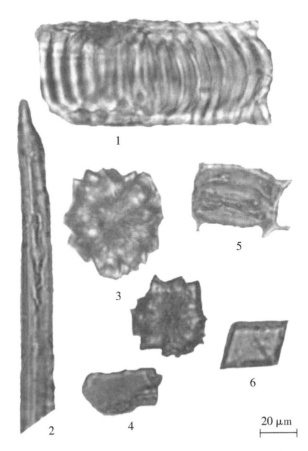

1—导管；2—纤维；3—草酸钙簇晶；4—棕色体；5—气孔；6—草酸钙方晶。

假鹰爪叶粉末显微图

3. 薄层色谱鉴定

取本品粉末1 g，加乙醇10 mL，加热回流提取1 h，滤过，滤液作为供试品溶液。另取假鹰爪对照药材1 g，同法制成对照药材溶液。照薄层色谱法（《中华人民共和国药典：2020年版　四部》通则0502）试验，先后吸取上述两种溶液各2 μL，分别点于同一硅胶GF$_{254}$

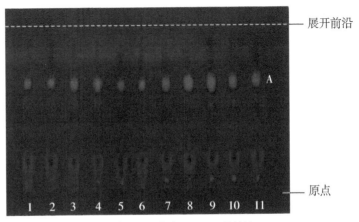

1—假鹰爪对照药材；2～11—药材样品。

假鹰爪薄层鉴别色谱图

薄层板上，以环己烷-三氯甲烷-乙酸乙酯-甲酸（20:5:8:1）为展开剂，展开，取出，晾干，喷以10%硫酸乙醇溶液，置于紫外光灯（254 nm）下检视。在供试品色谱中，在与对照药材色谱相应的位置上，显相同颜色的斑点。

【性味与功用】

（1）中医。辛，温；有小毒。归肝、脾经。祛风利湿，化瘀止痛，健脾和胃，截疟杀虫。用于风湿痹痛，产后瘀滞腹痛，水肿，泄泻，完谷不化，脘腹胀痛，疟疾，风疹，跌打损伤，疥癣，烂脚。

（2）壮医。辣，热；有小毒。祛风毒，除湿毒，消肿痛，杀虫止痒。用于发旺（痹病），笨浮（水肿），产呱腊胴尹（产后腹痛），林得叮相（跌打损伤），麦蛮（风疹），痂（癣）。

（3）瑶医。辛，温。属风打相兼药。行气消滞，祛风止痛，杀虫。用于泵卡西众（消化不良），荣古瓦泵闷（产后腹痛），崩闭闷（风湿、类风湿性关节炎），播冲（跌打损伤），布种（疟疾），醒蕹（水肿），鲍泵梗缸（鱼骨鲠喉），补癣（皮肤顽癣）。

【用法与用量】

（1）中医。内服：水煎服或浸酒服，3～15 g。外用：水煎洗或鲜品捣敷，适量。

（2）壮医。内服：水煎服，鲜品15～50 g。外用：水煎洗或鲜品捣敷，适量。

（3）瑶医。内服：水煎服，15～30 g。

盒果藤

Heguoteng

【壮名】勾门夹（Gaeumaenzgya）。

【别名】松筋藤、红薯藤、软筋藤、假薯藤、水薯藤、紫翅藤。

【植物来源】为旋花科植物盒果藤［*Operculina turpethum*（Linn.）S. Manso］的地上部分。

【植物形态】缠绕草本。茎圆柱状，时而螺旋扭曲，有3～5翅，被短柔毛。叶形不一，心状圆形或卵状披针形，长4～14 cm，宽3.5～14 cm，先端锐尖、渐尖或钝，基部心形、截形或楔形，边缘全缘或浅裂，上面被小刚毛，老叶近无毛，下面被短柔毛，侧脉6对；叶柄有狭翅。聚伞花序生于叶腋，花序通常有2朵花；苞片显著，长圆形或卵状长圆形，两面均被短柔毛；花梗粗壮，与花序梗均密被短柔毛；萼片5枚，宽卵形或卵状圆形，外侧2片革质，外面密被短柔毛，结果时萼片增大；花冠白色或粉红色、紫色，宽漏斗状，外面具黄色小腺点，冠檐5裂，裂片圆；雄蕊内藏，花丝下部被短柔毛，花药纵向扭曲；花柱内藏。蒴果扁球形，直径约1.5 cm。

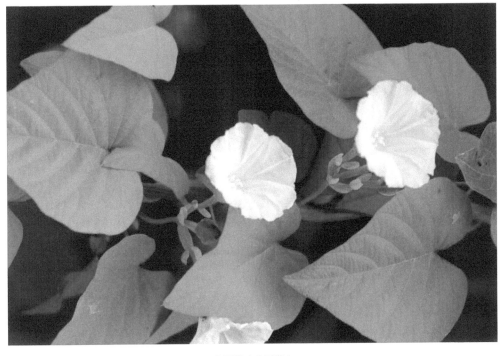

盒果藤（盒果藤）

【采收加工】全年均可或秋季采收，洗净，切片或切段，晒干。

【药材鉴定】

1. 性状鉴定

本品多缠绕成团。茎细长，圆柱形，表面淡紫棕色，具明显的棱角或狭翅。叶枯绿色，互生，多卷缩，完整者展平后呈卵状三角形或卵状披针形，先端渐尖，基部近平截，全缘；具短柄；质脆。有时可见淡黄白色花，宽漏斗状，先端5浅裂。气微香，味淡。

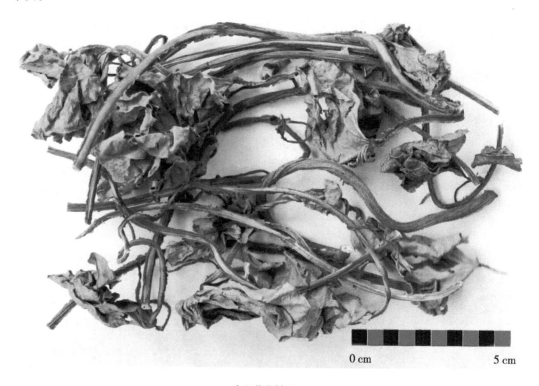

0 cm   5 cm

盒果藤药材图

2. 显微鉴定

（1）组织显微鉴定。茎横切面：类圆形，具有3～5翅。表皮细胞1列，细胞类圆形或方形，排列紧密。皮层宽，散在有多数乳汁管。中柱宽广，占横切面的大部分；维管束鞘由1～3列纤维束形成不连续的环状结构。韧皮部极窄，仅数列细胞。形成层明显。木质部窄，导管常伸入髓部。中央为宽广的髓部，薄壁细胞较大，可见有乳汁管散在。

（2）粉末显微鉴定。粉末黄绿色。淀粉粒类圆形或类多边形，单粒直径8～25 μm；复粒由2～4个单粒组成。非腺毛单细胞，常见，长150～650 μm，或更长。草酸钙簇晶多见，直径18～85 μm。导管多为螺纹导管，直径10～65 μm。纤维成束或单个散在，胞腔线形，纹孔明显。气孔为平轴式。表皮细胞表面可见有细密微波状纹理。分泌物常见，类圆形。

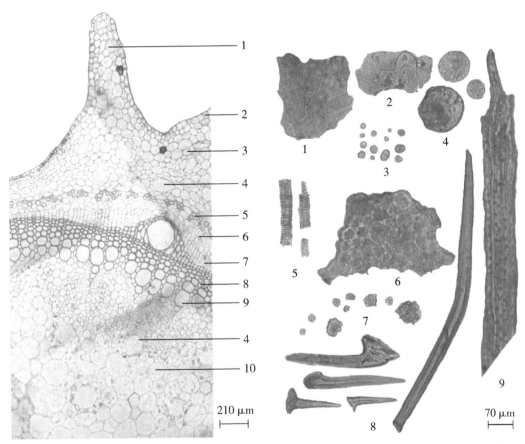

1—翅；2—表皮；3—皮层；4—乳汁管；
5—维管束鞘；6—韧皮部；7—形成层；
8—木质部；9—导管；10—髓部。

盒果藤茎横切面显微图

1—表皮细胞；2—气孔；3—淀粉粒；4—分泌物；
5—导管；6—厚角组织；7—草酸钙簇晶；
8—非腺毛；9—纤维。

盒果藤粉末显微图

3. 薄层色谱鉴定

取本品粉末3 g，加乙醇60 mL，超声提取40 min，滤过，滤液作为供试品溶液。另取盒果藤对照药材3 g，同法制成对照药材溶液。照薄层色谱法（《中华人民共和国药典：2020年版 四部》通则0502）试验，先后吸取上述两种溶液各10 μL，分别点于同一硅胶G薄层板上，以三氯甲烷-乙酸乙酯-正丁醇（4∶2∶1）为展开剂，展开，取出，晾干，置于紫外光灯（365 nm）下检视。供试品色谱中，在与对照药材色谱相应的位置上，显相同颜色的斑点。

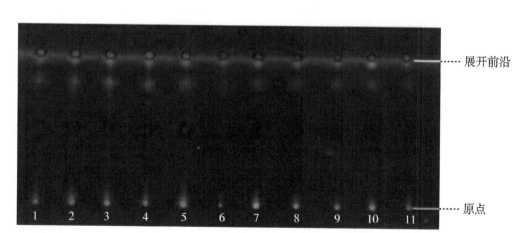

展开前沿

原点

1～4、6～11—药材样品；5—盒果藤对照药材。

盒果藤薄层鉴别色谱图

【性味与功用】

（1）中医。辛、淡，平。利水消肿，舒筋活络，泻下导滞。用于水肿，小便不利，筋骨屈伸不利，手足拘挛，便秘。

（2）壮医。微辣，平。通水道，调谷道，通火路。用于笨浮（水肿），阿意囊（便秘），夺扼（骨折），筋骨挛缩，发旺（痹病）。

【用法与用量】

（1）中医。内服：水煎服，6～10 g。外用：水煎洗，适量。

（2）壮医。内服：水煎服，10～20 g。外用：水煎洗，适量。

猫 豆

Maodou

【壮名】督秒（Duhmeuz）。

【瑶名】猫突（Maauh duc）。

【别名】狗踭豆、白黎豆、猫爪豆、狗爪豆。

【植物来源】为豆科植物黧豆〔*Mucuna pruriens* var. *utilis*（Wall. ex Wight）Baker ex Burck〕的种子。

【植物形态】缠绕藤本。枝略被开展的疏柔毛。羽状复叶具3枚小叶；小叶长6～15 cm或更长，宽4.5～10 cm，卵圆形或长椭圆状卵形，基部菱形，先端具细尖头，侧生小叶极偏斜，斜卵形至卵状披针形，先端具细尖头，基部浅心形或近截形，两面均薄被白色疏毛；侧脉通常每边5条，近对生，凸起；小托叶线状；小叶柄密被长硬毛。总状花序下垂；苞片小，线状披针形；花萼阔钟状，密被灰白色小柔毛和疏刺毛，上部裂片极阔，下部中间1枚裂片线状披针形；花冠深紫色或带白色，常较短，旗瓣长1.6～1.8 cm，翼瓣长2～3.5 cm，龙骨瓣长2.8～4 cm。荚果长8～12 cm，宽18～20 mm，嫩果膨胀，绿色，密被灰色或浅褐色短毛，成熟时稍扁，黑色，有隆起纵棱1～2条。种子长圆状，灰白色、淡黄褐色、浅橙色或黑色，有时带条纹或斑点。

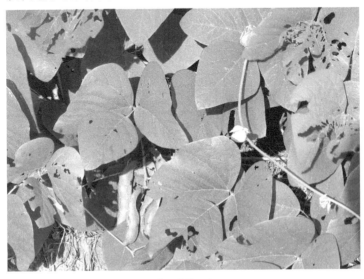

猫豆（黧豆）

【采收加工】秋季果实成熟时采收，打下种子，晒干。

【药材鉴定】

1. 性状鉴定

本品扁椭圆形或肾形，长约1.4 cm，宽约1 cm，厚约6 mm。表面灰白色，微皱缩，略具光泽，边缘有白色种脐，长约6 mm，宽约1.5 mm，种脐上有类白色膜片状种阜残留。质坚硬。种皮薄而脆。气微，味淡，嚼之有豆腥气。

2. 显微鉴定

粉末显微鉴定。粉末白色。淀粉粒大量存在，多为单粒，直径28～134 μm，贝壳形或椭圆形，脐点点状或裂缝状，层纹明显。表皮细胞栅栏状，排列紧密，长110～285 μm，直径15～35 μm；顶面观呈蜂窝状，细胞为5～7边形，壁极厚。支持细胞哑铃形或骨状，常形成缢缩，长60～235 μm，直径25～80 μm；顶面观呈类圆形或不规则状，壁厚，胞腔明显。子叶细胞多见，细胞多边形。常可见散在的糊粉粒与油滴。

3. 薄层色谱鉴定

取本品粉末2 g，加0.1 mol/L盐酸溶液30 mL，冷浸12 h，时时振摇，滤过，取续滤液作为供试品溶液。另取猫豆对照药材2 g，同法制成对照药材溶液。再取左旋多巴对照品，加0.1 mol/L盐酸溶液制成每毫升含0.6 mg的溶液，作为对照品溶液。照薄层色谱法（《中华人民共和国药典：2020年版　四部》通则0502）试验，先后吸取上述三种溶液各2 μL，分别点于同一硅胶G薄层板上，以正丁醇–冰乙酸–水（2：1：1）为展开剂，展

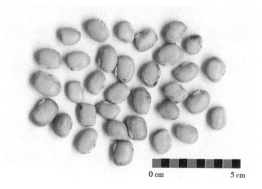

猫豆药材图

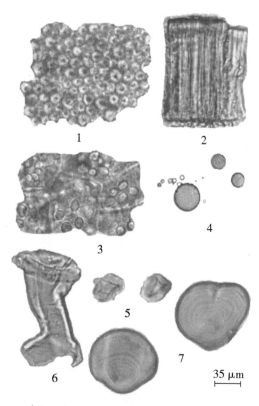

1—表皮细胞顶面观；2—栅栏状细胞；3—子叶细胞；
4—油滴、糊粉粒；5—支持细胞顶面观；6—支持细胞；
7—淀粉粒。

猫豆粉末显微图

开，取出，晾干，喷以0.5%茚三酮乙醇溶液，105 ℃加热至斑点显色清晰。供试品色谱中，在与对照药材色谱和对照品色谱相应的位置上，显相同颜色的斑点。

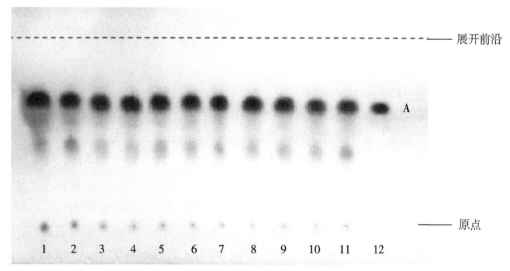

1～10—药材样品；11—猫豆对照药材；12—左旋多巴对照品。

猫豆薄层鉴别色谱图

【性味与功用】

（1）中医。甘、微苦，温；有毒。归肾经。温肾益气。用于腰膝酸痛，肢体震颤。

（2）壮医。甜、微苦，热；有毒。通龙路、火路。用于核尹（腰痛），麻抹（肢体麻木、感觉异常）。

（3）瑶医。甘、微苦，温；有毒。温中益气。用于碰辘（骨质增生症），肢体震颤。

【用法与用量】内服：水煎服或煮食，6～9 g。

麻风树

Mafengshu

【壮名】棵汤登（Godanghwngh）。

【别名】臭梧桐、假花生、假桐子、亮桐、木花生、树花生、小桐子。

【植物来源】为大戟科植物麻风树（*Jatropha curcas* L.）的树皮。

【植物形态】灌木或小乔木。具乳白色汁液。树皮平滑；枝条苍灰色，无毛，疏生凸起皮孔。叶纸质，近圆形至卵圆形，长7～18 cm，宽6～16 cm，顶端短尖，基部心形，全缘或3～5浅裂，上面亮绿色，无毛，下面灰绿色，初沿脉被微柔毛，后变无毛；掌状脉5～7；叶柄长6～18 cm；托叶小。花序腋生，长6～10 cm，苞片披针形，长4～8 mm。雄花萼片5枚，长约4 mm，基部合生；花瓣长圆形，黄绿色，长约6 mm，合生至中部，内面被毛；腺体5枚，近圆柱状；雄蕊10枚，外轮5枚离生，内轮花丝下部合生。雌花花梗花后伸长；萼片离生，长约6 mm；花瓣和腺体与雄花同。蒴果椭圆形或球形，长2.5～3 cm，黄色。

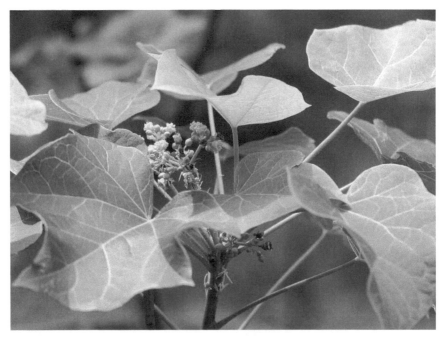

麻风树（麻风树）

【采收加工】全年均可采收，切段，鲜用或晒干。

【药材鉴定】

1. 性状鉴定

本品长条片状，稍弯曲，长短不一，厚1～2 mm，边缘内卷，表面黄褐色，具圆形白色皮孔及半圆形叶痕，并有横向细皱纹，木栓外层菲薄，局部脱落；内面淡黄白色，质韧，不易折断。气微，味淡。

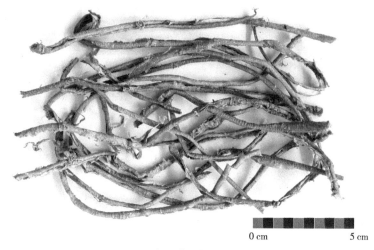

麻风树药材图

2. 显微鉴定

（1）组织显微鉴定。树皮横切面：木栓层厚，由10余列木栓细胞组成，细胞长方形，排列紧密，易形成脱落层；栓内层明显，由数列细胞组成。皮层宽广，占横切面的绝大部分；乳汁管大量散在；纤维多数，成束或单个散在。韧皮部狭窄。有的薄壁细胞中含草酸钙簇晶。

（2）粉末显微鉴定。粉末褐色。淀粉粒少见，类圆形，脐点点状，直径14～34 μm。草酸钙簇晶极多，棱角尖锐，直径12～82 μm。破碎组织中可见乳汁管，含有黄棕色分泌物。导管多为螺纹导管，直径20～185 μm。纤维多成束或单个散在，壁厚，胞腔线形。气孔平轴式。

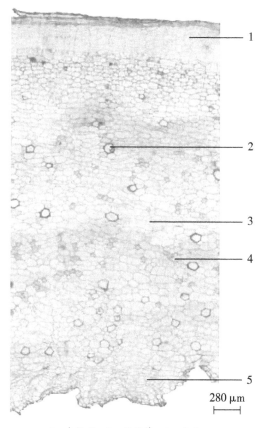

280 μm

1—木栓层；2—乳汁管；3—皮层；
4—纤维；5—韧皮部。

麻风树树皮横切面显微图

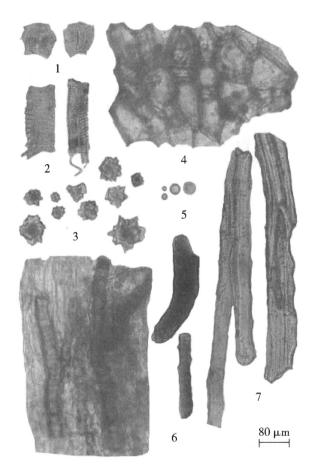

1—气孔；2—导管；3—草酸钙簇晶；4—木栓细胞；5—淀粉粒；6—乳汁管与分泌物；7—纤维。

麻风树粉末显微图

3. 薄层色谱鉴定

取本品粉末0.3 g，加70%乙醇溶液25 mL，超声处理30 min，滤过，滤液浓缩至干，残渣加水10 mL使溶解，用乙酸乙酯萃取两次，每次10 mL，合并乙酸乙酯层，浓缩至干，残渣加甲醇4 mL使溶解，作为供试品溶液。另取麻风树对照药材0.3 g，同法制成对照药材溶液。照薄层色谱法（《中华人民共和国药典：2020年版 四部》通则0502）试验，先后吸取上述两种溶液各5 μL，分别点于同一硅胶G薄层板上，以乙酸乙酯-甲醇-水（20∶3.4∶2.6）为展开剂，展开，取出，晾干，喷以0.1%三氯化铝乙醇溶液，晾干，置于紫外光灯（365 nm）下检视。供试品色谱中，在与对照药材色谱相应的位置上，显相同颜色的斑点。

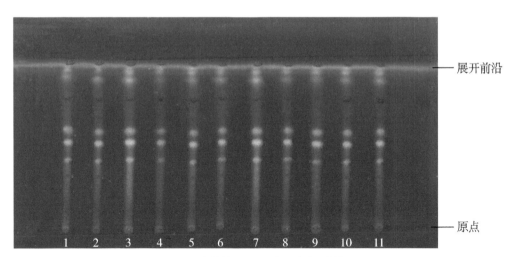

1～10—药材样品；11—麻风树对照药材。

麻风树薄层鉴别色谱图

【性味与功用】

（1）中医。苦、涩，凉；有毒。散瘀消肿，止血止痒。用于跌打肿痛，创伤出血，皮肤瘙痒，麻风，癞痢头，慢性溃疡，关节挫伤，阴道滴虫，湿疹，脚癣。

（2）壮医。苦，寒；有毒。清热毒，祛风毒，止吐，止血，排脓。用于白冻（泄泻），麦蛮（皮肤瘙痒），叮相噢嘞（创伤出血），麻风，阴道滴虫，能啥能累（湿疹），脚痂（脚癣）。

【用法与用量】

（1）中医。内服：水煎服，3～9 g。外用：鲜品捣敷，适量。

（2）壮医。内服：水煎服，9～15 g。外用：鲜品捣敷，适量。

清香藤

Qingxiangteng

【壮名】勾随华（Gaeuseiqva）。

【瑶名】破骨风（Paaix mbungv buerng）。

【别名】散骨藤、光清香藤、北清香藤。

【植物来源】为木樨科植物清香藤（*Jasminum lanceolaria* Roxb.）的全株。

【植物形态】攀缘灌木，长达5 m。全株常无毛；小枝圆柱形，光滑无毛或被短柔毛；叶对生或近对生，小叶3枚且近等大，革质或近革质，卵形、椭圆形至披针形，长5～12.5 cm，宽2～8.3 cm，先端尾状渐尖，基部圆形或楔形，全缘，中脉下陷，下面常有褐色小斑点。花白色，芳香，常排列呈圆锥形顶生稀兼腋生聚伞花序；花梗短或无；花萼筒状，光滑或被短柔毛，果时增大，萼齿三角形，不明显，或几近截形；花冠管纤细，长约2 cm，裂片4～5枚，长圆形或卵状长圆形，长约10 mm，宽约4 mm。果球形或椭圆形，长0.6～1.7 cm，径0.6～1.4 cm。

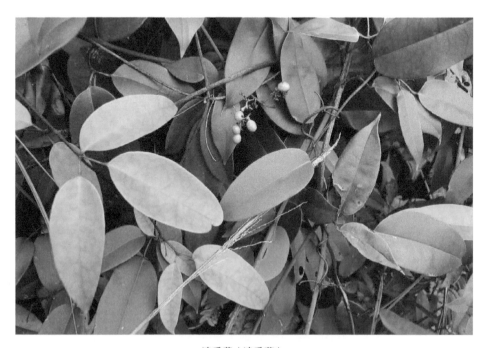

清香藤（清香藤）

【采收加工】全年均可采收，除去杂质，鲜用或晒干。

【药材鉴定】

1. 性状鉴定

本品根呈圆柱形，稍弯曲，有的有分枝，长6～30 cm，直径0.3～2 cm或更粗，表面灰黄色至棕黄色，体轻，质硬，易折断，断面纤维性，呈灰白色，外皮灰黄色至棕黄色，易与木质部分离。切段长1～2 cm。茎圆形或类方形，表面灰绿色，断面纤维性，灰白色，有的中空，粗茎为斜方形，有的对边内凹。叶革质，有的破损，完整叶片展开呈卵状长圆形，长6～13 cm，宽3～6 cm，先端尾状渐尖，基部心形或圆形，全缘，上面黄褐色，下面棕黄色，质脆。气微，味苦、涩。

2. 显微鉴定

（1）组织显微鉴定。茎横切面：木栓层细胞3～5列，细胞扁方形或类方形。皮层细胞数列，椭圆形或类圆形，排列较紧密，有皮层纤维散在分布，分泌细胞内含棕黄色物质。韧皮部薄，韧皮部细胞类圆形或不规则形，韧皮纤维单个或数个一群断续分布，纤维壁较厚。木质部约占茎的1/3，导管多单个散在分布，木射线细胞1～3列。髓部细胞类圆形或多角形，约占茎的1/2，细胞内有的含草酸钙方晶，有单个石细胞散在，有环纹。

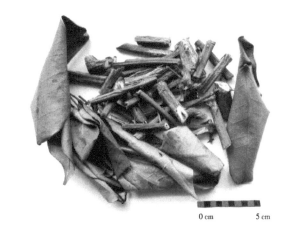

清香藤药材图

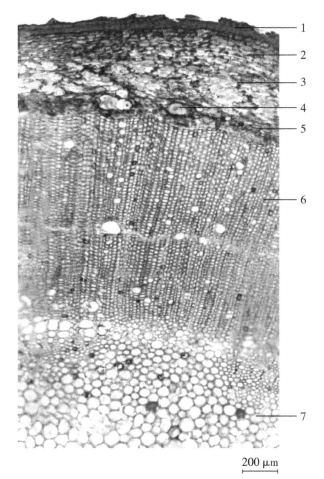

1—木栓细胞；2—皮层；3—韧皮部；4—纤维；
5—形成层；6—木质部；7—髓部。

清香藤茎横切面显微图

（2）粉末显微鉴定。粉末灰棕色。纤维较多，成束或分离，先端平截或圆钝，木纤维微木化，有圆形或"一"字形纹孔；韧皮纤维壁厚，木化，直径18～29 μm。石细胞长方形或类圆形，孔沟明显，直径18～58 μm。草酸钙方晶少见，直径6～25 μm。叶下表皮细胞壁波状弯曲，气孔平轴式或不定式，有腺鳞；叶上表皮细胞垂周壁微弯曲。导管多为具缘纹孔导管或螺纹导管，直径16～68 μm。淀粉粒复粒或单粒，直径2～12 μm。

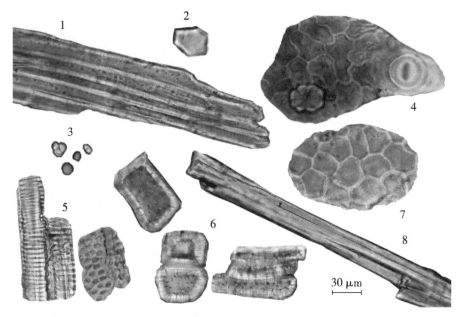

1—木纤维；2—草酸钙方晶；3—淀粉粒；4—下表皮细胞；5—导管；6—石细胞；7—上表皮细胞；8—韧皮纤维。

清香藤粉末显微图

3. 薄层色谱鉴定

取本品粉末1 g，加甲醇10 mL，超声提取30 min，滤过，滤液蒸干，残渣加甲醇1 mL使溶解，作为供试品溶液。另取清香藤对照药材1 g，同法制成对照药材溶液。照薄层色谱法（《中华人民共和国药典：2020年版　四部》通则0502）试验，吸取上述两种溶液各5～10 μL，分别点于同一硅胶G薄层板上，以三氯甲烷-乙酸乙酯-甲酸（10：1：0.05）为展开剂，展开，取出，晾干，喷以10%硫酸乙醇溶液，105 ℃加热至斑点显色清晰。供试品色谱中，在与对照药材色谱相应的位置上，显相同颜色的斑点。

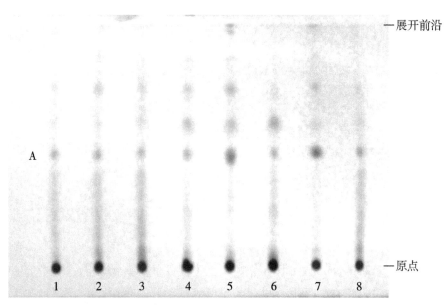

1—清香藤对照药材；2~8—药材样品。

清香藤薄层鉴别色谱图

【性味与功用】

（1）中医。苦、辛，平。归心、肝经。活血破瘀，理气止痛。用于风湿痹痛，跌打骨折，外伤出血。

（2）壮医。苦、辣，平。祛风毒，除湿毒，消肿痛。用于发旺（痹病），火眼（急性结膜炎），核尜尹（腰腿骨节疼痛），林得叮相（跌打损伤），呗脓（痈疮），额哈（毒蛇咬伤）。

（3）瑶医。涩、微苦，平。属打药。祛风除湿，活血散瘀，消肿止痛。用于崩闭闷（风湿、类风湿性关节炎），改布闷（腰腿痛），播冲（跌打损伤），眸名肿毒（无名肿毒、痈疮肿毒），布锥累（痈疮）。

【用法与用量】内服：水煎服或浸酒服，15~20 g。外用：水煎洗或鲜品捣敷，适量。

棒柄花叶

Bangbinghuaye

【壮名】盟茶落（Mbawcazloek）。

【别名】大树三台、三台树、三台花、胃痛木。

【植物来源】为大戟科植物棒柄花（*Cleidion brevipetiolatum* Pax et Hoffm.）的叶。

【植物形态】小乔木。高2～5 m。叶薄革质，互生或近对生；常有3～5枚密生于小枝顶部，倒卵形、倒卵状披针形或披针形，长7～21 cm，宽3.5～7.0 cm，顶端短渐尖，向基部渐狭，基部钝，具斑状腺体数个，下面的侧脉脉腋具毛，上半部边缘具疏锯齿；侧脉3～5对；托叶披针形，早落。雌雄同株，雄花序腋生，花序轴被微柔毛，雄花3～7朵，簇生于苞腋，稀疏排列于花序轴上，苞片阔三角形，小苞片三角形；雌花单朵腋生，基部具苞片2～3枚，三角形；果梗棒状。雄花萼片3枚，椭圆形，基部具疏柔毛；雄蕊40～65枚；花梗具关节，被微柔毛。雌花萼片5枚，不等大，其中3枚披针状，2枚三角形，花后增大，其中3枚或4枚长圆形；子房球形，密生黄色毛。蒴果扁球形，果皮具疏毛。种子近球形，具褐色斑纹。

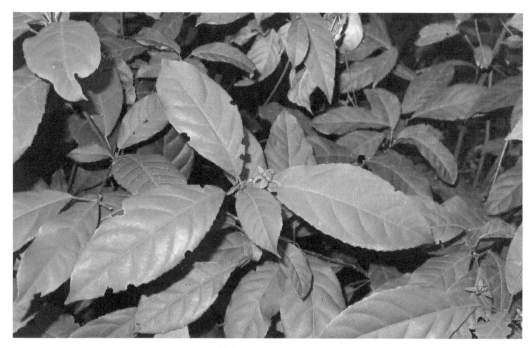

棒柄花叶（棒柄花）

【采收加工】夏、秋季采收，洗净，鲜用或晒干。

【药材鉴定】

1. 性状鉴定

本品黄绿色，薄革质，易碎裂，稍皱缩，完整叶片展平呈倒卵状长圆形至倒卵状披针形，长6～21 cm，宽3.5～7 cm，顶端渐尖，基部钝或楔形，边缘具疏锯齿，下面侧脉脉腋有的具非腺毛，叶脉在下面明显凸起；叶柄长0.6～7 cm。气微，味淡、微苦、微涩。

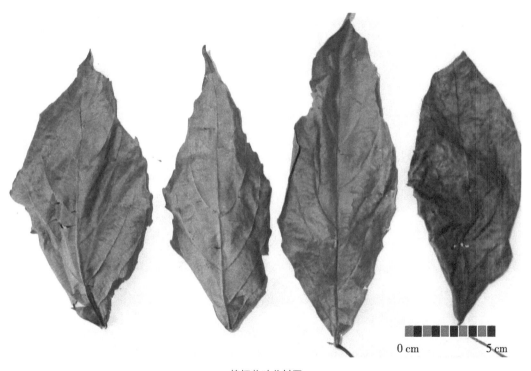

0 cm　　　　　5 cm

棒柄花叶药材图

2. 显微鉴定

（1）组织显微鉴定。叶横切面：上、下中脉均明显凸出，上表皮细胞1列，维管束周围有封闭式中柱鞘纤维环。中脉下方有发达的厚角组织。叶肉组织两面型，栅栏组织细胞1列，海绵组织较宽。

（2）粉末显微鉴定。粉末棕绿色。草酸钙簇晶众多，直径5～18 μm；草酸钙方晶较多，直径22～32 μm。叶表皮细胞垂周壁稍波状弯曲，气孔平轴式，直径约28 μm。导管少见，主要为螺纹导管，直径8～25 μm。纤维少数，成束或分离，黄棕色，表面有不规则凸起。非腺毛多断裂，直径约18 μm，长可达396 μm。

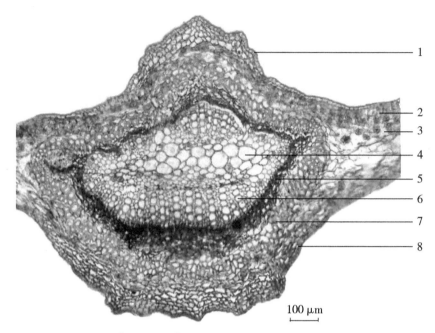

1—上表皮；2—栅栏组织；3—海绵组织；4—薄壁细胞；5—韧皮部；6—木质部；7—中柱鞘纤维；8—下表皮。

棒柄花叶横切面显微图

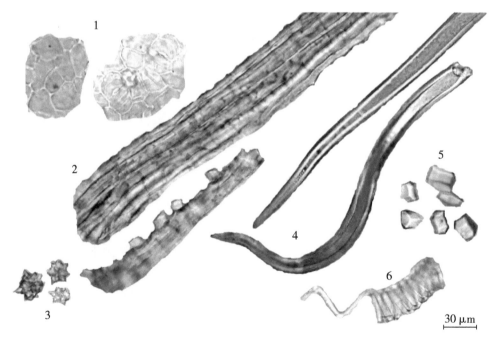

1—叶表皮细胞；2—纤维；3—草酸钙簇晶；4—非腺毛；5—草酸钙方晶；6—导管。

棒柄花叶粉末显微图

3. 薄层色谱鉴定

取本品粉末1 g，加甲醇20 mL，超声处理
30 min，滤过，滤液蒸干，残渣加甲醇1 mL使
溶解，作为供试品溶液。另取棒柄花叶对照药
材1 g，同法制成对照药材溶液。照薄层色谱法
（《中华人民共和国药典：2020年版　四部》通则
0502）试验，先后吸取上述两种溶液各1～2 μL，
分别点于同一硅胶GF_{254}薄层板上，以三氯甲烷–甲
醇（8∶2）为展开剂，展开，取出，晾干，置于紫
外光灯（254 nm）下检视。供试品色谱中，在与
对照药材色谱相应的位置上，显相同颜色的斑点。

【性味与功用】

（1）中医。苦，寒。归肝、胆、肺经。清热
解毒，利湿退黄。用于黄疸，胁痛，咽喉肿痛，疮
疖肿痛，急、慢性肝炎，疟疾，热淋。

（2）壮医。苦，寒。清热毒，除湿毒，利水
道。用于能蚌（黄疸），胁痛，阿意咪（痢疾），
肉扭（淋证）。

【用法与用量】内服：水煎服，9～30 g。外
用：鲜品捣敷，适量。

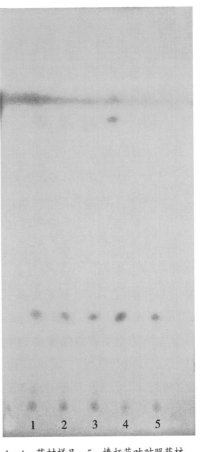

1～4—药材样品；5—棒柄花叶对照药材。

棒柄花叶薄层鉴别色谱图

酢浆草

Cujiangcao

【壮名】棵送梅（Gosoemjmeiq）。

【瑶名】同性咪（Dungh nzingh miev）。

【别名】酸酸草、斑鸠酸、三叶酸、酸咪咪、钩钩草。

【植物来源】为酢浆草科植物酢浆草（*Oxalis corniculata* Linn.）的全草。

【植物形态】草本。全株被柔毛。根茎稍肥厚。茎细弱，多分枝，直立或匍匐，匍匐茎节上生根。叶基生或茎上互生；托叶小，长圆形或卵形，边缘被密长柔毛，基部与叶柄合生；叶柄基部具关节；小叶3枚，无柄，倒心形，长4～16 mm，宽4～22 mm，先端凹入，基部宽楔形，两面均被柔毛或表面无毛，沿脉被毛较密，边缘具贴伏缘毛。花单生或数朵聚集为伞形花序状；小苞片2枚，披针形，膜质；萼片5枚，披针形或长圆状披针形，背面和边缘被柔毛，宿存；花瓣5枚，黄色，长圆状倒卵形；雄蕊10枚，花丝白色半透明，基部合生，长、短互间，长者花药较大且早熟；子房长圆形，5室，被短伏毛，花柱5枚，柱头头状。蒴果长圆柱形，5棱。

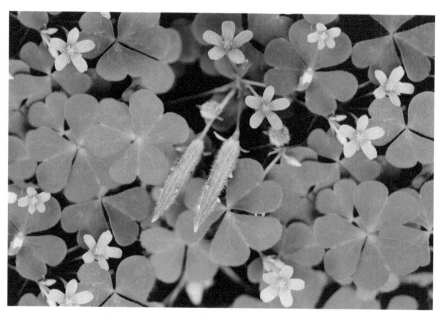

酢浆草（酢浆草）

【采收加工】全年均可采收，洗净，鲜用或晒干。

【药材鉴定】

1. 性状鉴定

本品茎细长，黄绿色，被疏毛，长10～35 cm，直径2～5 mm。质脆，易断。叶柄长1～15 cm，叶皱缩或破碎，展开完整叶具小叶3枚，无柄，倒心形，长4～16 mm，宽4～22 mm，先端凹入，基部宽楔形，棕绿色，被毛。具酸气，味咸且酸涩。

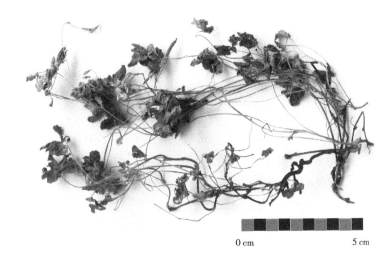

0 cm　　　　　5 cm

酢浆草药材图

2. 显微鉴定

（1）组织显微鉴定。茎横切面：类三角状圆形。木栓层细胞1～2列。皮层薄，为数列不规则薄壁细胞；内皮层明显。中柱鞘由2～3列纤维构成；内有10多束维管束，维管束外韧型，具束中形成层。中央为髓部，髓射线为2列大型薄壁细胞。

（2）粉末显微鉴定。粉末灰褐色。淀粉粒单粒类圆形，脐点为点状或"人"字形，可见层纹，直径5～15 μm；复粒由2～3分粒组成。非腺毛众多，单细胞，表面有疣点突起，胞腔常含橙黄色物质，直径18～75 μm，长可达2200 μm。气孔为不定式，副卫细胞常3个。导管多

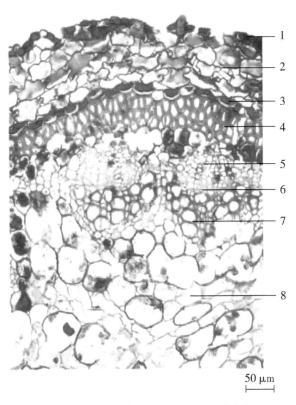

50 μm

1—木栓层；2—皮层；3—内皮层；4—中柱鞘；
5—韧皮部；6—形成层；7—木质部；8—髓部。

酢浆草茎横切面显微图

为螺纹导管，直径11～60 μm。纤维成束，孔沟明显。木薄壁细胞长方形，可见长圆形纹孔。草酸钙簇晶散在，直径26～100 μm；草酸钙方晶常存在薄壁细胞中。棕色体散在，不规则形。

3. 薄层色谱鉴定

取本品粉末1 g，加甲醇25 mL，超声提取30 min，滤过，滤液浓缩至约1 mL，离心，取上清液，作为供试品溶液。另取酢浆草对照药材1 g，同法制成对照药材溶液。照薄层色谱法（《中华人民共和国药典：2020年版 四部》通则0502）试验，先后吸取上述两种溶液各5 μL，分别点于同一硅胶G薄层板上，以三氯甲烷-甲醇-甲酸（9∶1∶0.5）为展开剂，展开，取出，晾干，置于紫外光灯（365 nm）下检视。供试品色谱中，在与对照药材色谱相应的位置上，显相同颜色的斑点。

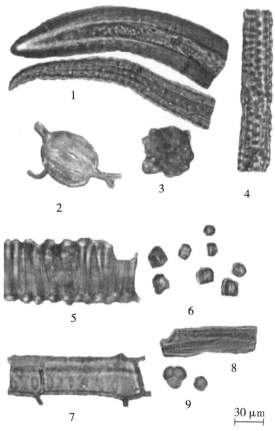

1—非腺毛；2—气孔；3—草酸钙簇晶；4—纤维；
5—导管；6—草酸钙方晶；7—木薄壁细胞；
8—棕色体；9—淀粉粒。

酢浆草粉末显微图

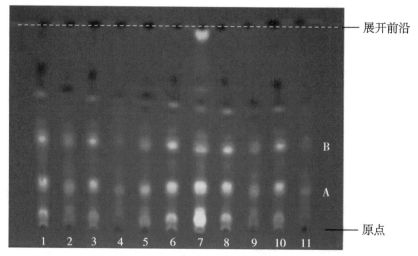

1～5、7～11—药材样品；6—酢浆草对照药材。

酢浆草薄层鉴别色谱图

【性味与功用】

（1）中医。酸，寒。归肝、肺、膀胱经。清热利湿，凉血散瘀，解毒消肿。用于湿热泄泻，痢疾，黄疸，淋证，带下，吐血，衄血，尿血，月经不调，跌打损伤，咽喉肿痛，痈肿疔疮，丹毒，湿疹，疥癣，痔疮，麻疹，烫火伤，蛇虫咬伤。

（2）壮医。酸，寒。清热毒，除湿毒，调谷道、水道，调龙路，散瘀消肿。用于白冻（泄泻），阿意咪（痢疾），能蚌（黄疸），肉扭（淋证），隆白带（带下病），渗裂（吐血、衄血），货烟妈（咽痛），呗脓（痈疮），呗叮（疔），能啥能累（湿疹），仲嘿喯尹（痔疮），笃麻（麻疹），痂（癣），渗裆相（烧烫伤），林得叮相（跌打损伤）。

（3）瑶医。酸，凉。清热解毒，生津止渴，利尿，散瘀消肿，凉血止血，杀菌消炎。用于哈轮（感冒），谷阿泵虾怒哈（小儿肺炎），怒哈（咳嗽），哈鲁（哮喘），碰累（痢疾），泵烈竞（尿路感染、淋浊），月窖桨辣贝（结石），布醒蕹（肾炎水肿），尼椎虷（肾炎），毕藏（鼻出血），身谢（湿疹、皮肤瘙痒），布锥累（痈疮），播冲（跌打损伤）。

【用法与用量】内服：水煎服，干品9～15 g或鲜品30～60 g；或鲜品绞汁饮，适量。外用：水煎洗或鲜品捣敷，适量。

蛤蚂草

Hamacao

【壮名】勾领（Gaeulingz）。

【瑶名】蝈咪（Gaamh zuh miev）。

【别名】猫尾草、地松柏、松筋草、铺地蜈蚣、灯笼石松、收鸡草、灯笼草。

【植物来源】为石松科植物垂穗石松 [*Palhinhaea cernua*（L.）Vasc. et Franco] 的全草。

【植物形态】土生植物。主茎直立，高达1 m，圆柱形，中部直径1.5～2.5 mm，光滑无毛，多回不等位二叉分支；主茎上的叶螺旋状排列，稀疏，钻形至线形，长约4 mm，宽约0.3 mm，通直或略内弯，基部圆形，下延，无柄，先端渐尖，边缘全缘，中脉不明显，纸质。侧枝上斜，多回不等位二叉分支；侧枝及小枝上的叶螺旋状排列，密集，略上弯，钻形至线形，基部下延，无柄，先端渐尖，边缘全缘，表面有纵沟，光滑，中脉不明显，纸质。孢子囊穗单生于小枝顶端，短圆柱形，成熟时通常下垂，长3～10 mm，直径2～2.5 mm，淡黄色，无柄；孢子叶卵状菱形，覆瓦状排列，先端急尖，尾状，边缘膜质，具不规则锯齿；孢子囊生于孢子叶腋，内藏，圆肾形，黄色。

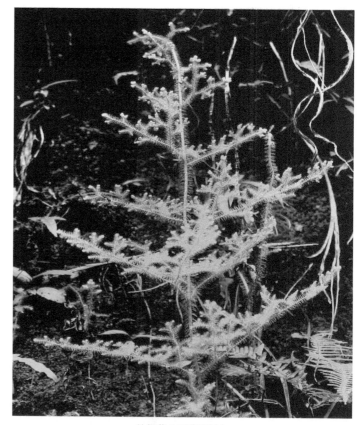

蛤蚂草（垂穗石松）

【采收加工】全年均可采收，除去杂质，干燥。

【药材鉴定】

1. 性状鉴定

本品茎细长弯曲，多歧状分支，长20～50 cm，直径1～3 mm，或切成短段；表面黄绿色或灰黄色；质轻脆，易折断；断面类白色，中央有小木心。鳞叶稀疏，线形绒毛状，常下弯；分支上叶密生，螺旋状排列，细条状，长2～3 mm，宽不及1 mm，黄绿色；有时可见孢子囊穗，短圆柱形，长0.8～2 cm，单生于小枝顶端。气微，味淡。

2. 显微鉴定

（1）组织显微鉴定。茎横切面：表皮细胞1列，类方形。皮层细胞10列至20余列，类圆形或不规则形，细胞壁较薄；老茎中部有3～9列厚壁细胞环，有时可见小型叶迹维管束，内侧有5～10列木化的厚壁细胞。内皮层细胞1列。中柱为编织中柱，木质部管胞不规则排列，韧皮部分布其间，互相交错成不规则网状。

（2）粉末显微鉴定。粉末灰绿色。纤维成束或单个散在，壁较厚，有的纤维束呈螺旋状扭曲，末端钝圆或平截，长180～1280 μm，直径16～28 μm。叶表皮细胞长方形，壁微波状弯曲，气孔平轴

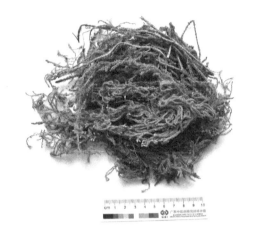

蛤蚂草药材图

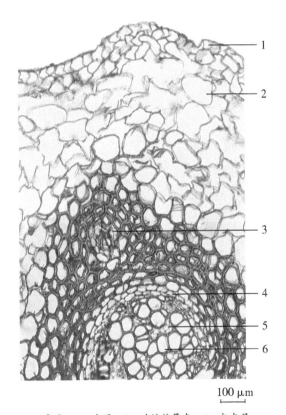

100 μm

1—表皮；2—皮层；3—叶迹维管束；4—内皮层；
5—韧皮部；6—木质部。

蛤蚂草茎横切面显微图

式。孢子偶见，球状四面形，直径20～26 μm，外壁光滑，内有不规则网状饰纹。非腺毛可见，细胞1～3个，有的碎断，直径12～25 μm。管胞为螺纹管胞和梯纹管胞，直径16～55 μm。

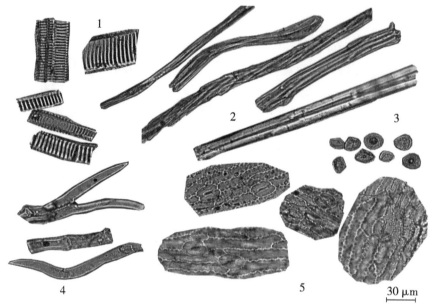

1—管胞；2—纤维；3—孢子；4—非腺毛；5—叶表皮细胞。

蛤蚂草粉末显微图

3. 薄层色谱鉴定

取本品粉末5 g，加50 mL乙醇，加热回流提取1 h，滤过，滤液蒸干，残渣加水20 mL使溶解，依次用石油醚（60～90 ℃）、乙酸乙酯各20 mL萃取，取乙酸乙酯萃取液蒸干，残渣加乙酸乙酯2 mL使溶解，作为供试品溶液。另取蛤蚂草对照药材5 g，同法制成对照药材溶液。照薄层色谱法（《中华人民共和国药典：2020年版　四部》通则0502）试验，先后吸取上述两种溶液各5～10 μL，分别点于同一硅胶GF$_{254}$薄层板上，以二氯甲烷-甲醇-甲酸（8.3：1：0.1）为展开剂，展开，取出，晾干，置于紫外光灯（254 nm）下检视。供试品色谱中，在与对照药材色谱相应的位置上，显相同颜色的斑点。

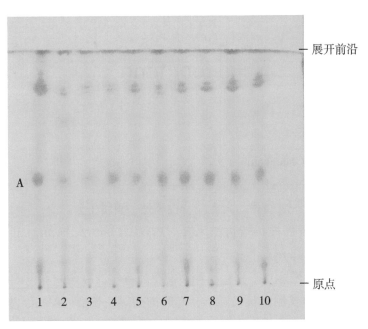

1—蛤蚂草对照药材；2～10—药材样品。

蛤蚂草薄层鉴别色谱图

【性味与功用】

（1）中医。甘，平。归肝、脾、肾经。驱风解毒，收敛止血，舒筋通络，镇咳利尿。用于关节痛，四肢麻木，肝炎，痢疾，风疹，便血，小儿惊厥，夜间盗汗，水火烫伤，跌打损伤，无名肿毒。

（2）壮医。甜，平。调谷道，通龙道，除湿毒，消肿痛。用于鹿（呕吐），发旺（痹病），麻抹（四肢麻木），核尜尹（腰腿骨节疼痛），渗裆相（烧烫伤）。

（3）瑶医。淡、甘，平。属风药。舒筋活络，祛风利湿，消肿解毒，收敛止血。用于崩闭闷（风湿、类风湿性关节炎），腰疼，布种（疟疾），晡名肿毒（无名肿毒、痈疮肿毒）。

【用法与用量】内服：水煎服，15～30 g。外用：水煎洗，适量。

黑风藤

Heifengteng

【壮名】勾决领（Gaeugyoilingz）。

【瑶名】牛耳风（Ngungh muh normh buerng）。

【别名】黑皮跌打、通气香、大力丸、拉藤公、酒饼子公。

【植物来源】为番荔枝科植物黑风藤 [*Fissistigma polyanthum* （Hook. f. et Thoms.）Merr.] 的地上部分。

【植物形态】攀缘灌木。根黑色，撕裂有强烈香气。枝条灰黑色或褐色，被短柔毛。叶近革质，长圆形或倒卵状长圆形，有时椭圆形，长6～18 cm，宽2～7.5 cm，下面被短柔毛；叶柄被短柔毛。花小，花蕾圆锥状，顶端急尖，通常3～7朵集成密伞花序，花序被黄色柔毛；花梗中部以下和基部有小苞片；萼片阔三角形，被柔毛；外轮花瓣卵状长圆形，外面密被黄褐色短柔毛，内轮花瓣长圆形，顶端渐尖；心皮长圆形，被长柔毛。果圆球状，被黄色短柔毛；果柄柔弱。种子椭圆形，扁平，红褐色。

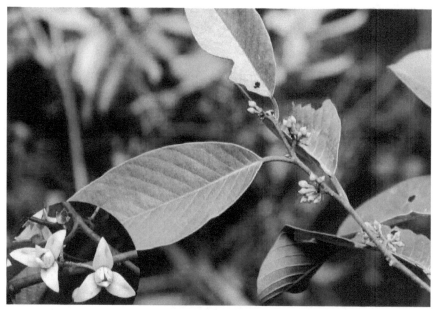

黑风藤（黑风藤）

【采收加工】全年均可采收，切段，晒干。

【药材鉴定】

1. 性状鉴定

本品茎圆柱形，外皮棕褐色至灰褐色，略粗糙，有纵向裂纹及点状皮孔，直径0.5～3 cm；质硬，不易折断；断面皮部棕色至红棕色，木部有放射状纹理及密集小孔；中央髓部小，棕黄色。叶革质，多卷缩，完整叶片展开呈长圆形或倒卵状长圆形，长6～18 cm，宽2～8 cm，下面及叶柄被短柔毛。气微，味微涩。

2. 显微鉴定

（1）组织显微鉴定。茎横切面：表皮细胞1列，外被非腺毛。皮层较窄。韧皮部较宽，有的薄壁细胞含棕黄色分泌物。木质部宽广，约占切面的2/3，木射线细胞1～3列，导管较大，多单个散在或2～3个径向相连。髓部明显。有的薄壁细胞含草酸钙方晶。

（2）粉末显微鉴定。粉末淡黄色。纤维单个或成束，先端圆钝或平截，韧皮纤维壁较厚，直径20～42 μm，外壁常有突起；木纤维壁较薄，直径18～32 μm。石细胞类方形或不规则形，孔沟明显，直径29～80 μm。导管多为具缘纹孔导管，直径23～126 μm。草酸钙方晶直径15～26 μm。非腺毛由多个细胞

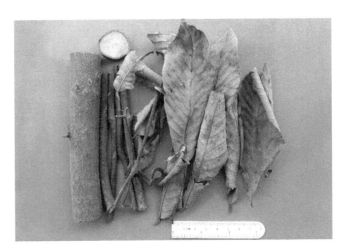

黑风藤药材图

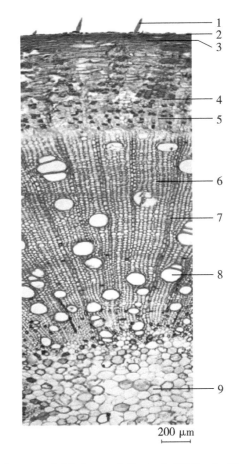

200 μm

1—非腺毛；2—表皮细胞；3—皮层；4—韧皮纤维；5—韧皮部；6—木质部；7—木射线；8—导管；9—髓部。

黑风藤茎横切面显微图

组成，直径6～13 μm。

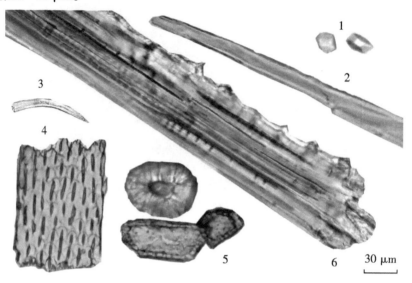

1—草酸钙方晶；2—木纤维；3—非腺毛；4—导管；5—石细胞；6—韧皮纤维。

黑风藤粉末显微图

3. 薄层色谱鉴定

取本品粉末2 g，加甲醇50 mL，超声处理1 h，滤过，滤液蒸干，残渣加甲醇1 mL使溶解，作为供试品溶液。另取黑风藤对照药材2 g，同法制成对照药材溶液。照薄层色谱法（《中华人民共和国药典：2020年版 四部》通则0502）试验，先后吸取上述两种溶液各5～10 μL，分别点于同一硅胶 G 薄层板上，以石油醚（60～90 ℃）–甲酸乙酯–甲酸（8：2：0.2）为展开剂，展开，取出，晾干，置紫外光灯（365 nm）下检视。供试品色谱中，在与对照药材色谱相应的位置上，显相同颜色的斑点。

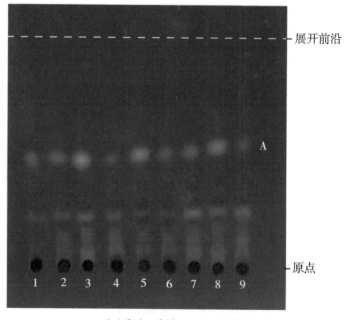

1—黑风藤对照药材；2～9—药材样品。

黑风藤薄层鉴别色谱图

【性味与功用】

（1）中医。甘，温。归肝、肾经。祛风湿，强筋骨，活血止痛，调经。用于小儿麻痹后遗症，风湿性关节炎，类风湿性关节炎，跌打肿痛，月经不调。

（2）壮医。微辣、涩，热。通龙路、火路，调谷道，消肿痛。用于发旺（痹病），胴尹（胃痛），缩印糯哨（肌肉萎缩），勒爷顽瓦（小儿麻痹后遗症），约京乱（月经不调），林得叮相（跌打损伤）。

（3）瑶医。苦、涩，平。属风药。祛风活络、安神镇痉、消肿止痛。用于谷阿照拍（小儿麻痹后遗症），崩闭闷（风湿、类风湿性关节炎），面闭（面神经麻痹），锥碰江闷（坐骨神经痛），辣给昧对（月经不调、闭经），播冲（跌打损伤）。

【用法与用量】内服：水煎服或浸酒服，10～15 g。

粪箕笃

Fenjidu

【壮名】勾弯（Gaeuvad）。

【瑶名】来追（Laih zueix）。

【别名】田鸡草、畚箕草、飞天雷公、戽斗藤、犁壁藤、青蛙藤。

【植物来源】为防己科植物粪箕笃（*Stephania longa* Lour.）的茎、叶。

【植物形态】草质藤本。枝纤细，有条纹。叶纸质，三角状卵形，长3～9 cm，宽2～6 cm，顶端钝，有小凸尖；基部近截平或微圆，很少微凹；上面深绿色，下面淡绿色，有时粉绿色；掌状脉10～11条，向下的常纤细；叶柄长1～4.5 cm，基部常扭曲。复伞形聚伞花序腋生，总梗长1～4 cm，雄花序较纤细，被短硬毛。雄花萼片8枚，偶有6枚，排成2轮，楔形或倒卵形，长约1 mm，背面被乳头状短毛；花瓣4枚或有时3枚，绿黄色，通常近圆形，长约0.4 mm；聚药雄蕊长约0.6 mm。雌花萼片和花瓣均4枚，很少3片，长约0.6 mm；子房无毛，柱头裂片平叉。核果红色，长5～6 mm；果核背部有2行小横肋，每行9～10条。

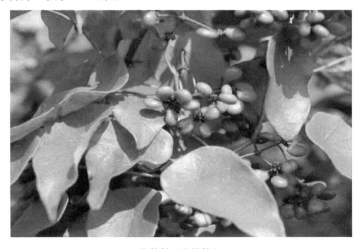

粪箕笃（粪箕笃）

【采收加工】秋季割取茎、叶，鲜用或晒干。

【药材鉴定】

1. 性状鉴定

本品茎柔细，扭曲，表面棕褐色，直径1～2 mm，有明显的纵线条，质坚韧，不易折断，断面纤维性。叶三角状卵形，灰绿色或绿褐色，多皱缩卷曲。气微，味苦。

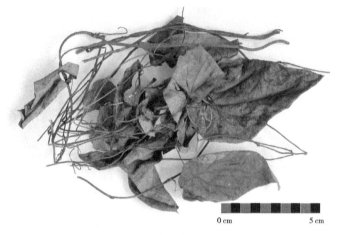

粪箕笃药材图

2. 显微鉴定

（1）组织显微鉴定。茎横切面：全形为波浪状。木栓细胞2～4列；皮层为2～4列细胞，内有石细胞散在。中柱鞘由4～5列纤维细胞组成，呈波浪形；中柱鞘与维管束间有大量薄壁细胞；在中柱鞘与维管束交界处具多数石细胞。维管束为双韧型。木质部具大型导管。中央为髓部，髓射线为4～6列细胞。

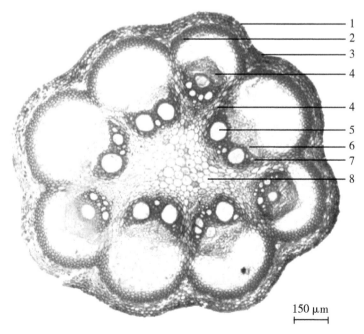

1—木栓层；2—皮层；3—纤维束鞘；4—韧皮部；5—导管；6—形成层；7—木质部；8—髓部。

粪箕笃茎横切面显微图

（2）粉末显微鉴定。粉末灰绿色。木栓层细胞多角形，壁明显加厚，石细胞化，纹孔明显。木薄壁细胞壁加厚，有的呈链珠状。纤维常成束；韧皮纤维壁厚，胞腔大，常含橙红色物质，直径20～55 μm，长80～173 μm；木纤维壁厚，胞腔线形或不明显，直径15～44 μm。石细胞肾形或不规则形，直径35～56 μm。

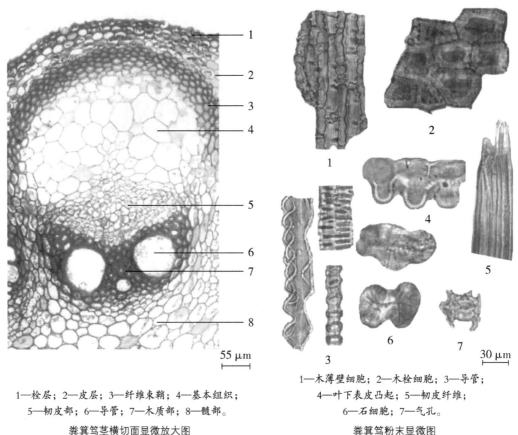

1—栓层；2—皮层；3—纤维束鞘；4—基本组织；
5—韧皮部；6—导管；7—木质部；8—髓部。

粪箕笃茎横切面显微放大图

1—木薄壁细胞；2—木栓细胞；3—导管；
4—叶下表皮凸起；5—韧皮纤维；
6—石细胞；7—气孔。

粪箕笃粉末显微图

3. 薄层色谱鉴定

取本品粉末5 g，加1%乙酸溶液50 mL，密塞，浸泡30 min，超声提取30 min，滤过，滤液用5%氢氧化钠溶液调碱性，用三氯甲烷萃取两次，每次50 mL，合并三氯甲烷液，挥发干溶剂，残渣加三氯甲烷2 mL使溶解，作为供试品溶液。另取粪箕笃对照药材5 g，同法制成对照药材溶液。照薄层色谱法（《中华人民共和国药典：2020年版四部》通则0502）试验，先后吸取上述两种溶液各10 μL，分别点于同一硅胶G薄层板上，以三氯甲烷-乙酸乙酯-甲酸（10∶4∶6）为展开剂，展开，取出，晾干，喷以改良碘化铋钾试液。供试品色谱中，在与对照药材相应的位置上，显相同颜色的斑点。

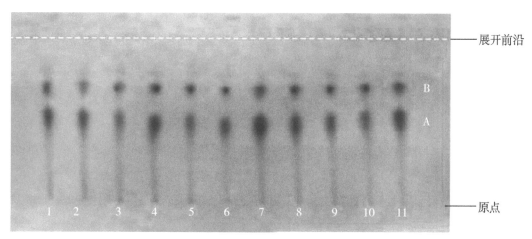

展开前沿

B

A

原点

1～10—药材样品；11—粪箕笃对照药材。

粪箕笃薄层鉴别色谱图

【性味与功用】

（1）中医。苦、寒。归大肠、膀胱、肝经。清热解毒，利湿消肿，祛风活络。用于热病发狂，泄泻，痢疾，小便淋涩，水肿，黄疸，风湿痹痛，喉痹，疮痈肿毒，毒蛇咬伤。

（2）壮医。微苦、涩，平。清热毒，祛风毒，调龙路、火路，通谷道。用于能蚌（黄疸），阿意咪（痢疾），阿意囊（便秘），呗脓（痈疮），额哈（毒蛇咬伤）。

（3）瑶医。微苦、涩，平。清热解毒，利尿消肿，止痛，止血，生肌。用于更喉闷（咽喉肿痛、咽炎），碰累（痢疾），卡西闷（胃痛、腹痛），泵烈竞（尿路感染、淋浊），尼椎虷（肾炎），月窖桨辣贝（结石），谷阿惊崩（小儿惊风），港脱（脱肛），囊暗（蛇虫咬伤）。

【用法与用量】内服：水煎服，干品3～9 g或鲜品15～30 g。外用：鲜叶捣敷，适量。

幌伞枫

Huangsanfeng

【壮名】雅当老（Ywdanghlaux）。

【别名】大蛇药、五加通、凉伞木、阿婆伞、火雷木。

【植物来源】为五加科植物幌伞枫［*Heteropanax fragrans*（Roxb.）Seem.］的根或茎皮。

【植物形态】乔木。树皮淡灰棕色。叶大，三至五回羽状复叶，直径达50～100 cm；叶柄长15～30 cm；托叶小，和叶柄基部合生；小叶片在羽片轴上对生，纸质，椭圆形，长5.5～13 cm，宽3.5～6 cm，先端短尖，基部楔形，两面均无毛，边缘全缘。圆锥花序顶生，主轴及分枝均密生锈色星状绒毛，后毛脱落；伞形花序头状，有花多数；苞片小，卵形，宿存；花梗花后延长；花淡黄白色，芳香；萼有绒毛，边缘有5个三角形小齿；花瓣5枚，卵形，外面疏生绒毛；雄蕊5枚，子房2室；花柱2枚，离生，开展。果实卵球形，略侧扁，黑色，花柱宿存。

【采收加工】全年均可采收，挖取树根或剥取茎皮，除去杂质，切片或切段，鲜用或晒干。

【药材鉴定】

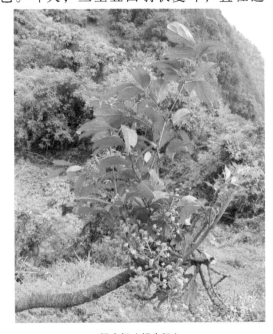

幌伞枫（幌伞枫）

1. 性状鉴定

本品根呈圆柱形，稍弯曲，直径2～10 cm或更粗，表面灰黄色至棕黄色，体轻，质硬，不易折断，断面纤维性，灰白色，具放射状纹理。茎皮呈板片状或卷筒状，厚0.5～1 cm，皮部表面灰褐色至灰棕色，粗糙，老皮表面具龟裂状纹理，内面棕黄色，光滑，质坚硬，不易折断，折断面黄白色，颗粒性。气微，味苦、涩。

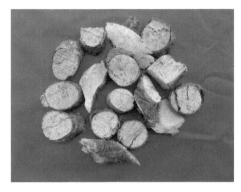
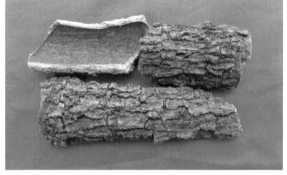

幌伞枫（根）药材图　　　　　　　　幌伞枫（茎皮）药材图

2. 显微鉴定

（1）组织显微鉴定。根横切面：木栓层较厚，由10余列细胞组成。皮层外侧具石细胞群，断续排列成环，细胞类方形或不规则形，有的细胞内含草酸钙方晶。皮层细胞数列，椭圆形或类圆形，有的细胞内含棕黄色物质。韧皮部宽广，有的已萎缩变形。木质部发达，约占根的1/2，导管多单个散在或纵向排列，木射线细胞1～3列。

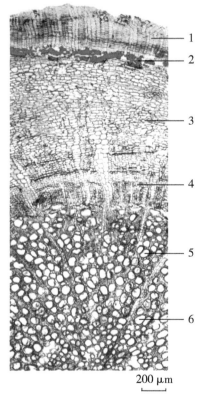
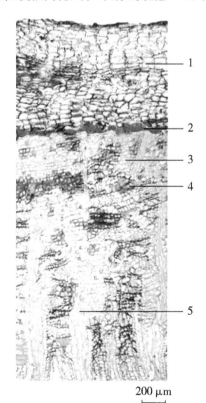

200μm　　　　　　　　　　　　200μm

1—木栓层；2—石细胞群；3—皮层；　　　1—木栓层；2—石细胞群；3—韧皮部；
4—韧皮部；5—木质部射线；6—导管。　　4—韧皮纤维；5—韧皮射线。

幌伞枫根横切面显微图　　　　　　　幌伞枫茎皮横切面显微图

茎皮横切面：木栓层由数列至20余列细胞组成，淡黄色。韧皮部外侧有石细胞分布，单个散在或成群，且断续排列成环；纤维数个至10余个成束。韧皮射线1～5列细胞。薄壁细胞有的含草酸钙方晶。

（2）粉末显微鉴定。粉末灰棕色。石细胞多见，淡黄色，类圆形、类方形或不规则形，单个散在或数个相聚，孔沟明显，直径15～60 μm。纤维较多，黄色或淡棕色，末端钝或渐尖，直径18～32 μm。导管多为螺纹导管和具缘纹孔导管，直径19～33 μm。木栓细胞黄色，多角形或类方形。草酸钙方晶多单个散在，直径10～28 μm。

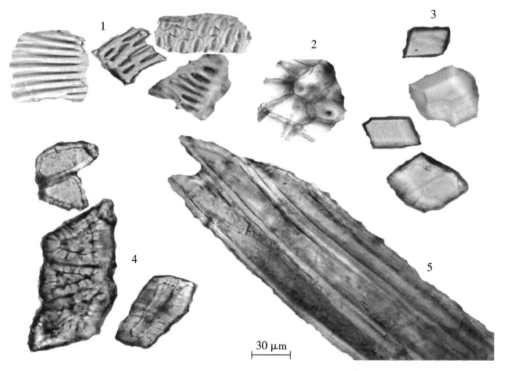

1—导管；2—木栓细胞；3—草酸钙方晶；4—石细胞；5—纤维。

幌伞枫药材粉末显微图

3. 薄层色谱鉴定

取本品粉末1 g，加石油醚（60～90 ℃）30 mL，回流提取1 h，滤过，滤液蒸干，残渣加甲醇1 mL使溶解，作为供试品溶液。另取幌伞枫对照药材1 g，同法制成对照药材溶液。照薄层色谱法（《中华人民共和国药典：2020年版 四部》通则0502）试验，先后吸取上述两种溶液各3～5 μL，分别点于同一硅胶G薄层板上，以石油醚（60～90 ℃）-丙酮（10∶2）为展开剂，展开，取出，晾干，置于紫外光灯（365 nm）下检视。供试品色谱中，在与对照药材色谱相应的位置上，显相同颜色的荧光斑点。

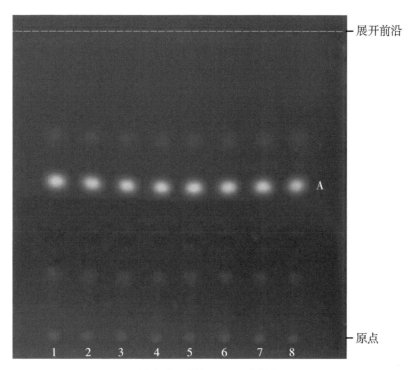

1—幌伞枫对照药材；2～8—药材样品。

幌伞枫薄层鉴别色谱图

【性味与功用】

（1）中医。苦，凉。归肺、肝经。清热解毒，消肿止痛。用于感冒发热，中暑头痛，风湿痹痛，跌打损伤，毒蛇咬伤。

（2）壮医。苦，寒。清热毒，化瘀肿，止疼痛。用于发得（发热），呗脓（痈疮），呗叮（疔），发旺（痹病），扭像（扭挫伤），额哈（毒蛇咬伤）。

【用法与用量】内服：水煎服，15～30 g。外用：水煎洗或鲜品捣敷，适量。

满山红

Manshanhong

【壮名】棵强垠（Go'gyangngoenz）。

【瑶名】诺端表（Noc dorn biouv）。

【别名】荚蒾、苍伴木、苦茶子、人丹子、火柴树。

【植物来源】为五福花科植物南方荚蒾（*Viburnum fordiae* Hance）的根。

【植物形态】灌木或小乔木。幼枝、芽、叶柄、花序、萼和花冠外面均被由暗黄色或黄褐色簇状毛组成的绒毛；枝灰褐色或黑褐色。叶纸质至厚纸质，宽卵形或菱状卵形，长4～9 cm，顶端钝或短尖至短渐尖，基部圆形至截形或宽楔形，稀楔形，上面初时被簇状或叉状毛，后仅脉上有毛，稍光亮，下面毛较密，侧脉5～9对，直达齿端。复伞形聚伞花序顶生或生于具1对叶的侧生小枝之顶，萼筒倒圆锥形，萼齿钝三角形；花冠白色，辐状，裂片卵形，比筒长；雄蕊与花冠等长或略超出，花药小，近圆形；花柱高出萼齿，柱头头状。果红色，卵圆形；核扁，有2条腹沟和1条背沟。

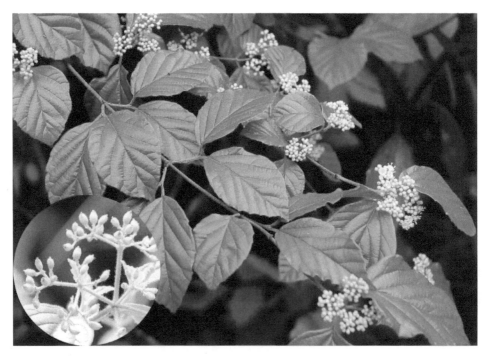

满山红（南方荚蒾）

【采收加工】全年均可采收，洗净，切片，晒干。

【药材鉴定】

1. 性状鉴定

本品呈长圆柱形，稍弯曲，或有分枝及须根，直径0.5～5.0 cm。表面淡棕色或土黄色，较粗糙，具纵向细皱纹，外皮易脱落，质坚硬，断面皮部薄，灰棕色，木部宽，浅黄色或深棕色，心材颜色较深，导管放射状。气微臭，味苦、涩。

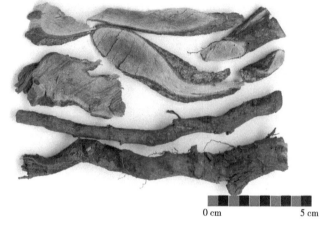

满山红药材图

2. 显微鉴定

（1）组织显微鉴定。根横切面：木栓层棕色，由5～14列类长方形细胞组成。外皮层薄壁细胞1～3列，长圆形，排列紧密；皮层细胞类圆形，排列疏松。韧皮部窄，由5～9列细胞组成；皮层和韧皮部细胞常含草酸钙簇晶。形成层不明显。木质部宽广；导管常为不规则形；木射线多由1～3列类圆形细胞组成。

（2）粉末显微鉴定。粉末棕红色。草酸钙簇晶多见，棱角尖锐，直径20～50 μm。内含棕红色物质；常可见有油滴。导管多为螺纹导管，直径30～100 μm。纤维成束，长梭形，胞腔线形，可见纹孔沟。淀粉粒多为复粒，由2～5个分粒组成；单粒淀粉粒类圆形或椭圆形，直径10～30 μm。

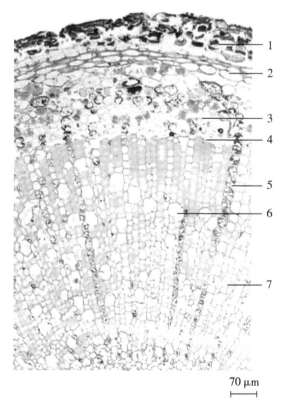

70 μm

1—木栓层；2—皮层；3—韧皮部；4—形成层；
5—射线；6—导管；7—木质部。

满山红根横切面显微图

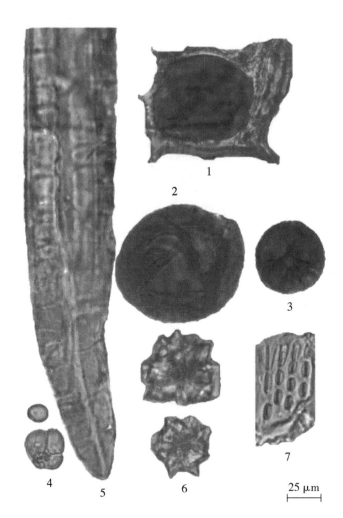

1—含棕色块的薄壁细胞；2—油细胞；3—棕色块；4—淀粉粒；5—纤维；6—草酸钙簇晶；7—导管。

满山红粉末显微图

3. 薄层色谱鉴定

取本品粉末1 g，加水10 mL、盐酸1 mL，加热回流30 min，放冷，滤过，滤液用乙酸乙酯振摇提取两次，每次15 mL，合并乙酸乙酯液，蒸干，残渣加甲醇1 mL使溶解，作为供试品溶液。另取满山红对照药材1 g，同法制成对照药材溶液。照薄层色谱法（《中华人民共和国药典：2020年版　四部》通则0502）试验，先后吸取上述两种溶液各6 μL，分别点于同一硅胶G薄层板上，以三氯甲烷-乙酸乙酯-甲酸（6∶4∶1）为展开剂，展开，取出，晾干，喷以三氯化铝试液，晾干，置于紫外光灯（365 nm）下检视。供试品色谱中，在与对照药材色谱相应的位置上，显相同颜色的斑点。

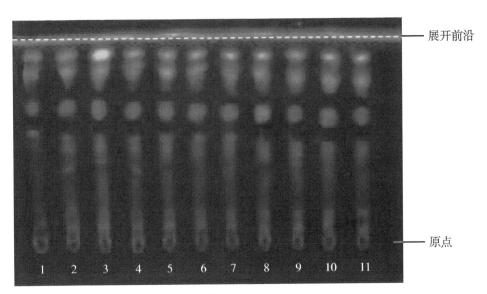

展开前沿

原点

1　2　3　4　5　6　7　8　9　10　11

1～10—药材样品；11—满山红对照药材。

满山红薄层鉴别色谱图

【性味与功用】

（1）中医。苦、涩，凉。归肺、脾经。祛风清热，散瘀活血。用于感冒，发热，月经不调，风湿痹痛，跌打损伤，骨折，湿疹。

（2）壮医。苦，寒。清热毒，除湿毒，通气道，散瘀血。用于痧病（感冒），发得（发热），能啥能累（湿疹），发旺（痹病），林得叮相（跌打损伤），夺扼（骨折）。

（3）瑶医。苦，凉。清热解毒，祛风除湿，活血调经，散瘀止痛，止血，杀虫止痒。用于治标蛇痧（感冒发热），就港虷（急性肠胃炎），篮虷（肝炎），怒藏（咯血），崩闭闷（风湿、类风湿性关节炎），播冲（跌打损伤），碰脑（骨折）。

【用法与用量】内服：水煎服或浸酒服，15～30 g。外用：水煎洗，适量。

满山香

Manshanxiang

【壮名】棵函博（Gohombo）。

【瑶名】下山虎（Njiec gemh ndomh maauh）。

【别名】滇白珠、搜山虎、万里香、芳香草、满天香、透骨消、小透骨草。

【植物来源】为杜鹃花科植物滇白珠［*Gaultheria leucocarpa* var. *yunnanensis* （Franch.）T. Z. Hsu et R. C. Fang］的地上部分。

【植物形态】常绿灌木。树皮灰黑色；枝条细长，左右曲折，具纵纹。叶卵状长圆形，稀卵形，革质，有香味，长7～12 cm，宽2.5～3.5 cm，先端尾状渐尖，尖尾长达2 cm，基部钝圆或心形，边缘具锯齿，上面绿色，有光泽，下面密被褐色斑点。总状花序腋生，序轴长5～11 cm，纤细，被柔毛，花疏生，序轴基部为鳞片状苞片所包；花梗无毛；苞片卵形，凸尖，被白色缘毛；小苞片2枚，对生或近对生，着生于花梗上部近萼处，披针状三角形；花萼裂片5枚，卵状三角形，钝头，具缘毛；花冠白绿色，钟形，口部5裂；雄蕊10枚，着生于花冠基部；子房球形，被毛。浆果状蒴果球形，黑色，5裂；种子多数。

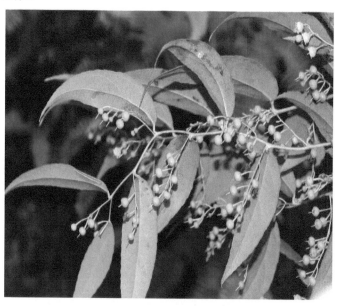

满山香（滇白珠）

【采收加工】全年均可采收，切碎，鲜用或晒干。

【药材鉴定】

1. 性状鉴定

本品茎圆柱形，表面灰棕色至灰褐色，光滑无毛，具纵皱纹及叶痕，直径0.2～0.8 cm。体轻，质脆，易折断，断面皮部薄，灰绿色，木部黄白色。叶革质，完整叶片展开呈卵状长圆形，长6～12 cm，宽2～3.5 cm，先端尾状渐尖，基部心形或圆形，上面灰绿色，两面均无毛，边缘有细锯齿。气微香，味淡。

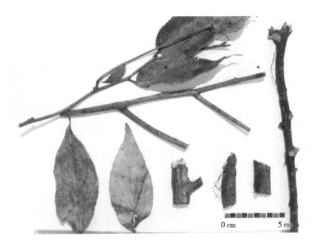

满山香药材图

2. 显微鉴定

（1）组织显微鉴定。茎横切面：表皮细胞1列，类方形，外被角质层。皮层细胞多列，椭圆形或类圆形，有的含草酸钙方晶或棕黄色分泌物。中柱鞘纤维束断续排列成环。韧皮部较窄。木质部导管多单个散在，木射线细胞多为1列。髓部较宽，有的细胞内含淀粉粒。

叶横切面：上、下表皮细胞各1列，类圆形，外被角质层。栅栏组织细胞1～3列。海绵组织约占叶肉组织的1/2。中脉维管束外韧型，上、下方均有多列纤维环绕。木质部导管呈放射状排列。韧皮部较窄。本品薄壁组织中含草酸钙簇晶。

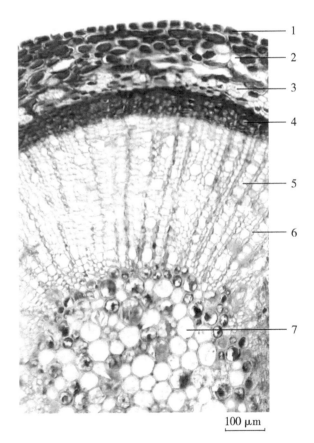

100 μm

1—表皮；2—皮层；3—中柱鞘纤维；4—韧皮部；
5—木质部；6—木射线；7—髓部。

满山香茎横切面显微图

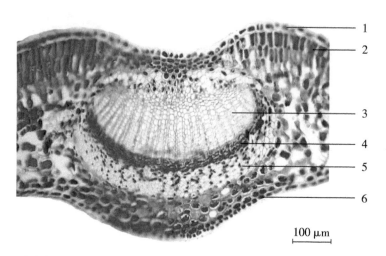

1—上表皮；2—栅栏组织；3—木质部；4—韧皮部；5—中柱鞘纤维；6—下表皮。

满山香叶横切面显微图

（2）粉末显微鉴定。粉末灰绿色。纤维单个散在或成束，壁较厚，有的外周薄壁细胞中含草酸钙方晶，直径18～35 μm。石细胞长方形或不规则形，细胞壁较厚，孔沟明显，直径15～25 μm。淀粉粒单粒或复粒，圆形或半圆形，直径5～11 μm。草酸钙簇晶常见，直径12～16 μm；草酸钙方晶多见，直径9～12 μm。导管多为螺纹导管，直径15～30 μm。叶表皮细胞垂周壁稍弯曲，气孔为不定式。

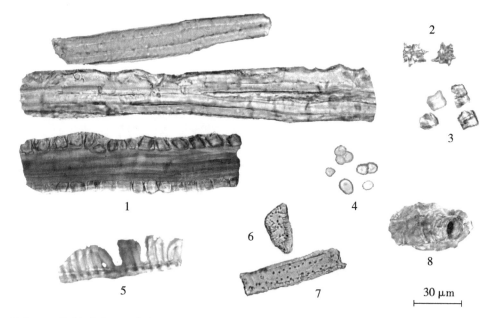

1—纤维；2—草酸钙簇晶；3—草酸钙方晶；4—淀粉粒；5—导管；6—石细胞；7—木射线细胞；8—叶表皮细胞。

满山香粉末显微图

3. 薄层色谱鉴定

取本品粉末1 g，加甲醇20 mL，超声处理30 min，滤过，滤液作为供试品溶液。另取槲皮苷对照品，加甲醇制成每毫升含0.2 mg溶液，作为对照品溶液。照薄层色谱法（《中华人民共和国药典：2020年版　四部》通则0502）试验，分别吸取上述两种溶液各1～2 μL，点于同一硅胶G薄层板上，以三氯甲烷-乙酸乙酯-甲酸（3∶5∶1）为展开剂，展开，取出，晾干，喷以5%三氯化铝乙醇溶液，105 ℃加热至斑点显色清晰，置于紫外光灯（365 nm）下检视。供试品色谱中，在与对照品色谱相应的位置上，显相同颜色的斑点。

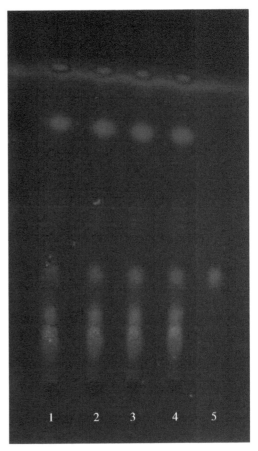

1～4—药材样品；5—槲皮苷对照品。

满山香薄层鉴别色谱图

【性味与功用】

（1）中医。辛、微苦，凉。归肾、肝经。祛风除湿，散寒止痛，活血通络，化痰止咳。用于风湿痹痛，胃寒疼痛，跌打损伤，咳嗽多痰。

（2）壮医。辛，温。祛风毒，散寒毒，调气道。用于发旺（痹病），胴尹（胃痛），扭像（扭挫伤），埃病（咳嗽）。

（3）瑶医。辛，温。属风打相兼药。祛风除湿，舒筋活络，活血祛瘀、止痛，健胃消食。用于泵卡西众（消化不良），卡西闷（胃痛、腹痛），就港虷（急性肠胃炎），崩闭闷（风湿、类风湿性关节炎），荣古瓦崩（产后风），也改昧通（大便、小便不通），播冲（跌打损伤）。

【用法与用量】

（1）中医。内服：水煎服或浸酒服，9～15 g。外用：水煎洗或鲜叶捣烂酒炒外敷，适量。

（2）壮医。内服：水煎服或浸酒服，9～15 g。外用：水煎洗或鲜叶捣烂酒炒外敷，适量。

（3）瑶医。内服：水煎服或浸酒服，9～30 g。外用：水煎洗或鲜叶捣烂酒炒外敷，适量。

算盘子

Suanpanzi

【壮名】美恩投（Maexandou）。

【瑶名】金骨风（Jiemh mbungv buerng）。

【别名】黎击子、磨盘树子、算盘珠、野南瓜、野盘桃、八瓣橘。

【植物来源】为叶下珠科植物算盘子［*Glochidion puberm*（L.）Hutch.］的全株。

【植物形态】直立灌木。多分枝；小枝灰褐色；小枝、叶片下面、萼片外面、子房和果实均密被短柔毛。叶纸质或近革质，长圆形、长卵形或倒卵状长圆形，长3～8 cm，宽1～2.5 cm，顶端钝、急尖、短渐尖或圆，基部楔形至钝，上面灰绿色，仅中脉被疏短柔毛，下面粉绿色；托叶三角形。花小，雌雄同株或异株，2～5朵簇生于叶腋内。雄花萼片6枚，狭长圆形或长圆状倒卵形，雄蕊3枚，合生呈圆柱状；雌花萼片6枚，与雄花的相似，但较短而厚，子房圆球状，花柱合生呈环状，与子房接连处缢缩。蒴果扁球状，边缘有8～10条纵沟，成熟时带红色，顶端具有环状且稍伸长的宿存花柱。种子近肾形，朱红色。

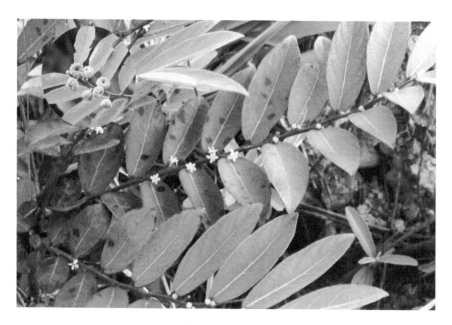

算盘子（算盘子）

【采收加工】全年均可采收，切段或切片，晒干。

【药材鉴定】

1. 性状鉴定

本品根呈圆锥形，略弯曲，有分枝，表面浅灰色至棕褐色，栓皮易脱；质硬，难折断；断面浅棕色或暗棕色。茎呈圆柱形，嫩枝表面暗棕色，密被短柔毛；老枝浅灰色或灰棕色，有纵皱纹，栓皮易剥落；质坚硬，断面黄白色。叶多皱卷，完整者展开呈长圆形、长卵形或倒卵状长圆形，全缘，下面密被短绒毛。气微，味微苦、微涩。

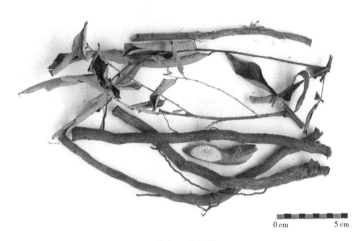

算盘子药材图

2. 显微鉴定

（1）组织显微鉴定。茎横切面：近圆形，外侧可见有非腺毛。木栓层细胞多列，常形成脱落层。皮层较窄，外侧有数列纤维分布，断续排列成环，薄壁细胞中含草酸钙方晶。韧皮部窄。形成层明显。木质部宽广，木射线细胞1～3列。髓部较宽，细胞内含草酸钙柱晶。

（2）粉末显微鉴定。粉末棕褐色。淀粉粒类圆形，直径7～24 μm；复粒由2～3个单粒组成。草酸钙柱晶多，长达200 μm；偶见草酸钙簇晶，直径44～55 μm。非腺毛常见，由1～2个细胞组成，长185～600 μm。导管多为具缘纹孔导管、螺纹导管，直径10～125 μm。纤维成束，细胞壁

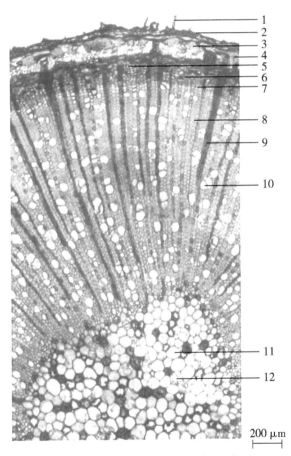

1—非腺毛；2—木栓层；3—皮层；4—皮层纤维；5—韧皮纤维；6—韧皮部；7—形成层；8—木质部；9—射线；10—导管；11—髓部；12—草酸钙柱晶。

算盘子茎横切面显微图

厚，胞腔线形，孔沟明显。

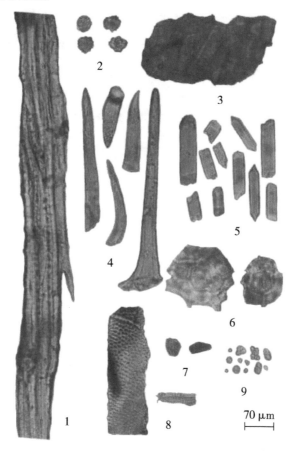

1—纤维；2—草酸钙簇晶；3—木栓细胞；4—非腺毛；5—草酸钙柱晶；
6—气孔；7—棕色体；8—导管；9—淀粉粒。

算盘子粉末显微图

3. 薄层色谱鉴定

取本品粉末2 g，加乙醇50 mL，超声提取30 min，滤过，滤液蒸干，残渣加甲醇2 mL使溶解，取上清液，作为供试品溶液。另取算盘子对照药材2 g，同法制成对照药材溶液。再取没食子酸对照品适量，加乙醇制成每毫升含1 mg的溶液，作为对照品溶液。照薄层色谱法（《中华人民共和国药典：2020年版　四部》通则0502）试验，先后吸取上述三种溶液各10 μL，分别点于同一硅胶G薄层板上，以三氯甲烷-乙酸乙酯-甲酸（5∶5∶1）为展开剂，展开，取出，晾干，置于紫外光灯（254 nm）下检视。供试品色谱中，在与对照药材色谱和对照品色谱相应的位置上，显相同颜色的斑点。

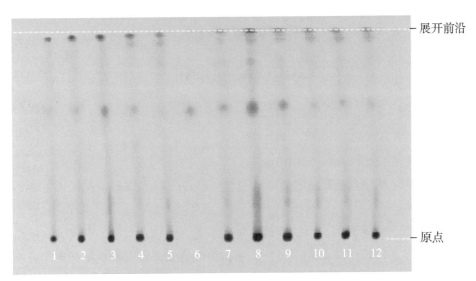

1～5、7～11—药材样品；6—没食子酸对照品；12—算盘子对照药材。

算盘子薄层鉴别色谱图

【性味与功用】

（1）中医。微苦、微涩，凉。归肺、肝、胃、大肠经。清热利湿，消肿解毒。用于痢疾，黄疸，疟疾，腹泻，感冒发热口渴，咽喉炎，淋巴结炎，白带，闭经，脱肛，大便下血，睾丸炎，瘰疬，跌打肿痛，蜈蚣咬伤，疮疖肿痛，外痔。

（2）壮医。苦、涩，寒。调龙路、火路，清热毒，利湿毒，通谷道，驱瘴毒。用于阿意咪（痢疾），白冻（泄泻），能蚌（黄疸），瘴病（疟疾），肉扭（淋证），隆白带（带下病），货烟妈（咽痛），兵嘿细勒（疝气），产呱腊胴尹（产后腹痛）。

（3）瑶医。微苦、微涩，凉。属风打相兼药。清热解毒，消滞止痛，祛风除湿，活血散瘀。用于哈轮（感冒），泵卡西众（消化不良），港虷（肠炎），碰累（痢疾），望胆（黄疸），布种（疟疾），更喉闷（咽喉肿痛、咽炎），港脱（脱肛），别带病（带下病），辣给昧对（月经不调、闭经），改对岩闷（睾丸炎），努哈虷（淋巴结炎），疟椎闷（乳腺炎、乳腺增生），身谢（湿疹、皮肤瘙痒），囊暗（蛇虫咬伤）。

【用法与用量】

（1）中医。内服：水煎服，9～15 g。

（2）壮医。内服：水煎服，15～30 g。外用：水煎熏洗，适量。

（3）瑶医。内服：水煎服，15～30 g。外用：水煎熏洗，适量。

瘤果紫玉盘

Liuguoziyupan

【壮名】勾香突（Gaeurangdoed）。

【植物来源】为番荔枝科植物瘤果紫玉盘（*Uvaria kweichouensis* P. T. Li）的茎、叶。

【植物形态】攀缘灌木。小枝被锈色星状柔毛，老枝几无毛，有皮孔。叶纸质，倒卵形或椭圆形，长12～18 cm，宽6～8 cm，顶端急尖，有尖头，基部圆形，上面有光泽，除中脉和侧脉有星状短柔毛外，其余无毛，下面被稀疏星状柔毛；中脉上面凹陷，下面凸起，侧脉和网脉上面扁平，下面凸起，侧脉每边12～14条，近叶缘联结；叶柄粗壮，被锈色星状短柔毛。果卵圆形，长约5.5 cm，直径约3.5 cm，顶端圆形，外果皮具有很多瘤状体突起，密被星状绒毛；果柄粗壮。

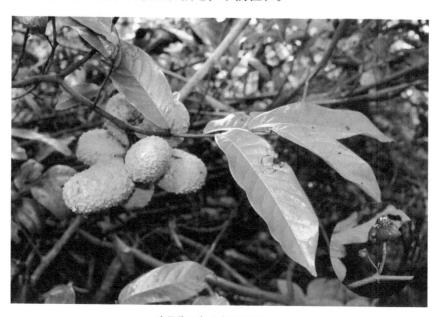

瘤果紫玉盘（瘤果紫玉盘）

【采收加工】全年均可采收，鲜用或晒干。

【药材鉴定】

1. 性状鉴定

本品茎圆柱形，小枝有锈色星状柔毛，直径1.5～5 cm或更粗，表面灰褐色，有纵纹；体轻，质硬，不易折断，断面皮部较薄，灰黄色至棕色，木部黄白色，有放射状纹理，中央髓部棕黄色，较小。叶革质，略皱缩，完整叶片展开呈椭圆形或长圆状披针形，长10～19 cm，宽5～8 cm，先端急尖或渐尖，基部楔形或圆形，全缘；中脉和侧脉有星状短柔毛，下面被稀疏星状毛。气微，味微甘。

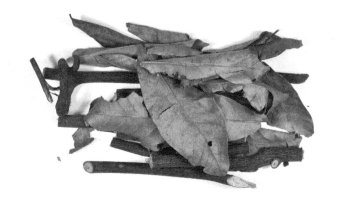

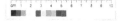

瘤果紫玉盘药材图

2. 显微鉴定

（1）组织显微鉴定。茎横切面：木栓细胞数列。韧皮部宽，韧皮纤维束与薄壁细胞径向多层排列。形成层明显。木质部导管多散在或数个相连，木射线细胞1～4列。髓部宽。薄壁组织内有石细胞和草酸钙方晶分布。

（2）粉末显微鉴定。粉末黄绿色。木纤维单个散在或成束，直径15～27 μm。韧皮纤维直径20～26 μm，壁厚。草酸钙方晶较多，直径10～15 μm。非腺毛由3～5个细胞组成，长62～110 μm，直径10～20 μm。叶表皮细胞垂周壁微弯曲，气孔为不定式。导管多为具缘纹孔导管，直径35～65 μm。石细胞类方形或多角形，直径25～47 μm。淀粉粒单粒或复粒，单粒直径3～8 μm。有的薄壁细胞含棕红色分泌物。

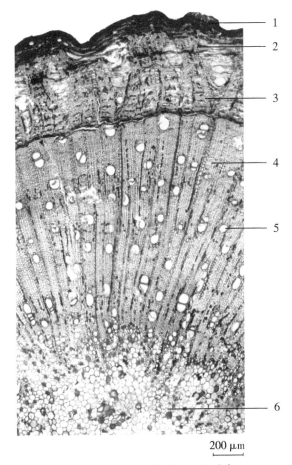

200 μm

1—木栓层；2—韧皮纤维；3—韧皮部；
4—木质部；5—导管；6—髓部。
瘤果紫玉盘茎横切面显微图

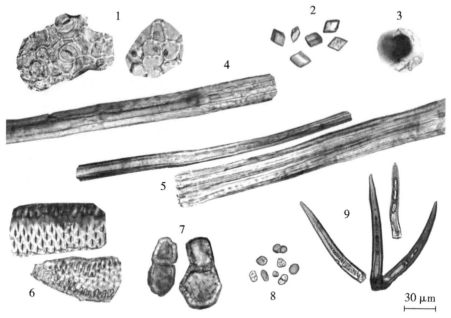

1—叶表皮细胞；2—草酸钙方晶；3—棕色分泌物；4—韧皮纤维；
5—木纤维；6—导管；7—石细胞；8—淀粉粒；9—非腺毛。

瘤果紫玉盘粉末显微图

3. 薄层色谱鉴定

（1）取本品粉末1 g，加60%甲醇溶液50 mL，静置30 min，超声处理1 h，滤过，滤液蒸干，残渣加水30 mL使溶解，移入100 mL具塞锥形瓶中，加入等体积的10%盐酸溶液，80 ℃水浴加热1 h，取出冷却至室温，用乙酸乙酯萃取两次，每次20 mL，合并乙酸乙酯液，蒸干，残渣加甲醇10 mL使溶解，作为供试品溶液。另取瘤果紫玉盘对照药材1 g，同法制成对照药材溶液。再取槲皮素、山奈素对照品，分别加甲醇制成每毫

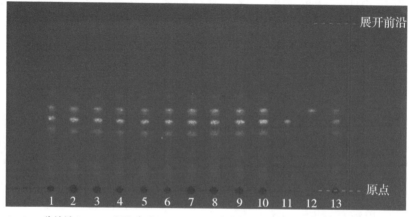

1～10—药材样品；11—槲皮素对照品；12—山奈素对照品；13—瘤果紫玉盘对照药材。

瘤果紫玉盘薄层鉴别色谱图1

升含1 mg的溶液，作为对照品溶液。照薄层色谱法（《中华人民共和国药典：2020年版　四部》通则0502）试验，先后吸取上述四种溶液各1～5 μL，分别点于同一高效硅胶G薄层板上，以甲苯-三氯甲烷-丙酮-甲酸（4∶2.5∶3.5∶0.2）为展开剂，展开，取出，晾干，喷以3%三氯化铝乙醇溶液，置于紫外光灯（365 nm）下检视。供试品色谱中，在与对照药材色谱和对照品色谱相应的位置上，显相同颜色的斑点。

（2）取本品粉末1 g，加60%甲醇溶液50 mL，静置30 min，超声处理1 h，滤过，滤液蒸干，残渣加甲醇10 mL使溶解，作为供试品溶液。另取瘤果紫玉盘对照药材1 g，同法制成对照药材溶液。再取芦丁对照品，加甲醇制成每毫升含1 mg的溶液，作为对照品溶液。照薄层色谱法（《中华人民共和国药典：2020年版　四部》通则0502）试验，先后吸取上述三种溶液各1～5 μL，分别点于同一硅胶GF$_{254}$薄层板上，以乙酸乙酯-甲醇-水-甲酸（11∶2∶1∶0.1）为展开剂，展开，取出，晾干，置于紫外光灯（254 nm）下检视。供试品色谱中，在与对照药材色谱和对照品色谱相应的位置上，显相同颜色的斑点。

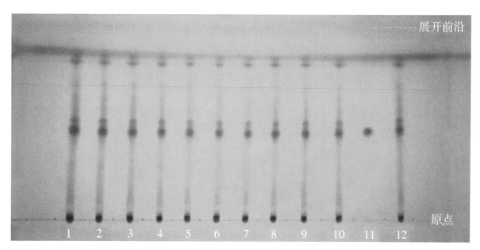

1～10—药材样品；11—芦丁对照品；12—瘤果紫玉盘对照药材。

瘤果紫玉盘薄层鉴别色谱图2

【性味与功用】

（1）中医。辛，温。归脾、胃、肝经。健胃行气，祛风止痛。用于消化不良，腹胀腹泻，跌打损伤，风湿骨痛。

（2）壮医。苦、甜，微温。调气机，止疼痛。用于东朗（食滞），腹胀，白冻（泄泻），林得丁相（跌打损伤），核尹（腰痛）。

【用法与用量】内服：水煎服，10～15 g。外用：鲜品捣敷，适量。

鞘 花

Qiaohua

【壮名】鞘花（Gosiengzcueng）。

【瑶名】棚鞘（Buo xiao）。

【别名】杉寄生、枫木寄生、龙眼寄生、发冷果寄生、沙梨寄生、柿树寄生、菠萝树寄生、白蜡树寄生、寄生包。

【植物来源】为桑寄生科植物鞘花［*Macrosolen cochinchinensis*（Lour.）Van Tiegh.］的茎枝。

【植物形态】灌木。小枝灰色，具皮孔。叶对生，革质，阔椭圆形至披针形，有时卵形，长5～10 cm，宽2.5～6 cm，先端急尖或渐尖，基部楔形或阔楔形；叶柄长0.5～1 cm。总状花序，1～3个腋生，花序梗具花4～8朵；苞片阔卵形；小苞片2枚，三角形，基部彼此合生；花托椭圆形；副萼环状；花冠橙色，冠管膨胀，具6棱，裂片6枚，披针形，反折；花柱线状，柱头头状。浆果近球形，橙色，果皮平滑。

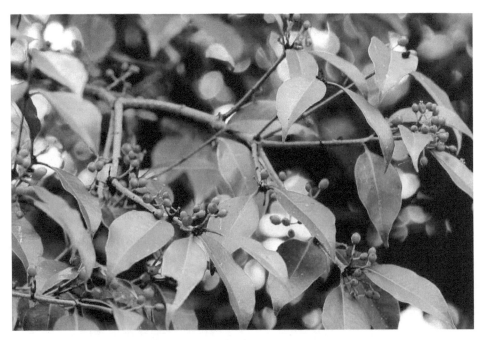

鞘花（鞘花）

【采收加工】全年均可采收，扎成束或切碎，晒干。

【药材鉴定】

1. 性状鉴定

本品茎呈圆柱形，表面灰褐色至棕褐色，具灰白色点状皮孔，皮部有的呈片状脱落；质坚硬，不易折断，断面不整齐，皮部棕揭色，木部黄白色，中央髓部灰褐色。叶革质，具短柄，完整叶片展开呈椭圆形或披针状椭圆形，全缘，长4～9 cm，宽2～6 cm，上面灰绿色，先端急尖或渐尖，基部圆形或楔形；中脉上面扁平，下面凸起。气微，味淡、略涩。

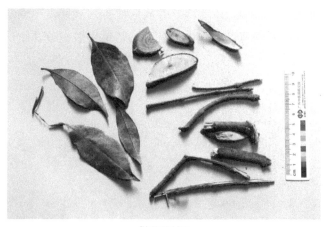

鞘花药材图

2. 显微鉴定

（1）组织显微鉴定。茎横切面：表皮细胞1列，外有薄的角质层，有的已脱落。木栓层细胞7列至10余列，细胞排列较整齐，壁较厚，内含棕褐色物质。皮层窄，薄壁细胞类圆形，有的细胞内含红棕色物质，可见石细胞单个散在或数个成群，有的石细胞中含有草酸钙方晶；中柱鞘纤维束断续排列成环，纤维壁较厚，微木化。韧皮射线部位常有石细胞群；韧皮部狭窄。木质部导管单个散在或几个相连，木射线细胞1～3列。髓部薄壁细胞类圆形或多角形，也有石细胞散在。

叶横切面：上、下表皮细胞各1列，类方形或类圆形，外有厚的角质层，近表皮细胞处常有石细胞分布。栅栏组织细胞1列，类圆形。海绵组织细胞类圆形或不规则形，排列疏松。中脉

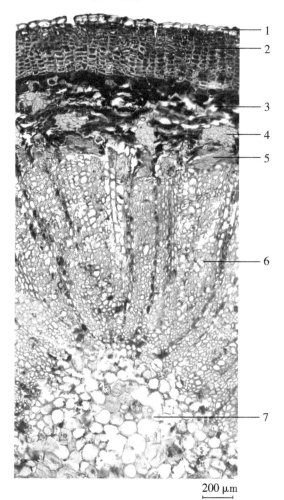

200 μm

1—表皮；2—木栓层；3—皮层；4—中柱鞘纤维；
5—韧皮部；6—木质部；7—髓部。

鞘花茎横切面显微图

维管束类心形。木质部导管放射状排列。韧皮部较窄。维管束外有2～5列纤维断续环绕，周围的薄壁细胞中多有石细胞单个散在或几个成群。上表皮中脉处平，下表皮中脉处凸出。本品薄壁细胞中有的含草酸钙方晶。

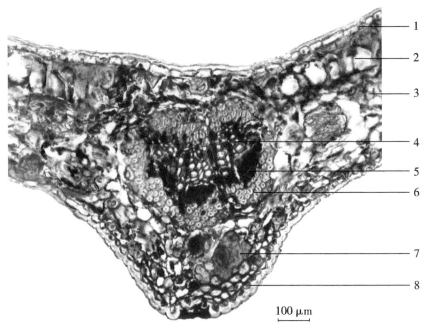

1—上表皮；2—栅栏组织；3—海绵组织；4—木质部；5—韧皮部；6—中柱鞘纤维；7—石细胞；8—下表皮。

鞘花叶横切面显微图

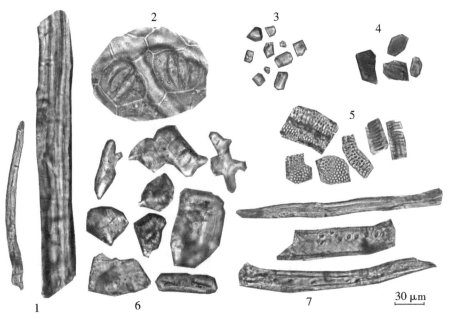

1—韧皮纤维；2—叶表皮细胞；3—草酸钙方晶；4—棕色块；5—导管；6—石细胞；7—木纤维。

鞘花粉末显微图

（2）粉末显微鉴定。粉末棕黄色。石细胞类方形、类圆形或不规则形，有的有分支，直径15～61 μm，壁厚，胞腔狭小。韧皮纤维单个或成束，纤维壁较厚，细胞腔较小，直径13～28 μm；木纤维壁较薄，细胞腔较大，有圆形或"一"字形纹孔，直径16～35 μm。草酸钙方晶直径6～18 μm。导管多为具缘纹孔导管、网纹导管和螺纹导管，直径25～55 μm。棕色块状物棕红色或棕黄色。叶表皮细胞垂周壁微弯曲，气孔为平轴式。

3. 薄层色谱鉴定

取本品粉末2 g，加甲醇25 mL，回流提取30 min，滤过，滤液蒸干，残渣加甲醇1 mL使溶解，作为供试品溶液。另取落新妇苷对照品，加甲醇制成每毫升含1 mg的溶液，作为对照品溶液。照薄层色谱法（《中华人民共和国药典：2020年版　四部》通则0502）试验，先后吸取上述两种溶液各5～10 μL，分别点于同一硅胶G薄层板上，以乙酸丁酯–甲醇–水–甲酸（7∶1.5∶1∶1.5）为展开剂，展开，取出，晾干，喷以5%三氯化铝乙醇溶液，晾干，置于紫外光灯（365 nm）下检视。供试品色谱中，在与对照品色谱相应的位置上，显相同颜色的斑点。

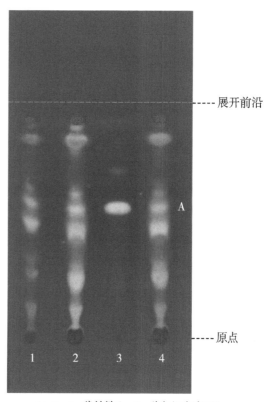

‑‑‑‑ 展开前沿

A

‑‑‑‑ 原点

1　2　3　4

1～2、4—药材样品；3—落新妇苷对照品。
鞘花薄层鉴别色谱图

【性味与功用】

（1）中医。甘、苦，平。祛风湿，补肝肾，活血止痛，止咳，止痢。用于风湿痹痛，腰膝酸痛，头晕目眩，脱发，跌打损伤，痔疮肿痛，咳嗽，咳血，痢疾。

（2）壮医。甜、苦，平。调龙路，调气道，驱风毒，除湿毒，止咳。用于发旺（痹病），林得叮相（跌打损伤），头昏目眩，痧病（感冒），热病烦渴，陆裂（咳血），埃病（咳嗽）。

（3）瑶医。苦，凉。祛风湿，清热解毒。用于崩闭闷（风湿、类风湿性关节炎），痧症，碰累（痢疾），布醒蕹（肾炎水肿），哈轮（感冒），泵虾（肺炎）。

【用法与用量】内服：水煎服，9～15 g。

磨芋叶

Moyuye

【壮名】别木（Biekmuh）。

【别名】臭魔芋、疣柄魔芋、鸡爪芋、天心壶、南星头。

【植物来源】为天南星科植物疣柄魔芋（*Amorphophallus virosus* N. E. Brown）的叶。

【植物形态】草本。块茎扁球形。叶单一，叶柄深绿色，具疣突，粗糙，具苍白色斑块；叶片3全裂，裂片二歧分裂或羽状深裂，小裂片长圆形、三角形或卵状三角形，骤尖，不等侧，下延。花序柄粗短，圆柱形，花后增长，粗糙，具小疣，被柔毛。佛焰苞长20 cm以上，喉部宽约25 cm，卵形，外面绿色，饰以紫色条纹和绿白色斑块，内面具疣，深紫色，基部肉质，漏斗状；檐部渐过渡为膜质，广展，绿色，边缘波状。肉穗花序极臭；雌花序圆柱形，紫褐色；雄花序倒圆锥形，黄绿色；附属器圆锥形，钝圆，青紫色，海绵质。雄蕊花丝长约5 mm，药室长约4 mm；子房球形，果序柄亮褐色，圆柱形，表面具同色疣状突起；果序圆柱状。浆果椭圆状，橘红色，先端近截平，有圆形的黑色残存花柱。

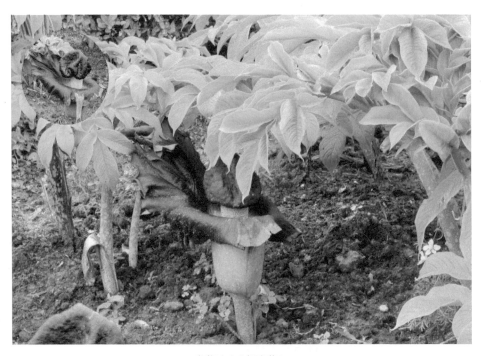

磨芋叶（疣柄魔芋）

【采收加工】全年均可采收，切段，晒干。

【药材鉴定】

1. 性状鉴定

本品叶柄为不规则的段，长15～20 cm，直径6～10 mm，表面呈黄白色至黄褐色；有细纵皱纹，质韧，栓皮薄，不易折断；断面皮部较薄，黄褐色，基本组织宽广，淡黄白色。叶黄褐色，皱缩或破碎，完整叶片展开为3全裂，裂片二歧分裂或羽状深裂。气微，味辛，有小毒。

2. 显微鉴定

（1）组织显微鉴定。叶柄横切面类圆形。表皮细胞1列，外壁凸起。中央为宽广的基本组织，占叶柄的绝大部分；维管束众多，散在，外韧型；外侧的一轮维管束较大，呈环状排列；有大量大型空腔散生，呈不规则的类椭圆形，空腔周围细胞紧密排列成圆环状。

（2）粉末显微鉴定。粉末褐色。淀粉粒，类圆形，脐点不明显，直径多4～11 μm，个别可达25 μm。草酸钙针晶大量散在，或包埋于黏液细胞中，常破碎，直径50～260 μm；可见草酸钙簇晶多嵌于薄壁细胞上，直径14～50 μm。导管多为螺纹导

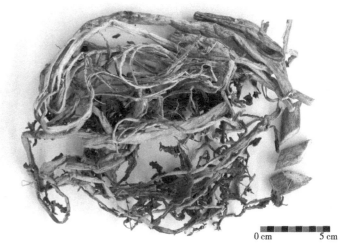

磨芋叶药材图

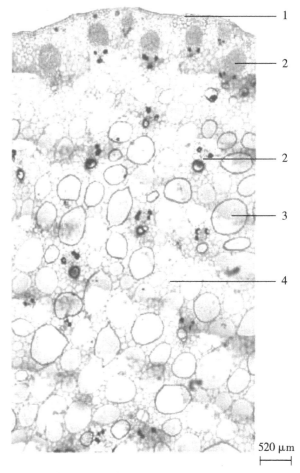

1—表皮；2—维管束；3—空腔；4—基本组织。

磨芋叶叶柄横切面显微图

管，直径19～73 μm。纤维成束，多断碎，胞腔线形。乳汁管多见，常含淡黄色物质。气孔为平轴式。

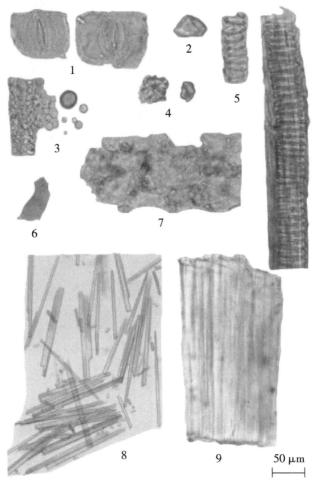

1—气孔；2—草酸钙方晶；3—淀粉粒；4—草酸钙簇晶；5—导管；
6—棕色体；7—乳汁管；8—草酸钙针晶；9—纤维。

磨芋叶粉末显微图

3. 薄层色谱鉴定

取本品粉末2 g，加乙醇20 mL，密塞，超声提取20 min，滤过，滤液蒸干，残渣用石油醚（60～90 ℃）2 mL冲洗，挥发干残余石油醚，残渣加甲醇2 mL使溶解，作为供试品溶液。另取磨芋叶对照药材2 g，同法制成对照药材溶液。照薄层色谱法（《中华人民共和国药典：2020年版　四部》通则0502）试验，先后吸取上述两种溶液各10 μL，分别点于同一硅胶G薄层板上，以石油醚（60～90 ℃）-乙酸乙酯（7：3）为展开剂，展开，取出，晾干，喷以10%硫酸乙醇溶液，置于紫外光灯（365 nm）下检视。供试品色谱中，在与对照药材色谱相应的位置上，显相同颜色的斑点。

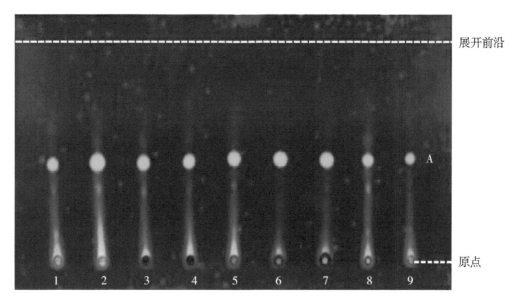

1～8—药材样品；9—磨芋叶对照药材。

磨芋叶薄层鉴别色谱图

【性味与功用】

（1）中医。辛、涩，平。归肺、心、脾经。止泻，敛汗，消肿，解毒。用于泄泻，自汗，盗汗，痈疽肿毒，黄水疮，蛇虫咬伤。

（2）壮医。辣、涩，平。调谷道，止汗，消肿痛。用于白冻（泄泻），多汗（自汗），寝汗（盗汗），呗脓（痈疽）；呗脓显（脓胞疮），额哈（毒蛇咬伤）。

【用法与用量】

（1）中医。内服：水煎服，9～12 g。外用：水煎洗，适量。

（2）壮医。内服：水煎服，5～15 g。外用：水煎洗，适量。

翼核果

Yiheguo

【壮名】勾勒容（Gaeulwedrumz）。

【瑶名】紫九牛（Maeng juov ngungh）。

【别名】红穿破石、血风藤、血风根、青筋藤、铁牛入石、红蛇根。

【植物来源】为鼠李科植物翼核果（*Ventilago leiocarpa* Benth.）的根。

【植物形态】木质藤本。根横走且粗壮，外皮暗紫红色，易脱皮。茎多分枝，灰褐色，有纵条纹。幼枝被短柔毛，小枝褐色，有条纹。叶薄革质，卵状矩圆形或卵状椭圆形，长 4 ～ 8 cm，宽 1.5 ～ 3.2 cm，顶端渐尖或短渐尖，稀锐尖，基部圆形或近圆形，边缘近全缘，具明显的网脉；叶柄上面被疏短柔毛。花小，两性，5 基数，单生或 2 个至数个簇生于叶腋；萼片三角形；花瓣倒卵形，顶端微凹，雄蕊略短于花瓣；花盘厚，五边形；子房球形，全部藏于花盘内。核果具单翅，顶端钝圆，有小尖头，基部约 1/4 为宿存的萼筒包围，具 1 粒种子。

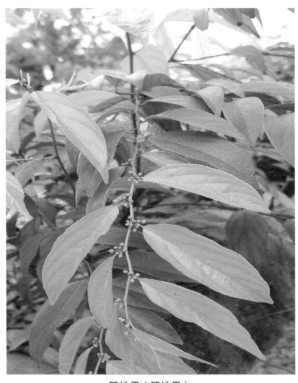

翼核果（翼核果）

【采收加工】全年均可采收，洗净，切片或切段，晒干。

【药材鉴定】

1. 性状鉴定

本品呈圆柱形，稍弯曲，极少分枝，直径 2～7 cm；外皮红棕色，呈不规则鳞片状，易剥落。体轻，质硬。断面皮部较厚，呈棕黄色；木部呈黄色，略呈纤维性。气微，味苦、微涩。

2. 显微鉴定

（1）组织显微鉴定。根横切面：木栓层棕黄色，由数列至 10 余列木栓细胞组成。皮层细胞 6 列至 10 余列；石细胞多成群，孔沟明显，胞腔内有的含草酸钙方晶。韧皮部宽，韧皮纤维束与薄壁细胞相间排列成层，形成晶鞘纤维。木质部宽广，约占根的 2/3，导管单个散在或数个相连；木射线细胞 1～4 列。薄壁细胞内有草酸钙方晶分布。

（2）粉末显微鉴定。粉末淡黄色至黄棕色。韧皮纤维黄棕色，木化，成束或单个，直径 20～50 μm，纤维束外周薄壁细胞常含草酸钙方晶，形成晶鞘纤维。草酸钙方晶众多，直径 12～28 μm。石细胞类圆形、长方形或不规则形，单个散在或多个成群，直径 16～38 μm，长达 190 μm，壁较厚，孔沟明显。导管多为网纹导管或具缘纹孔导管，直径 19～70 μm。木栓细胞黄褐色或淡棕色，内含红棕色物质。

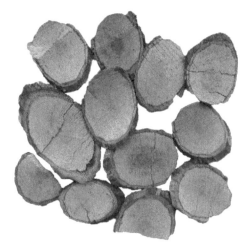

翼核果药材图

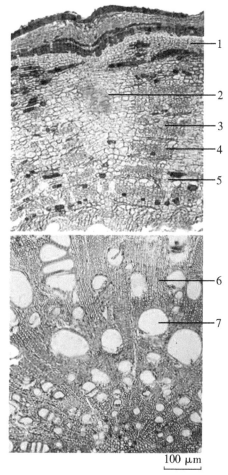

100 μm

1—木栓层；2—皮层；3—石细胞；4—韧皮部；
5—韧皮纤维；6—木质部；7—导管。

翼核果根横切面显微图

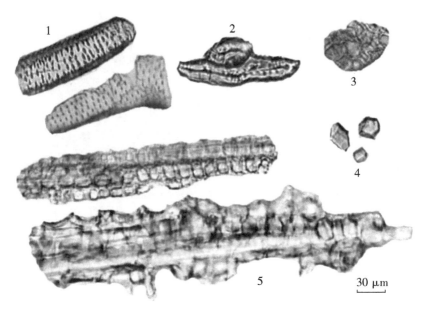

1—导管；2—石细胞；3—木栓细胞；4—草酸钙方晶；5—纤维。

翼核果粉末显微图

3. 薄层色谱鉴定

取本品粉末 1 g，加甲醇 20 mL，超声处理 30 min，滤过，滤液作为供试品溶液。另取翼核果对照药材 1 g，同法制成对照药材溶液。再取大黄素对照品，加甲醇制成每毫升含 0.5 mg 的溶液，作为对照品溶液。照薄层色谱法（《中华人民共和国药典：2020 年版　四部》通则 0502）试验，先后吸取上述三种溶液各 0.5 ～ 2 μL，分别点于同一硅胶 G 薄层板上，以石油醚（60 ～ 90 ℃）- 甲酸乙酯 - 甲酸（15 : 9 : 1）为展开剂，展开，取出，晾干，分别置于日光和紫外光灯（365 nm）下检视。供试品色谱中，在与对照药材色谱和对照品色谱相应的位置上，显相同颜色的斑点。

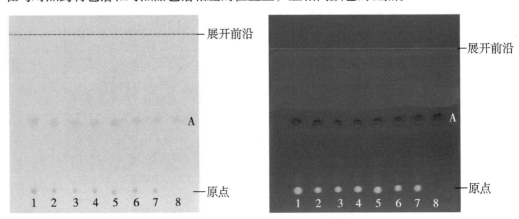

1—翼核果对照药材；2 ～ 7—药材样品；8—大黄素对照品。

翼核果薄层鉴别色谱图［左为日光下，右为紫外光灯（365 nm）下］

【性味与功用】

（1）中医。甘，温。归肝、肾经。补气血，强筋骨，舒经络。用于气血虚弱，月经不调，血虚经闭，风湿疼痛，跌打损伤，腰肌劳损，四肢麻木。

（2）壮医。甜、淡，微温。祛风毒，除湿毒，通龙路、火路。用于发旺（痹病），麻抹（四肢麻木），兵吟（筋病），勒内（血虚），约京乱（月经不调），委哟（阳痿）。

（3）瑶医。苦、涩、甘，微温。属风药。补血活血，强壮筋骨，消肿止痛。用于娄精（遗精），盖昧严（阳痿），本藏（贫血），辣给昧对（月经不调、闭经），篮虷（肝炎），胆纲虷（胆囊炎），崩闭闷（风湿、类风湿性关节炎），扁免崩（偏瘫）。

【用法与用量】

（1）中医。内服：水煎服，15～20 g。

（2）壮医。内服：水煎服，15～20 g。

（3）瑶医。内服：水煎服，20～30 g。

藤蛇总管

Tengshezongguan

【壮名】准同（Cunjdongz）。

【瑶名】铜钻（Dongh nzunx）。

【别名】甜果藤、假丁公藤、电铜钻、黄藤、羊不吃。

【植物来源】为茶茱萸科植物定心藤（*Mappianthus iodoides* Hand.-Mazz.）的藤茎。

【植物形态】木质藤本。幼枝深褐色，各部被黄褐色糙伏毛，具棱，小枝灰色，圆柱形，具灰白色圆形皮孔；卷须粗壮。叶长椭圆形至长圆形，长8～17 cm，宽3～7 cm，先端渐尖至尾状，基部圆形或楔形，中脉在上面为一狭槽，下面隆起，延伸至尾端成小尖头，叶柄圆柱形，上面具窄槽。雄花序腋生；雄花芳香；花萼杯状，微5裂；花冠黄色，5裂，裂片卵形；雄蕊5枚，雌蕊不发育，子房圆锥形。雌花序腋生，粗壮；雌花花萼浅杯状，5裂，裂片钝三角形；花瓣5枚，长圆形，先端内弯；退化雄蕊5枚；子房近球形。核果椭圆形，橙红色，基部具宿存且略增大的萼片；种子1粒。

【采收加工】全年均可采收，除去枝叶，切片或切段，晒干。

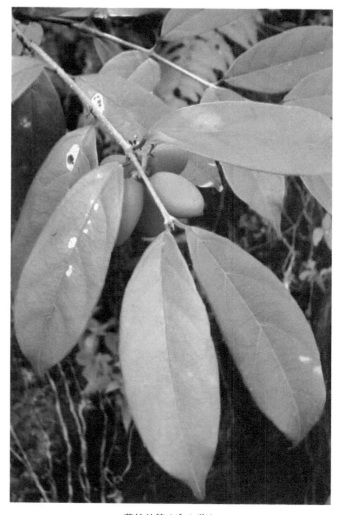

藤蛇总管（定心藤）

【药材鉴定】

1. 性状鉴定

本品茎圆柱形，直径0.5～4.5 cm，表面灰褐色，具细纵皱纹，有灰白色圆点状凸起的皮孔。质坚硬，难折断，断面皮部较厚，棕黄色或棕色，显颗粒性，木部淡黄色至橙黄色，具放射状纹理和密集小孔。中心部位具髓部，灰白色。气微，味淡、微苦、微涩。

2. 显微鉴定

（1）组织显微鉴定。茎横切面：木栓层为数列至10余列木栓细胞，棕黄色，长方形，切向延长。皮层石细胞较多。中柱鞘纤维束淡黄色，断续排列成环，周围常有石细胞相伴。韧皮部有纤维与石细胞分布。形成层明显。木质部发达，约占切面半径的2/3；木射线细胞1～2列；导管多单个径向排列。髓部较宽。

（2）粉末显微鉴定。粉末黄棕色。石细胞较多，单个散在或成群，方形、长方形或不规则形，胞腔宽狭不一，孔沟明显，直径28～70 μm。韧皮纤维单个散在或成束，两端平截或渐尖，韧皮纤维壁稍厚；木纤维壁较薄，胞腔较大，直径15～30 μm。导管多为具缘纹孔导管或螺纹导管，直径25～90 μm。草酸钙方晶直径13～30 μm。非腺毛少见，单细胞，表面有疣状突起，直径13～25 μm，长100～230 μm。

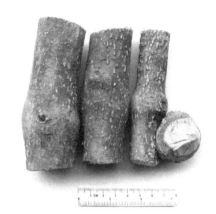

藤蛇总管药材图

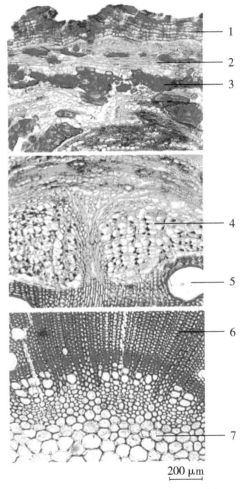

200 μm

1—木栓层；2—皮层；3—石细胞；4—韧皮部；5—导管；6—木质部；7—髓部。

藤蛇总管茎横切面显微图

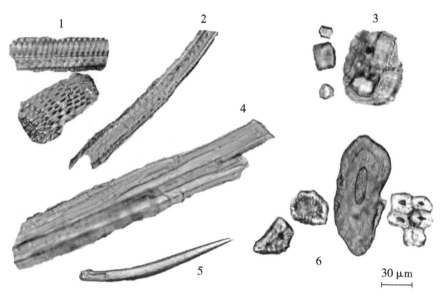

1—导管；2—木纤维；3—草酸钙方晶；4—韧皮纤维；5—非腺毛；6—石细胞。

藤蛇总管粉末显微图

3. 薄层色谱鉴定

取本品粉末1 g，加甲醇40 mL，超声处理1 h，滤过，滤液蒸干，残渣加甲醇1 mL使溶解，作为供试品溶液。另取藤蛇总管对照药材1 g，同法制成对照药材溶液。照薄层色谱法（《中华人民共和国药典：2020年版　四部》通则0502）试验，先后吸取上述两种溶液各10～20 μL，分别点于同一硅胶G薄层板上，以石油醚（60～90 ℃）–乙酸乙酯（4∶1）为展开剂，展开，取出，晾干，喷以10%硫酸乙醇溶液，105 ℃加热至斑点显色清晰，置于紫外光灯（365 nm）下检视。供试品色谱中，在与对照药材色谱相应的位置上，显相同颜色的斑点。

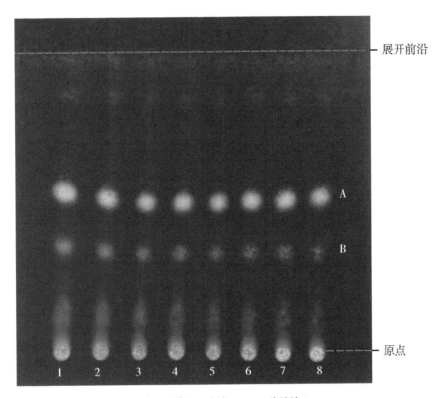

展开前沿

A

B

原点

1　2　3　4　5　6　7　8

1—藤蛇总管对照药材；2~8—药材样品。

藤蛇总管薄层鉴别色谱图

【性味与功用】

（1）中医。微苦、涩，平。归肝、胆经。祛风除湿，消肿解毒。用于风湿腰腿痛，跌打损伤，黄疸，毒蛇咬伤。

（2）壮医。微苦、涩，平。通调龙路、火路，清热毒，除湿毒，止痛。用于能蚌（黄疸），肝炎，滚克（类风湿性关节炎），约京乱（月经不调），京尹（痛经），京瑟（闭经），产呱裆尹（产后风痛），呗脓（痈疮），额哈（毒蛇咬伤）。

（3）瑶医。甘、淡，平。属风打相兼药。清热解毒，祛风除湿，通经活血。用于望胆篮虷（肝炎），崩闭闷（风湿、类风湿性关节炎），辣给昧对（月经不调、闭经），播冲（跌打损伤）。

【用法与用量】内服：水煎服或浸酒服，9~15 g；或研粉送水吞服，0.9~1.5 g。外用：研末撒患处，适量。

参考文献

［1］覃迅云，罗金裕，高志刚．中国瑶药学［M］．北京：民族出版社，2002．

［2］戴斌．中国现代瑶药［M］．南宁：广西科学技术出版社，2009．

［3］梁启成，钟鸣．中国壮药学［M］．南宁：广西民族出版社，2005．

［4］国家中医药管理局《中华本草》编委会．中华本草［M］．上海：上海科学技术出版社，1999．

［5］中国科学院中国植物志编辑委员会．中国植物志［M］．北京：科学出版社，1977．

［6］黄瑞松．壮药选编：上［M］．南宁：广西科学技术出版社，2015．

［7］黄瑞松．壮药选编：下［M］．南宁：广西科学技术出版社，2019．

［8］滕红丽，梅之南．中国壮药资源名录［M］．北京：中医古籍出版社，2014．

［9］贾敏如，李星炜．中国民族药志要［M］．北京：中国医药科技出版社，2005．

［10］中国药材公司．中国中药资源志要［M］．北京：科学出版社，1994．

［11］广西壮族自治区食品药品监督管理局．广西壮族自治区壮药质量标准：第一卷［M］．南宁：广西科学技术出版社，2008．

［12］广西壮族自治区食品药品监督管理局．广西壮族自治区壮药质量标准：第二卷［M］．南宁：广西科学技术出版社，2011．

［13］广西壮族自治区食品药品监督管理局．广西壮族自治区壮药质量标准：第三卷［M］．南宁：广西科学技术出版社，2018．

［14］广西壮族自治区食品药品监督管理局．广西壮族自治区瑶药材药质量标准（第一卷）［M］．南宁：广西科学技术出版社，2014．

［15］国家药典委员会．中华人民共和国药典：2020年版　一部［M］．北京：中国医药科技出版社，2020．

［16］国家药典委员会．中华人民共和国药典：2020年版　四部［M］．北京：中国医药科技出版社，2020．

［17］姜平川，刘布鸣．肉桂［M］．南宁：广西科学技术出版社，2017．

［18］刘布鸣，莫建光．实用芳香精油手册［M］．南宁：广西科学技术出版社，2011．

［19］钟鸣．中国壮医药大辞典［M］．南宁：广西民族出版社，2016．

［20］钟鸣，黄瑞松，梁启成．中国壮药学［M］．南宁：广西民族出版社，2016．

［21］黄燮才，周珍诚，张骏．广西民族药简编［M］．南宁：广西壮族自治区卫生局药品检验所，1980．

［22］方鼎，沙文兰，陈秀香，等．广西药用植物名录［M］．南宁：广西人民出版社，1986．

［23］广西壮族自治区卫生厅．广西中药材标准：1990年版［M］．南宁：广西科学术出版社，1992．

［24］广西壮族自治区卫生厅编．广西中药材标准：第二册［M］．南宁：广西科学技术出版社，1996．

附录1

拼音索引

附录2

拉丁学名索引